U0377069

国家出版基金项目
NATIONAL PUBLICATION FOUNDATION

总主编 刘昌孝

主编 路臻 谭兴贵

中国少数民族中药图鉴

ZANGZU YAO JUAN

藏族药卷

中国出版集团有限公司

世界图书出版公司

西安 北京 上海 广州

图书在版编目（CIP）数据

中国少数民族中药图鉴·藏族药卷 / 刘昌孝总主编；路臻，谭兴贵主编 . —西安：世界图书出版西安有限公司 , 2022.10

ISBN 978-7-5192-8274-5

Ⅰ．①中… Ⅱ．①刘… ②路… ③谭… Ⅲ．①少数民族－民族医学－中药资源－图集②藏族－中药资源－图集 Ⅳ．① R29-64 ② R291.4-64

中国版本图书馆 CIP 数据核字（2021）第 223357 号

书　　　名	中国少数民族中药图鉴·藏族药卷
	ZHONGGUO SHAOSHUMINZU ZHONGYAO TUJIAN ZANGZU YAO JUAN
总 主 编	刘昌孝
主　　编	路 臻 谭兴贵
责任编辑	胡玉平 张 丹
出版发行	世界图书出版西安有限公司
地　　址	西安市雁塔区曲江新区汇新路 355 号
邮　　编	710061
电　　话	029-87214941 029-87233647（市场营销部）
	029-87234767（总编室）
网　　址	http://www.wpcxa.com
邮　　箱	xast@wpcxa.com
经　　销	新华书店
印　　刷	西安雁展印务有限公司
开　　本	889mm×1194mm 1/16
印　　张	27.25
字　　数	435 千字
版　　次	2022 年 10 月第 1 版
印　　次	2022 年 10 月第 1 次印刷
国际书号	ISBN 978-7-5192-8274-5
定　　价	320.00 元

医学投稿 xastyx@163.com ‖ 029-87279745 029-87285296

☆如有印装错误，请寄回本公司更换☆

凡例 NOTES

　　一、丛书分为《中国少数民族中药图鉴·苗族药卷》《中国少数民族中药图鉴·蒙古族药卷》《中国少数民族中药图鉴·维吾尔族药卷》《中国少数民族中药图鉴·藏族药卷》《中国少数民族中药图鉴·彝族药卷》《中国少数民族中药图鉴·傣族药卷》共六册。

　　二、为更好地普及和传播少数民族常用中草药知识，让更多的读者认识和了解少数民族的中医药文化，丛书以《中华人民共和国药典》（2020 年版一部）及《中药学》（第 9 版）为指导，共收录药物品种 1500 余种（为更好地传播，所收品种以各民族的常用中草药为主），每册均按药物拼音顺序排列。

　　三、为便于读者快速识别各民族中草药，每种药物均配有 8 ~ 10 幅高清彩色照片，包含药物生境图、入药部位、局部识别特征放大图、药材图和饮片图。对于多来源的药物品种，原则上只为第一来源的品种配图。

　　四、对于一些保护性的动物或植物种类的用药，本丛书参照相关资料将其纳入，仅作为传播少数民族习用中药知识的参考资料，读者在实际使用中应遵守国家相关法律法规。

　　五、正文部分收录的内容有民族药名、别名、来源、识别特征、生境分布、采收加工、药材鉴别、性味归经、功效主治、药理作用、用法用量、精选验方、使用禁忌。

　　1. 民族药名：为该种药物在该民族的唯一名称。

　　2. 别名：为该种药物在临床用法中的常用名称，一般收录 2 ~ 5 种。

　　3. 来源：即药物基源，详细介绍药物的科、种名、拉丁文及药用部位。

　　4. 识别特征：该种药物的形态识别特征，包含根、茎、叶、花、果的详细识别特征及花、果期。

　　5. 生境分布：该种药物的生长环境和主要分布区域。

　　6. 采收加工：该种药物的最佳采收季节、采收方法、加工技术和注意事项。

　　7. 药材鉴别：该种药物的药材形状、颜色、气味等。

　　8. 性味归经：该种药物的性味和归经。

　　9. 功效主治：该种药物的功效和主治疾病。

　　10. 药理作用：该种药物及其制剂或主要成分与中医临床有关的药用作用和机制，有毒药物介绍及毒性和毒理。

　　11. 用法用量：该种药物的单味药煎剂的成人一日干品内服量，外用无具体用量者均表示适量取服。

　　12. 精选验方：收录以该种药物为主，对功效主治有印证作用或对配伍应用有实际作用的古今效验方。

　　13. 使用禁忌：该种药物的配伍宜忌，某些症状的使用注意事项和毒副作用。

《中华人民共和国宪法》规定："国家发展医疗卫生事业，发展现代医药和我国传统医药。"这里的传统医药，按我的理解，应该包括中医药、民族医药和民间医药三个组成部分。

民族医药是中国少数民族的传统医药。民族药发源于少数民族地区，具有鲜明的地域性和民族传统特点。据初步统计，全国 55 个少数民族，近 80% 的民族有自己的药物，其中有独立民族医药体系的约占 1/3。中华人民共和国成立以来，在党和政府的关怀、重视下，民族药的发掘、整理、研究工作取得了显著的成果，出版了一批全国和地区性民族药专著。据有关资料统计，目前我国民族药已达 3700 多种。

《中国民族药志》是在全面调查、整理我国少数民族所用药物的基础上选编而成的民族药的荟萃，已出版的第 1 卷收载了 39 个民族的 135 种药物，基原种 511 个；第 2 卷收载 35 个民族的 120 种药物，基原种 425 个。

我国民族传统医药，是中华民族的共同财富。各民族医药在独立发展、保持本民族特色的基础上，彼此相互借鉴，有着许多共同点，民族药之间联系最广泛的是在药物的使用方面。据统计，目前藏汉共用的药物有 300 多种；蒙汉共用的有 400 多种；维汉共用的有 155 种；佤汉共用的有 80 种。民族间通用同一种药物的情况非常普遍。

为更好地传承、发展中医药这一中华民族的瑰宝，进一步挖掘、整理和保护这世代相传的民族文化和智慧，经过专家团队多年努力共同编写了《中国少数民族中药图鉴》丛书第一辑，包括《苗族药卷》《蒙古族药卷》《维吾尔族药卷》《藏族药卷》《彝族药卷》《傣族药卷》共 6 卷本。

民族医药的概念分广义和狭义两种。本套丛书以中国少数民族传统习用中药的传承和发展为宗旨。坚持"民族医药"的概念，突出个性。为更好地普及和传播少数民族常用中草药知识，让更多的读者认识和了解少数民族的中医药文化，这套丛书以《中华人民共和国药典》（2020年版一部）及《中药学》（第9版）为指导，共收录药物品种1500余种（为更好地传播，所收品种以各民族的常用中草药为主），每册均按药物拼音顺序排列。为便于读者快速识别各民族中草药，每种药物均配有高清彩色照片，包含药物生境图、入药部位、局部识别特征放大图、药材图和饮片图。对于多来源的药物品种，原则上只为第一来源的品种配图。正文部分收录的内容有民族药名、别名、来源、识别特征、生境分布、采收加工、药材鉴别、性味归经、功效主治、药理作用、用法用量、精选验方、使用禁忌。

《中医药法》是包括我国各民族医药的统称，它反映了中华民族对生命、健康和疾病的认识，是具有悠久历史和独特理论及技术方法的医药学体系。我国民族传统医药，是中华民族的共同财富。一直以来，各民族医药在独立发展、保持本民族特色的基础上，彼此也相互借鉴。

民族用药的交叉问题比较复杂，有的是药名相同，基原各异；有的则是基原相同，药用部位或功效却不同。各民族医药并存发展、相得益彰，充分显示了民族间团结和睦、共同繁荣的大家庭关系。

民族医药是各族人民长期与疾病作斗争的经验总结，也是民族智慧的结晶。民族医药为各族人民的身体健康和繁衍昌盛做出了重要贡献，是各民族人民利用自有的地域环境保障身体健康的有效手段。

继承和发展民族医药，既是我国医学科学繁荣兴旺的体现，也是我国医药卫生领域发展创新的源泉之一。通过探讨、开发和利用民族中药在治疗现代疑难病上的优势，实现弘扬和发展民族医药的现实意义。

中国工程院院士

天津药物研究院研究员

刘昌孝

2022 年 1 月 31 日于天津

中国是一个历史悠久、幅员辽阔、人口众多的多民族国家。民族医药主要是指中国少数民族的传统医药。少数民族传统医药是我国少数民族同胞在漫长的历史长河中创造和沿用的民族医药的统称，它们在长期的生产生活实践活动中，为保护少数民族同胞的生命健康发挥了积极作用，民族中药是少数民族医药的重要组成部分，是我国中医文化的灿烂瑰宝。民族医学和中医学有着相似的哲学思维、医疗特点、用药经验和历史命运，都属于中国的传统医药。民族医药是祖国医药学宝库的重要组成部分，发展民族医药事业，不但是各族人民健康的需要，而且对增进民族团结，促进民族地区经济、文化事业的发展，建设具有中国特色的社会主义医疗卫生事业有着十分重要的意义。近年来，国家及相关部门对民族药的关注和研究力度持续加大，越来越多的仁人志士加入到民族药的调查和研究之中，民族医药的发展越来越受重视，这为民族药的传承和振兴奠定了坚实的基础。

为了更好地普及和应用民族药，继承和发掘中国医药文化遗产，使民族药在防治疾病中更好地为人类健康服务，本着安全、有效、经济、实用的原则，也为了更好地发挥民族药物的实用价值并提升其影响力，刘昌孝院士带领团队经过数十年的野外考察实践和整理工作，历时数年完成了《中国少数民族中药图鉴》丛书。丛书收录了苗族、维吾尔族、藏族、蒙古族、傣族、彝族常用的药物1500余种，配以大量高清彩色照片，并详细介绍了每种药物的民族药名、别名、来源、识别特征、生境分布、采收加工、药材鉴别、性味归经、功效主治、药理作用、用法用量、精选验方、使用禁忌等，内容全面系统、数据翔实可靠、图文资料珍贵、兼容并蓄、原创性强，具有较高的权威性和实用性。

丛书是对民族药物真实形态的一种全面呈现，它把这些散落于各地的药物以图文混排的形式集中起来；把这些种类繁多的植物或者动物、矿物以直观描写的方式呈现出来。从根茎叶脉到性味归经，从功能主治到用量用法，内容清晰完整，体例统一和谐，加以栩栩如生的大量高清彩色图片（所配图片包括动植物生境图、动植物局部特征放大图、动植物入药的部位图、药材饮片图、动物矿物图，多来源的品种原则上只介绍第一来源的识别特征并配图，特殊情况均在正文图片下加以文字说明），本丛书摒弃晦涩难懂的理论堆砌，突出普及性和实用性，增强识别和鉴别能力。

本丛书的立意十分明确，就是让读者认识这些形态各异的民族药物的特征，了解它们的功能作用，在现代生活气息中去呼吸自然药物的清香。立足实用是编写意图的集中体现，据图识别是此书立意的最好概括。以图片形式突出药物的原始形态，是自然而然的最好注解，图文并茂是真正意义上的实用图鉴。

让民族医药文化成为越来越受广大人民接受与喜爱的传统文化形式，并为大家的健康保驾护航，是此书之所愿，也是作者长期致力于民族医药文化传承和传播的原动力。但仅仅如此，并不是编写本书的初心。因为民族医药还需赢得世界的喝彩，并不断赢得世界级的荣誉，这才是作者不断努力的根本所在。萃取博大精深的民族医药文化的一部分，结合简单实用与真实清晰的彩色照片，本书将注定成为飘扬在民族医药文化中的又一面旗帜。

全书文字通俗易懂，易于理解；图片清晰，易于识别；并收有使用禁忌板块，以提醒广大读者注意各种药物的使用事项。集识药、用药于一体，适合广大民族医药专业学生、医院、研究机构、药企、药农、药材销售从业人员、中医药爱好者及医务工作者收藏和阅读。对从事药物研究、保护、管理的科研人员、中药企业、中药院校师生及中医药爱好者都具有极高的参考价值和指导意义！

本丛书的出版，充分展现了我国科学技术和民族医药发展的成果，必将对提升我国医药产业和产品的整体水平，促进我国民族医药卫生事业高质量发展发挥重要的作用。衷心希望本丛书在普及民族药科学知识、提高医疗保健、保障人民健康、保护和开发民族药资源方面起到积极作用。同时，也希望在开发利用民族药时，注意生态平衡，保护野生资源及物种。对那些疗效佳、用量大的野生药物，应逐步引种栽培，建立种植生产基地、资源保护区，有计划轮采，使我国有限的民族药资源能永远延续下去，更好地为人类健康造福。本丛书的出版不仅可以填补这一领域的学术空白，还可为我国民族药物资源的进一步保护和发展夯实基础，为广大民族医疗、教学和科研工作者提供重要参考和借鉴，因而有着重要的学术价值、文化价值和出版价值。

特别说明：为方便广大读者阅读的需要，我们在编辑本系列图书时专门以药物品种首字拼音顺序为序进行编排，故在书后不再设置拼音索引等内容。由于编者水平有限，书中的错漏之处，还望广大读者批评指正。

丛书编委会

2022 年 3 月

4

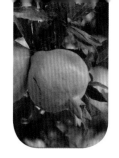

目 录
CONTENTS

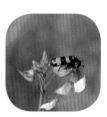

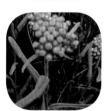

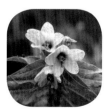

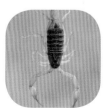

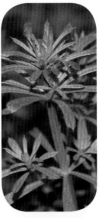

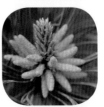

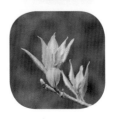

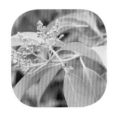
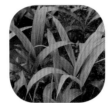
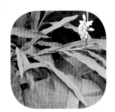
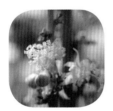
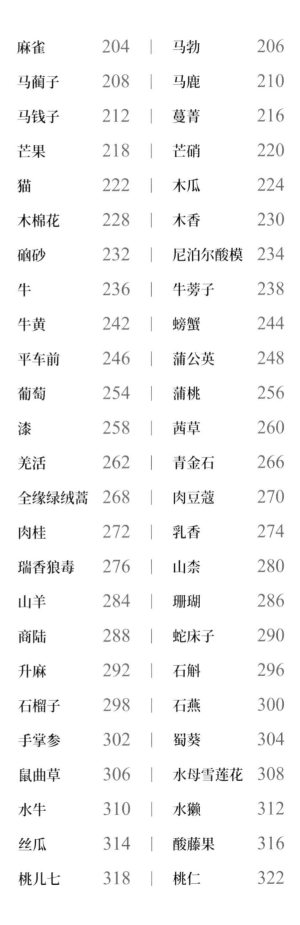
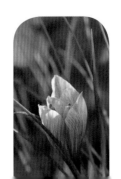

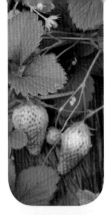
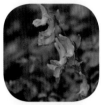
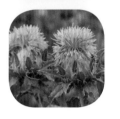

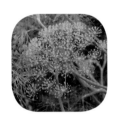

中国少数民族
中药图鉴 藏族药卷

中国少数民族中药图鉴·维吾尔族药卷
中国少数民族中药图鉴·蒙古族药卷
中国少数民族中药图鉴·彝族药卷
中国少数民族中药图鉴·傣族药卷
中国少数民族中药图鉴·苗族药卷

阿魏
AWEI

藏 药 名 | 兴棍。

别　　名 | 贝亲、臭阿魏、五彩魏、兴棍玛、蚍紧钢玛尔。

来　　源 | 为伞形科植物新疆阿魏 *Ferula sinkiangensis* K. M. Shen 或阜康阿魏 *Ferula fukanensis* K. M. Shen 的树脂。

识别特征 | 多年生草本，初生时只有根生叶，至第 5 年始抽花茎；花茎粗壮，高达 2 m，具纵纹。叶近于肉质，早落，近基部叶为 3 ~ 4 回羽状复叶，长达 50 cm，叶柄基部略膨大；最终裂片长方披针形或椭圆披针形，灰绿色，下面常有毛。花单性或两性，复伞形花序，中央

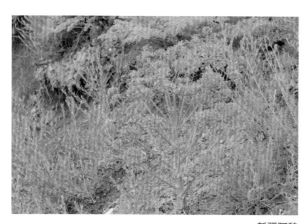
新疆阿魏

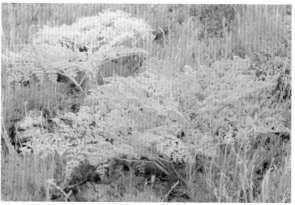
新疆阿魏

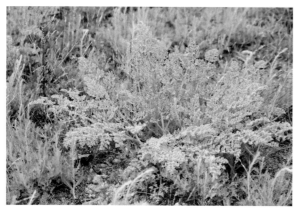
新疆阿魏

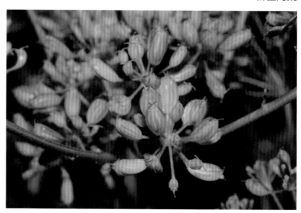
新疆阿魏

花序有伞梗 20 ～ 30 枝，每枝又有小伞梗多枝；两性花与单性花各成单独花序或两性花序中央着生 1 个雌花序，两性花黄色。双悬果背扁，卵形、长卵形或近方形，背面有毛，棕色。花期 4 ～ 5 月，果期 5 ～ 6 月。

生境分布 | 生长于多沙地带。分布于我国新疆维吾尔自治区。

采收加工 | 春末夏初盛花期至初果期，分次由茎上部往下斜割，收集渗出的乳状树脂，阴干。

药材鉴别 | 本品呈不规则的块状和脂膏状。颜色深浅不一，表面蜡黄色或棕黄色。块状者体轻、质地似蜡，断面稍有孔隙；新鲜切面颜色较浅，放置后色渐深。脂膏状者黏稠，灰白色。具强烈而持久的蒜样特异臭气，味辛辣，嚼之有灼烧感。

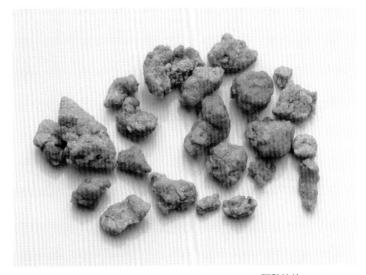

阿魏饮片

性味归经 | 苦、辛，温。归脾、胃、肝经。

功效主治 | 消积开胃，祛痰除湿，杀虫。本品味苦、辛，性温。辛能行滞，苦能燥湿，温可散寒。归脾、胃经，能行脾、胃之食物积滞，温胃散寒，健脾开胃，温燥寒湿以祛痰湿之邪。

用法用量 | 9 ～ 15 g，内服，入丸、散。外用：适量。

精选验方 |

1. 疟疾 阿魏、干姜各 3 g，细辛 2.5 g，肉桂 1.5 g，白芥子 6 g。共为细末，用风湿膏两张将药粉分放在两张膏药上，再用斑蝥 2 只，去头足及壳，压碎，每张膏药放 1 只，病发前 6 h 贴神阙、命门两穴，贴 24 h 取下。

2. 血管瘤 阿魏、柴胡、甘草各 15 g，当归尾、赤芍各 6 g，桔梗 3 g。水煎服，每日 1 剂，须连续服 15 ～ 30 剂。

3. 肠炎腹痛泄泻或消化不良、便溏 取阿魏一粒如黄豆大。切碎，置脐上，以腹脐膏 1 张贴之。

4. 预防麻疹 阿魏 0.2 ～ 0.4 g。置于如铜币大的小膏药中心，中心要对准易感儿的脐眼。紧密贴上，注意保护，不使脱落。

使用禁忌 | 脾胃虚弱者及孕妇忌服。

阿魏

巴豆
BADOU

藏 药 名 | 田查叉吾。

别　　名 | 田查、巴豆霜、润白毛、焦巴豆、唉仁马尔。

来　　源 | 为大戟科常绿乔木植物巴豆 *Croton tiglium* L. 的干燥成熟果实。

识别特征 | 常绿小乔木。叶互生，卵形或矩圆状卵形，顶端渐尖，两面被稀疏的星状毛，近叶柄处有 2 腺体。花小，成顶生的总状花序，雄花在上，雌花在下；蒴果类圆形，3 室，每室内含 1 粒种子。果实呈卵圆形或类圆形，长 1.5 ～ 2 cm，直径 1.4 ～ 1.9 cm，表面黄白色，有 6 条回陷的纵棱线。去掉果壳有 3 室，每室有 1 枚种子。花期 3 ～ 5 月，果期 6 ～ 7 月。

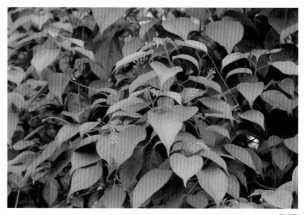

巴豆

生境分布 | 多为栽培植物；野生于山谷、溪边、旷野，有时也见于密林中。分布于四川、广西、云南、贵州等地。

采收加工 | 秋季果实成熟时采收，堆置 2 ～ 3 日，摊开，干燥。

药材鉴别 | 本品呈椭圆形，略扁。表面棕色或灰棕色，有隆起的种脊。外种皮薄而脆，内种皮呈白色薄膜，种仁黄白色，富油质。味辛辣。

性味归经 | 辛，热；有大毒。归胃、大肠经。

功效主治 | 下冷积，逐水退肿，祛痰利咽，蚀疮祛腐。本品大辛大热，有大毒。归胃经与大肠经，可荡涤胃肠寒滞食积和腹水，是重要的温通峻下、逐水消胀药。外用可蚀疮祛腐。

用法用量 | 0.1 ～ 0.3 g，入丸、散服。大多制成巴豆霜用。外用：适量。

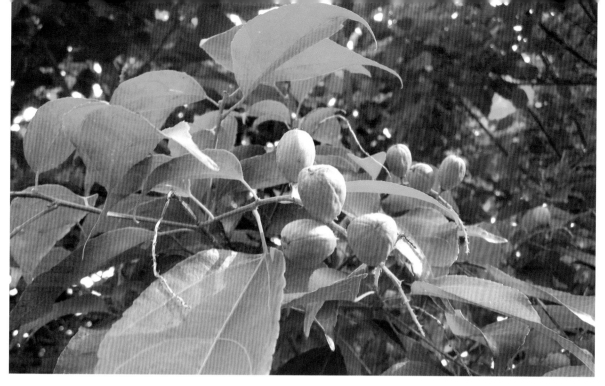

巴豆

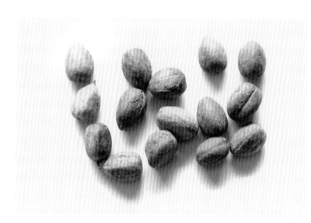

巴豆药材

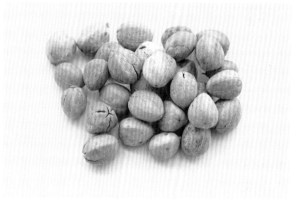

巴豆饮片

精选验方 |

1. 泻痢 巴豆仁（炒焦研泥）6 g，蜂蜡等量。共同熔化约制 80 丸，每丸重 0.15 g（内含巴豆 0.075 g），成人每次 4 丸，每日 3 次，空腹服用；8 ~ 15 岁每服 2 丸；5 ~ 7 岁每服 1 丸；1 ~ 4 岁每服半丸；6 个月以上每服 1/3 丸；6 个月以下每服 1/4 丸；未满 1 个月忌服。

2. 急性梗阻性化脓性胆管炎 巴豆仁切成米粒的 1/3 ~ 1/2 大小颗粒，不去油，备用，每次用温开水送服 150 ~ 200 mg，可在 12 h 内给药 3 ~ 4 次，次日酌情用 1 ~ 2 次。

3. 胆绞痛 巴豆仁适量。切碎置胶囊内，每次服 100 mg，小儿酌减，每 3 ~ 4 h 用药 1 次，至畅泻为度，每 24 h 不超过 400 mg。以服巴豆通下后，胆绞痛减轻为有效。

4. 骨髓炎骨结核多发性脓肿 巴豆仁（纱布包好）60 g，猪蹄 1 对。置大瓦钵内，加水 3000 ml，炖至猪蹄熟烂，去巴豆仁和骨，不加盐，每日分 2 次空腹服。如未愈，每隔 1 周可再服 1 剂，可连服 10 ~ 20 剂。

使用禁忌 | 孕妇及体弱者忌用。畏牵牛子。

巴豆

白豆蔻
BAIDOUKOU

藏 药 名 | 加那素门。

别　　名 | 乃挖、通松巴、思达尔日、白蔻仁、紫豆蔻、白豆蔻仁。

来　　源 | 本品为姜科多年生草本植物白豆蔻 *Amomum kravanh* Pierre ex Gagnep. 的成熟果实。

识别特征 | 多年生草本,株高 1.5 ~ 3 m,叶柄长 1.5 ~ 2 cm;叶片狭椭圆形或线状披针形,长 50 ~ 65 cm,宽 6 ~ 9 cm,先端渐尖,基部渐狭,有缘毛,两面无毛或仅在下面被极疏的粗毛;叶舌卵形,长 5 ~ 8 mm,外被粗毛。总状花序顶生,直立,长 20 ~ 30 cm,花序轴密被粗毛,小花梗长约 3 cm,小苞片乳白色,阔椭圆形,长约 3.5 cm,先端钝圆,基部连合;花萼钟状,白色,长 1.5 ~ 2.5 cm,先端有不规则 3 钝齿,1 侧深裂,外被毛;花冠白色,花冠管长约 8 mm,裂片 3,长圆形,上方裂片较大,长约 3.5 cm,宽约 3.0 cm,先端 2 浅裂,边缘具缺刻,前部具红色或红黑色条纹,后部具淡紫红色斑点;侧生退化雄蕊披针形,长 4 mm 或有时不存;雄蕊 1,长 2.2 ~ 2.5 cm,花药椭圆形,药隔背面被腺毛,花丝扁平,长约 1.5 cm;子房卵圆形,下位,

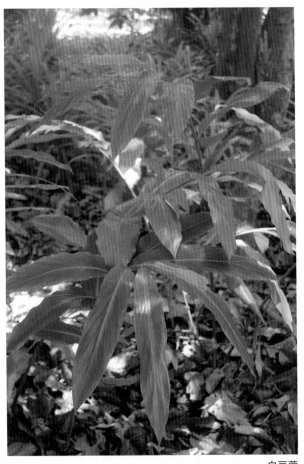

白豆蔻

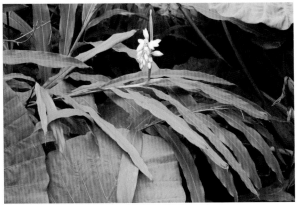

白豆蔻

密被淡黄色绢毛。蒴果近圆形，直径约 3 cm，外被粗毛，熟时黄色。花期 4 ～ 6 月，果期 6 ～ 8 月。

生境分布｜ 生长于山沟阴湿处，我国多栽培于树荫下。分布于泰国、柬埔寨、越南，我国云南、广东、广西等地也有栽培。按产地不同，分为原豆蔻和印尼白蔻。

采收加工｜ 秋季采收，晒干生用，用时捣碎。

药材鉴别｜ 本品呈球形，直径约 1.5 cm，白色或淡黄棕色，略具钝三棱，有 7 ～ 9 条槽及许多纵线，顶端及基部有黄色茸毛。果皮薄、木质，易开裂，易散碎。

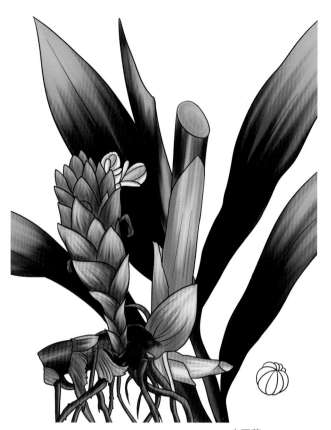
白豆蔻

性味归经｜ 辛，温。归肺、脾、胃经。

功效主治｜ 化湿行气，温中止呕。本品辛温以化湿行气，归脾胃温中焦，中焦和胃气行而呕吐可止，故有化湿行气、温中止呕之功。

用法用量｜ 3 ～ 6 g，煎服。

精选验方｜

1. 消化不良、口臭 白豆蔻 1 g。分数次含于口中，缓缓咀嚼，既助消化，又除口臭。

2. 胃腹胀满、呕吐 白豆蔻 3 g，藿香、生姜各 6 g，半夏、陈皮各 4.5 g。水煎服。

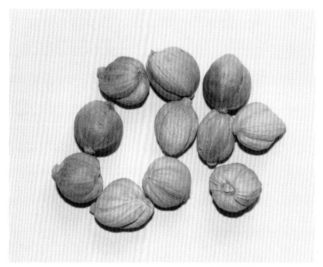
白豆蔻饮片

3. 食管癌 白豆蔻、砂仁各 2 g，荷叶半张。荷叶洗净，切碎，与洗净的白豆蔻、砂仁同放入砂锅中，加足量水，大火煮沸，改用小火煨煮 20 min，用洁净纱布过滤，取汁。代茶，每日分 2 次服用。服时，视需要可温服。

4. 胃寒作吐及作痛者 白豆蔻仁 9 g。研为细末，酒送下。

5. 产后呃逆 白豆蔻、丁香各 19 g。研细末，桃仁汤服 3.7 g，少顷再服。

使用禁忌｜ 本品以入散剂为宜。若入煎剂，宜后下。

白及
BAIJI

藏 药 名 巴多拉。

别　　名 白芨、加尔苦、加苦尔芒嘎。

来　　源 本品为兰科植物白及 *Bletilla striata* (Thunb.) Reichb. f. 的干燥块茎。

识别特征 多年生草本，高 15 ～ 70 cm。根茎肥厚，常数个连生。叶 3 ～ 5 片，宽披叶形，长 8 ～ 30 cm，宽 1.5 ～ 4 cm。基部下延成长鞘状。总状花序，花紫色或淡红色。蒴果圆柱形，具 6 纵肋。花期 4 ～ 5 月，果期 7 ～ 9 月。

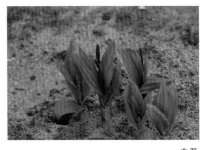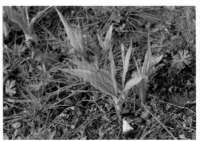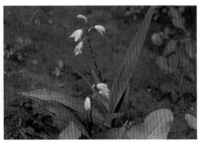

白及　　　　　　　　白及　　　　　　　　白及

生境分布 生长于林下阴湿处或山坡草丛中。分布于四川、贵州、湖南、湖北、浙江等地。

采收加工 夏、秋两季采挖，除去残茎及须根，洗净，置沸水中煮至无白心，除去外皮，晒干。

药材鉴别 本品为不规则的薄片。表面类白色，角质样。质硬而脆。无臭，味苦，嚼之有黏性。

性味归经 苦、甘、涩，寒。归肺、胃、肝经。

功效主治 收敛止血，消肿生肌。本品味涩而质黏，又苦泄散结，性寒清热，故有收敛止血、消痈肿、生肌敛疮之效。

用法用量 3 ～ 10 g，煎服；每次 2 ～ 5 g，散剂。外用：适量。

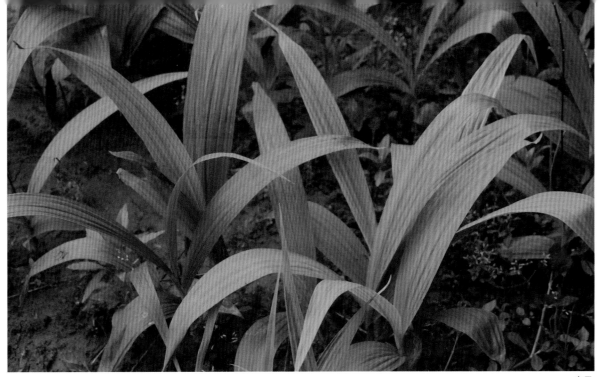

白及

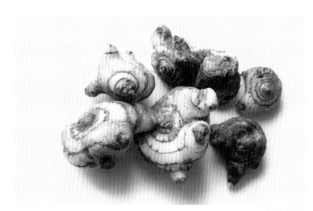

白及药材

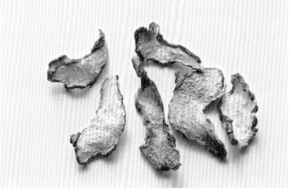

白及饮片

精选验方|

1. 黄褐斑 白及、浙贝母、白附子为主药。制成三白退斑膏，每日早晚各擦 1 次。

2. 支气管扩张 成人每次服白及粉 2 ～ 4 g。每日 3 次，3 个月为 1 个疗程。

3. 上消化道出血 白及粉 5 g。每日 3 次，冷开水冲服，并给予一般支持治疗。

4. 结核性瘘管 白及粉局部外用，每日敷 1 次或隔日 1 次，分泌物减少后改为每周 1 ～ 2 次。通常用药 15 次左右渐趋愈合。

5. 胸内食管胃吻合口瘘 白及适量。粉碎过筛，每次 3 ～ 10 g，加开水调糊，搅拌至黏稠，饭前小口频服，每口 3 ～ 4 次。

6. 鼻衄 白及粉撒在凡士林纱条或纱球表面后再行填塞，每次 4 ～ 5 g。

7. 口腔黏膜病 用白及粉 40%、白糖 60% 混合。搽涂患处。

8. 肛裂 白及末、凡士林调成 40%～ 50% 的软膏。每日 1 次涂患处。

9. 乳糜尿 白及 30 g。研细末，早晚分 2 次配糯米煮粥服用，10 日为 1 个疗程。

使用禁忌| 外感咯血、肺痈初起及肺部有实热者忌服。

白及

白芥子

BAIJIEZI

藏 药 名 | 永嘎。

异 名 | 吉布永嘎、白卡色布。

来 源 | 为十字花科植物白芥 *Sinapis alba* L. 的成熟种子。

识别特征 | 一年生草本，高达 1 m。茎直立，被粗毛，上部有分枝。叶互生，羽状分裂，裂片 5 ~ 7 对，顶裂片大，侧裂片小，卵形，边缘有齿或浅裂，全部叶被柔毛。下部叶大，长达 15 cm，具长柄。上部叶小，具短柄。总状花序生分枝顶，花多数，黄色，萼片 4，开展；花瓣 4，倒卵状长圆形，基部有长爪，先端钝圆，雄蕊 6，子房长圆形，被白毛，先端有长喙。长角果线形，长 2 ~ 3 cm，密被白色粗毛。先端具长喙，喙长为果实之半，锥形，向上渐尖，基部有白色粗毛，余部无毛。种子少，4 ~ 8，稀 2，圆形，直径 2 ~ 3 mm，表面光滑，草黄色或杏黄色。

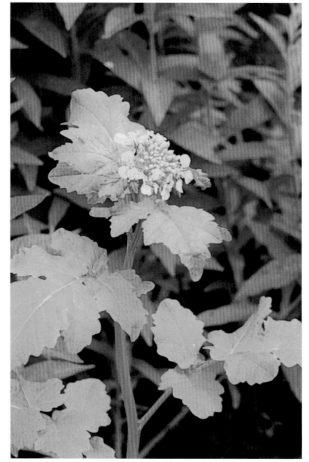

白芥子

生境分布 | 我国大部分地区都有种植。

采收加工 | 7 ~ 8 月果熟时收集种子，筛净晒干。

药材鉴别 | 种子呈圆球形，直径 1 ~ 2.5 mm。表面黄白色，光滑，于放大镜下可见微细的网纹及一暗色点状种脐。种皮薄，子叶两片，沿主脉处对折呈马鞍状，胚根折转藏于其间。味微辛辣。

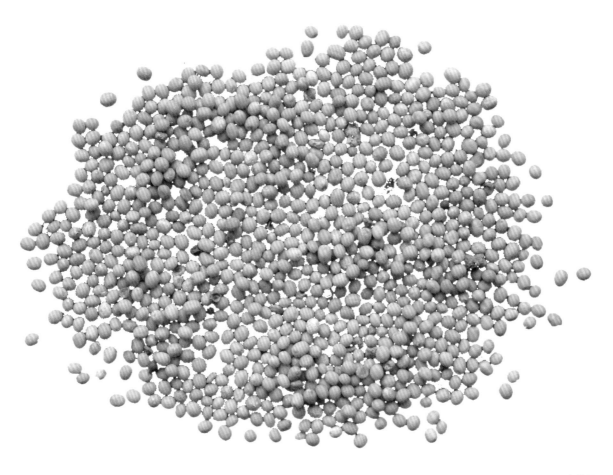

白芥子

性味归经 味辛、甘，消化后味苦，性润、重。归肺、胃经。

功效主治 壮阳，消肿解毒。主治食物中毒，肾炎，瘟疫及恶病。

用法用量 内服：研末，2g；或入丸。外用：适量，制成膏药涂于患处。

精选验方

1. 各种中毒与防毒 白芥子、商陆各400g，船形乌头、乌奴龙胆各300g，诃子500g，紫茎棱子芹350g，马钱子250g。以上七味研制成散或丸，每日服1～2次，每次25g。

2. "赤巴"引起肤黄目黄症，疔毒，喉蛾，时疫感冒 白芥子、刺柏、茜草各10g，草乌、三红各5g。以上七味研成细粉，过筛。另入麝香3.5g泡于水，并用此溶液泛制成丸，每日1～2次，每次4～5丸。

3. 去斑，增白，止痒 白芥子、山矾叶各30g，藏菖蒲20g，光明盐15g。共碎成粗粉，加适量水，加热煮沸2h左右，过滤，滤液再加热浓缩，制成煎膏，洗脸后搽于脸部。

白茅根
BAIMAOGEN

藏 药 名 然巴。

别　　名 土娃、吉丹、茅根、鲜茅根、茅根炭、女巴东丹。

来　　源 本品为禾本科植物白茅 *Imperata cylindrica* Beauv. var. *major* (Nees) C. E. Hubb. 的干燥根茎。

识别特征 多年生草本。根茎密生鳞片。秆丛生，直立，高 30 ～ 90 cm，具 2 ～ 3 节，节上有长 4 ～ 10 mm 的柔毛。叶多丛集基部；叶鞘无毛，或上部及边缘和鞘口具纤毛，老时基部或破碎呈纤维状；叶舌干膜质，钝头，长约 1 mm；叶片线形或线状披针形，先端渐尖，

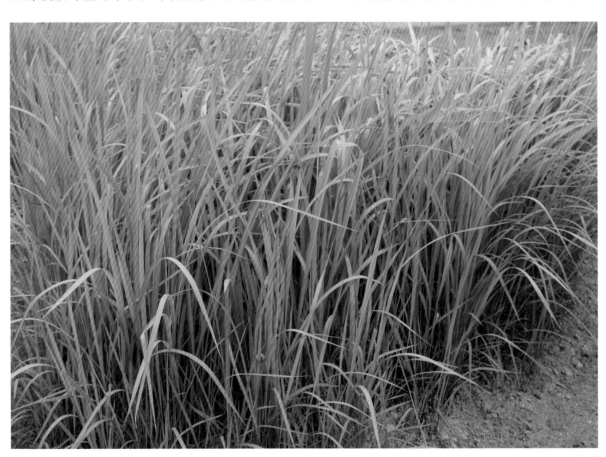

白茅

基部渐狭，根生叶较长，几与植株相等，茎生叶较短。圆锥花序柱状，长 5 ～ 20 cm，宽 1.5 ～ 3 cm，分枝短缩密集；小穗披针形或长圆形，长 3 ～ 4 mm，基部密生长 10 ～ 15 mm 之丝状柔毛，具长短不等的小穗柄；两颖相等或第一颖稍短，除背面下部略呈草质外，余均膜质，边缘具纤毛，背面疏生丝状柔毛，第一颖较狭，具 3 ～ 4 脉，第二颖较宽，具 4 ～ 6 脉；第一外稃卵状长圆形，长约 1.5 mm，先端钝，内稃缺如；第二外稃披针形，长 1.2 mm，先端尖，两侧略呈细齿状；内稃长约 1.2 mm，宽约 1.5 mm，先端截平。雄蕊 2，花药黄色，长约 3 mm；柱头 2 枚，深紫色。颖果。花期夏、秋两季。

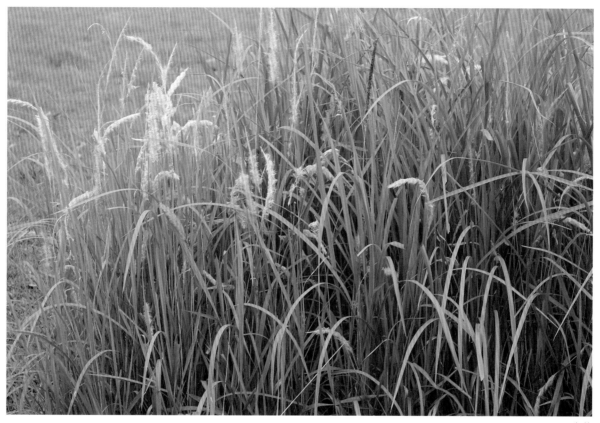

白茅

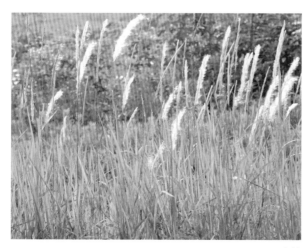

白茅

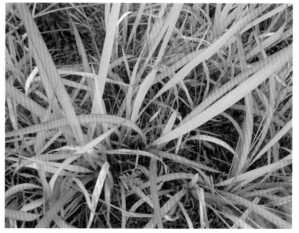

白茅

白茅根

生境分布 | 生长于低山带沙质草甸、平原河岸草地、荒漠与海滨。全国大部分地区均产。

采收加工 | 春、秋两季采挖，洗净，晒干，除去须根及膜质叶鞘，捆成小把。

药材鉴别 | 本品呈圆柱形短段。外皮黄白色或淡黄色，微有光泽，具纵皱纹。节明显，稍隆起，节间长短不等。体轻，质略脆，切面皮部白色，多有裂隙，放射状排列。中柱淡黄色或中空，易与皮部脱落。气微，味微甜。

性味归经 | 甘，寒。归肺、胃、膀胱经。

功效主治 | 凉血止血，清热利尿。本品性寒清热，能清肺胃膀胱之热，故有凉血止血，清热利尿之功。

用法用量 | 15～30 g，煎服，鲜品加倍，以鲜品为佳，可捣汁服。多生用，止血也可炒炭用。

精选验方 |

1. **急性肾炎**　干白茅根 250～500 g。水煎服，早、晚 2 次。

2. **小儿急性肾炎**　白茅根 30 g，石韦 12～20 g，生地黄 12～24 g，通草、淡竹叶、甘草各 6 g，车前子、泽泻各 10～20 g，黄芩 9 g。每日 1 剂，煎煮 2 次共取汁 200 ml，早、晚各服 100 ml，连用 3～10 日。

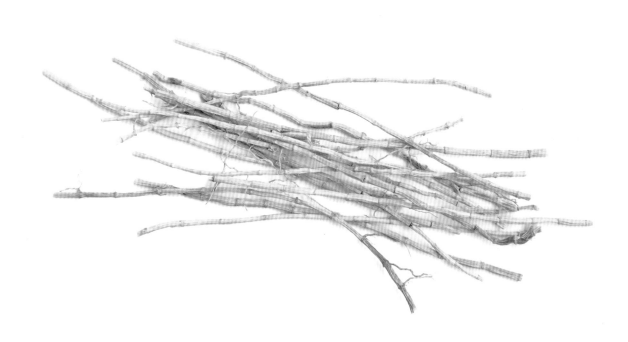

白茅根药材

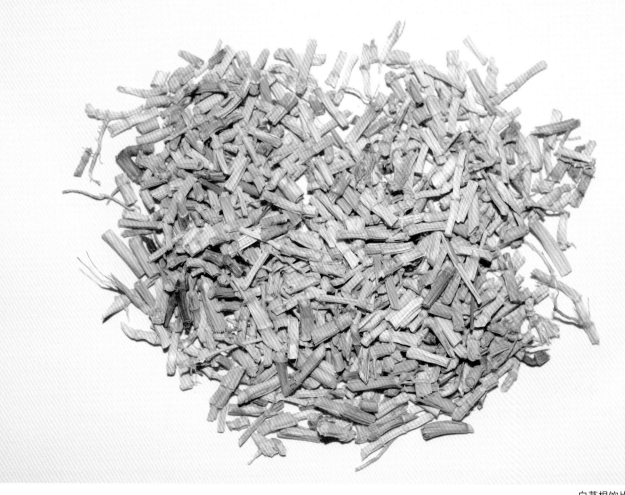

白茅根饮片

3. 无症状蛋白尿 白茅根、益母草各 30 g，黄芪 30 ～ 60 g，当归 15 ～ 20 g，茯苓 100 ～ 120 g，益智仁 10 g。每日 1 剂水煎服，1 ～ 2 个月为 1 个疗程。

4. 慢性肾炎 白茅根、黄芪各 50 g，茯苓 40 g，山茱萸 30 g，阿胶 20 g，三七 10 g。每日 1 剂煎服。

5. 支气管扩张 新鲜白茅根 2000 g，麦冬 10 g，牡丹皮、桔梗各 30g。水煎 2 次，将头汁、二汁和蜂蜜 2000 g 倒入大瓷盆内，加盖，旺火隔水蒸 2 h。每日 3 次，每次 1 匙，温开水冲服。3 个月为 1 个疗程。

6. 乳糜尿 鲜白茅根 250 g。加水至 2000 ml，煎成 1200 ml，加糖适量，代茶饮，5 ～ 10 日为 1 个疗程。

7. 鼻衄，咯血，尿血，月经过多，上消化道出血 白茅根 20 g 左右，或加藕节、荷叶、仙鹤草等煎服。

使用禁忌 | 脾胃虚寒、溲多不渴者忌服。

白檀
BAITAN

藏 药 名｜ 徐砍。

别　　 名｜ 莎土、热索巴、吉卓、杰今、扎母嘎。

来　　 源｜ 为山矾科植物白檀 *Symplocos paniculata* （Thunb.） Miq. 的叶。

识别特征｜ 落叶灌木或乔木，嫩枝、叶柄和花序轴有黄褐色柔毛，小枝细弱，淡褐色。叶纸质，卵状椭圆形或倒卵形，长 3 ~ 6 cm，宽约 3 cm。先端渐尖，基部阔楔形或近圆形，边缘有细锯齿，叶脉表面平或凹下，背面凸起。侧脉 4 ~ 8 对，表面无毛，背面沿脉上被柔毛。

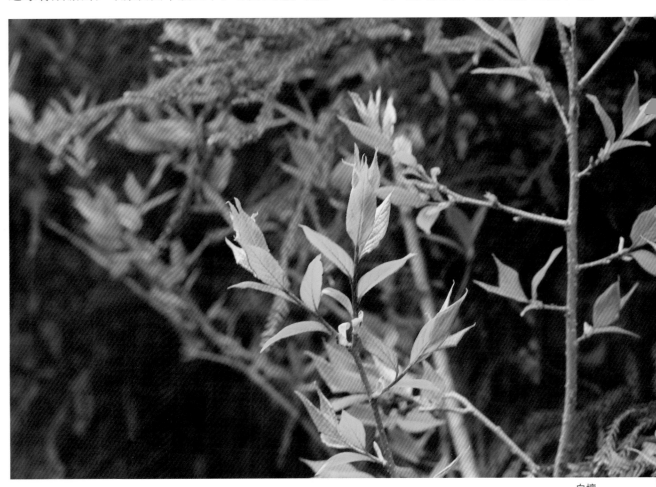

白檀

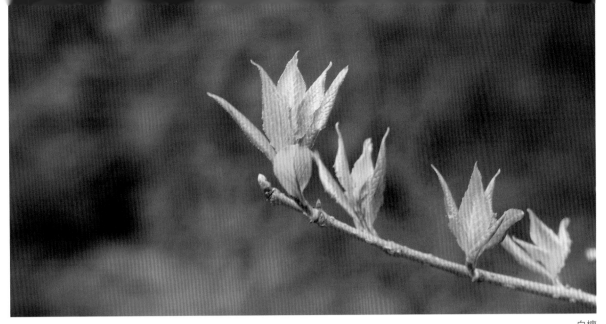

白檀

叶柄长 3 ～ 5 mm。圆锥花序生于新枝顶端，长 4 ～ 8 cm，花梗细，花白色，花萼黄褐色，长 2 ～ 3 mm，常有疏柔毛，裂片半圆形或阔卵形，与萼筒近等长；花冠长 4 ～ 5 mm，芳香，5 裂，裂片深达基部；雄蕊 40 ～ 60 枚，基部合生；子房上部圆锥状，2 室，花盘 5 裂。核果蓝色，卵形，稍偏斜，长 5 ～ 8 mm。花期 4 ～ 6 月，果期 7 ～ 8 月。

生境分布 | 生长于海拔 2000 ～ 3000 m 的密林中。分布于西藏波密、杂日、察隅等地，华北、东北、华东等地也有分布。

采收加工 | 7 月采叶，洗净，阴干。

药材鉴别 | 本品多皱缩、破碎，草绿色或淡黄色。完整叶片呈椭圆形，两侧向内稍卷曲，顶端急尖，基部楔形；中脉明显，向背凸起，侧脉对称，细弱，边缘具细锐齿。气微，味微苦。

性味归经 | 味苦，性平。

功效主治 | 清热，消炎，主治肺热症，肾热症，瘟热症，扩散伤热症，腰肌劳损，口腔炎。

用法用量 | 内服：研末，2 ～ 3 g。外用：适量，研末调敷。

精选验方 |

1. 伤口肿胀，恶疮及外伤引起的脉瘤等 白檀叶、香附子、甘松香各 35 g。以上三味研成细末，粉末用纱布包裹好，再泡于融化的酥油中加热煮沸，并热敷于患处。

2. 腰肾疼痛，尿道出血与刺痛，特治尿痛等肾寒症 白檀叶 22.5 g，大蜀葵花 33 g，熊胆 0.5 g，冰片 1 g。以上四味研成细粉，过筛，早、晚内服 2.5 g。

3. 肺炎与肾炎引起淋巴腺如颈部、腋窝部及腹股沟部肿胀、疼痛、红肿等 消淋巴腺炎散：白檀叶、小檗皮、火绒草各 15 g，洪连、轮叶棘豆各 17.5 g。以上五味研成细粉，过筛内服，每日 2 次，每次 2 g，饭后服。

白檀

白檀香
BAITANXIANG

藏 药 名 | 赞檀嘎尔保。

别　　名 | 莎觉、玛拉雅、檀香、白桑保。

来　　源 | 本品为檀香科植物檀香 *Santalum album* L. 树干的干燥心材。

识别特征 | 常绿小乔木，高 6 ～ 9 m。具寄生根。树皮褐色，粗糙或有纵裂；多分枝，幼枝光滑无毛。叶对生，革质；叶片椭圆状卵形或卵状披针形，长 3.5 ～ 5 cm，宽 2 ～ 2.5 cm，先端急尖或近急尖，基部楔形，全缘，上面绿色，下面苍白色，无毛；叶柄长 0.7 ～ 1 cm，光滑无毛。花腋生和顶生，为三歧式的聚伞状圆锥花序；花梗对生，长约与花被管相等；花多数，小形，最初为淡黄色，后变为深锈紫色；花被钟形，先端 4 裂，裂片卵圆形，无毛；蜜腺 4 枚，略呈圆形，着生在花被管的中部，与花被片互生；雄蕊 4，与蜜腺互生，略与雌蕊等长，花药 2 室，纵裂，花丝线形；子房半下位，花柱柱状，柱头 3 裂。核果球形，大小似樱桃核，成熟时黑色，肉质多汁，内果皮坚硬，具 3 短棱。种子圆形，光滑无毛。花期 5 ～ 6 月，果期 7 ～ 9 月。

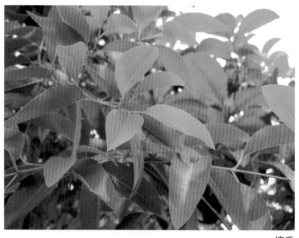

檀香

生境分布 | 野生或栽培。分布于广东、云南、台湾。国外分布于印度、印度尼西亚。

采收加工 | 四季可采，夏季为好。取出心材，切成小段。

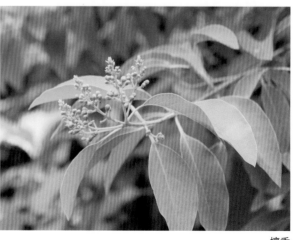

檀香

药材鉴别 ｜ 本品为不规则的薄片。淡黄棕色，片面纹理纵直整齐，质密而韧，光滑细致，具特异香气，燃烧时更为浓烈。味淡，嚼之微有辛辣感。

性味归经 ｜ 辛，温。归脾、胃、肺经。

功效主治 ｜ 行气止痛，散寒调中。本品辛散温通香窜，善理脾胃之气，兼调肺气，故有行气止痛、散寒调中之效。

用法用量 ｜ 生用。入汤剂宜后下。内服：煎汤，2～5g；研细末，1.5～3g，或磨汁冲服，也入丸、散。

精选验方 ｜

1. 胃痛 檀香、丹参、砂仁、白芍、炙甘草、玄胡、佛手、玫瑰花、熟大黄等各适量。水煎服，每日1剂。

2. 心绞痛 檀香、高良姜各1.6g，细辛0.55g，荜茇3.2g（5粒量）。提取挥发油，加冰片0.85g，制成滴丸。对照组为硝酸甘油滴丸。

3. 痛经 白檀香6g，生蒲黄（包煎）、丹参各10g，砂仁3g（后下）。随证加减，水煎服，每日1剂。每月行经前3～5日开始服药，服到经净为止，为1个疗程。

4. 乳腺增生 檀香、玫瑰花、全蝎、地龙等各适量。将药碾成细末，装入布袋内，制成小药包，放入特制的乳罩内，使其贴在双侧肝俞穴、乳根穴、阿是穴上。每包药可使用1个月左右。

5. 心腹冷痛 檀香（为极细末）9g，干姜15g。泡汤调下。

6. 冠心病胸中闷痛 檀香1.5～3g。水煎服。多入丸、散服用。

使用禁忌 ｜ 虚火旺、气热吐衄者慎服。

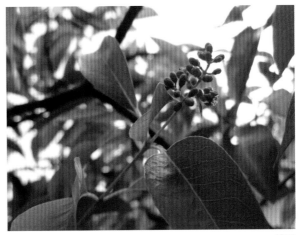
檀香

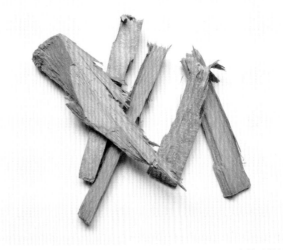
白檀香药材

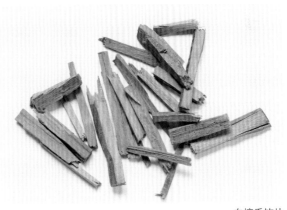
白檀香饮片

白檀香

斑蝥

BANMAO

藏 药 名 ┃ 强巴。

别　　名 ┃ 斑毛、白米乌、生斑蝥、炒斑蝥、米斑蝥、达穷玛扎。

来　　源 ┃ 为芫青科昆虫南方大斑蝥 *Mylabris phalerata* Pallas 或黄黑小斑蝥 *Mylabris cichorii* Linnaeus 的干燥体。

识别特征 ┃ 南方大斑蝥：又名大斑蝥。体长 15 ～ 30 mm，底色黑色，被黑绒毛。头部圆三角形，具粗密刻点，额中央有一条光滑纵纹。复眼大，略呈肾脏形。触角 1 对，线状，11 节，末端数节膨大呈棒状，末节基部狭于前节。前胸长稍大于阔，前端狭于后端；前胸背板密被刻点，中央具一条光滑纵纹，后缘前面中央有一凹陷，后缘稍向上翻，波曲形。小楯片长形，末端圆钝。鞘翅端部阔于基部，底色黑色，每翅基部各有 2 个大黄斑，个别个体中斑点缩小；翅中央前后各有一黄色波纹状横带；翅面黑色部分刻点密集，密生绒毛，黄色部分刻点及绒毛较疏。鞘翅下为 1 对透明的膜质翅，带褐色。足 3 对，有黑色长绒毛，前足和中足跗节均为 5 节；后足的跗节则为 4 节，跗节先端有 2 爪；足关节处能分泌黄色毒液，接触皮肤，能起水泡。腹面也具黑色长绒毛。具复变态，幼虫共 6 龄，以假蛹越冬。成虫 4 ～ 5 月开始为害，7 ～ 9 月为害最烈，多群集取食大豆之花、叶，花生、茄子叶片及棉花的芽、叶、花等。

黄黑小斑蝥：又名黄斑芫青。外形与上种极相近，体小型，长 10 ～ 15 mm。触角末节基部与前节等阔。

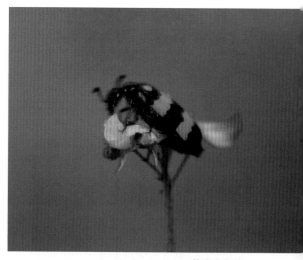

黄黑小斑蝥

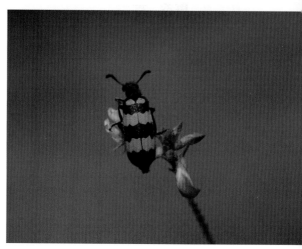

黄黑小斑蝥

生境分布 | 主要分布于河南、广西、安徽、四川、江苏、湖南等地。

采收加工 | 夏、秋二季捕捉，闷死或烫死，晒干。

药材鉴别 | 本品为去除头、足、翅的干燥躯体，略呈长圆形，背部有3条黄色或棕黄色的横纹，胸腹部乌黑色，有特殊臭气。

性味归经 | 辛，寒；有大毒。归肝、肾、胃经。

功效主治 | 破血散结，攻毒蚀疮，引赤发泡。主治癥瘕肿块，积年顽癣，瘰疬，赘疣，痈疽不溃，恶疮死肌。

用法用量 | 0.03～0.06 g，多入丸、散。外用：适量，研末敷贴，或酒、醋浸泡，或泡用。

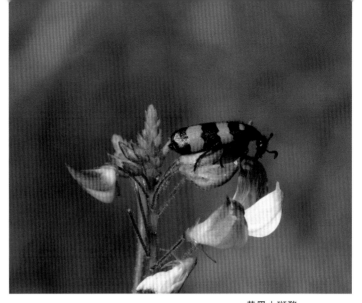
黄黑小斑蝥

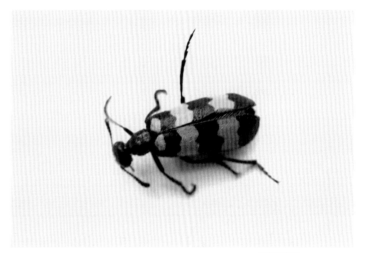
斑蝥药材

精选验方 |

1. 疥癣 斑蝥1个，甘遂5 g。共研成细面，用醋调搽患处。

2. 白癜风 斑蝥50 g。用95%酒精1000 ml浸泡2周，将药液搽于白斑处，每日2～3次，白斑起泡后即停止，每日后，放出液体，有溃破者外搽烧伤类软膏，愈合后视色素沉着情况，行第2、第3个疗程。

3. 斑秃 斑蝥40个，闹洋花40朵，骨碎补40片，浸于500 ml 95%的酒精内，5日后取澄清液搽擦患处，每日1次。擦药前，先用土大黄、一枝黄花煎液洗患处。

4. 神经性皮炎 斑蝥15 g。置于100 ml 70%的酒精中，1周后取浸液搽患处。患处出现水泡后用针刺破，敷料包扎。

5. 牛皮癣 斑蝥（烘干）15 g，皂角刺250 g，砒霜9 g。将皂角刺捣碎，加适量醋，煎浓后去渣，再加入其他两味药，稍煎一下，外搽患处，每日3～4次，此药有毒，忌内服。

使用禁忌 | 本品有大毒，内服宜慎，严格掌握剂量，体弱及孕妇忌服；外敷刺激皮肤，发红、起泡，甚至腐烂，不可敷之过久或大面积使用。内服过量，引起恶心、呕吐、腹泻、尿血及肾功能损害。

斑蝥

贝母
BEIMU

藏 药 名 | 阿贝卡。

别　　名 | 吉巴、热莎比热、瓦玛曾、果苏玛、邦苏玛。

来　　源 | 为百合科植物梭砂贝母 *Fritillaria delavayi* Franch. 和卷叶贝母 *Fritillaria cirrhosa* D. Don 的鳞茎。

识别特征 | 梭砂贝母：多年生草本植物，高 17 ～ 35 cm。鳞茎长卵圆形，由 3 枚鳞片组成，直径 1 ～ 3 cm，叶互生，3 ～ 5 枚（包括叶状苞片）较紧密地生于植株中部或上部，狭卵形或卵状椭圆形，长 2 ～ 7 cm，宽 1 ～ 3 cm，先端不卷曲。单花顶生，宽钟状，略俯垂，浅黄色，具红褐色斑点，花被片长 3.2 ～ 4.5 cm，宽 1.2 ～ 1.5 cm，内三片比外片稍长而宽，雄蕊长约为花被片的一半，花丝不具小乳突，柱头裂片长约 1 mm。蒴果棱上的翅宽约 1 mm，宿存花被常多少包住蒴果。花期 6 ～ 7 月，果期 8 ～ 9 月。

卷叶贝母：多年生草本。鳞茎扁圆球形，直径达 2.5 cm，乳白色，微带淡褐色，平滑，鳞片 2 枚，肥厚；地上茎直立，圆柱形，高 60 ～ 80 cm，直径约 5 mm，光滑无毛，与鳞茎相接的一段细瘦，叶 3 ～ 4 枚轮生，对生，兼有散生，线形或线状披针形，长 4 ～ 12 cm，宽 3 ～ 10 cm，顶端渐尖，具卷须，稀无卷须，基部无柄。花通常单生于茎上部叶腋。叶状苞片 3 枚，长 2 ～ 4 cm；花梗果期长 4 ～ 6 cm，偏向一方，较粗状，花钟形，紫色至黄绿色，通常具方格网纹，少数仅有斑点或条纹，花被片 6，长约 3 cm，外三片宽 1 ～ 1.4 cm，内三片宽可达 1.8 cm；雄蕊 6，长约为花被片的 3/5；柱头裂片 3，长 3 ～ 5 mm。蒴果柱状，棱具窄翅，翅宽约 1 mm。花期 4 ～ 6 月，果期 6 ～ 8 月。

生境分布 | 梭砂贝母　生长于海拔 3900 ～ 5000 m 的砾石带或流沙地上。分布于西藏亚东、拉萨、南木林、加查、察隅、昌都和丁青等地，青海、四川、云南等地也有分布。

卷叶贝母　生长于海拔 3200 ～ 4200 m 的林中、灌丛下、草地、河滩、山谷等地。分布于西藏东南部、青海、四川、云南、甘肃等地。

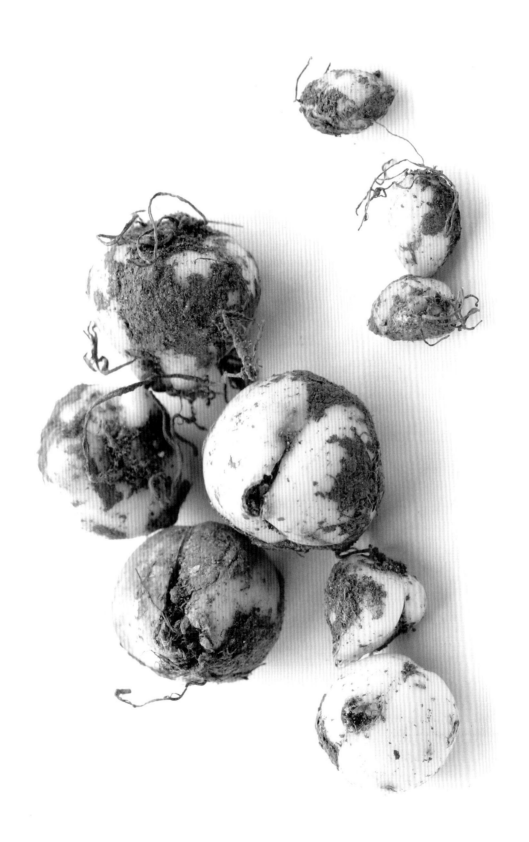

卷叶贝母药材

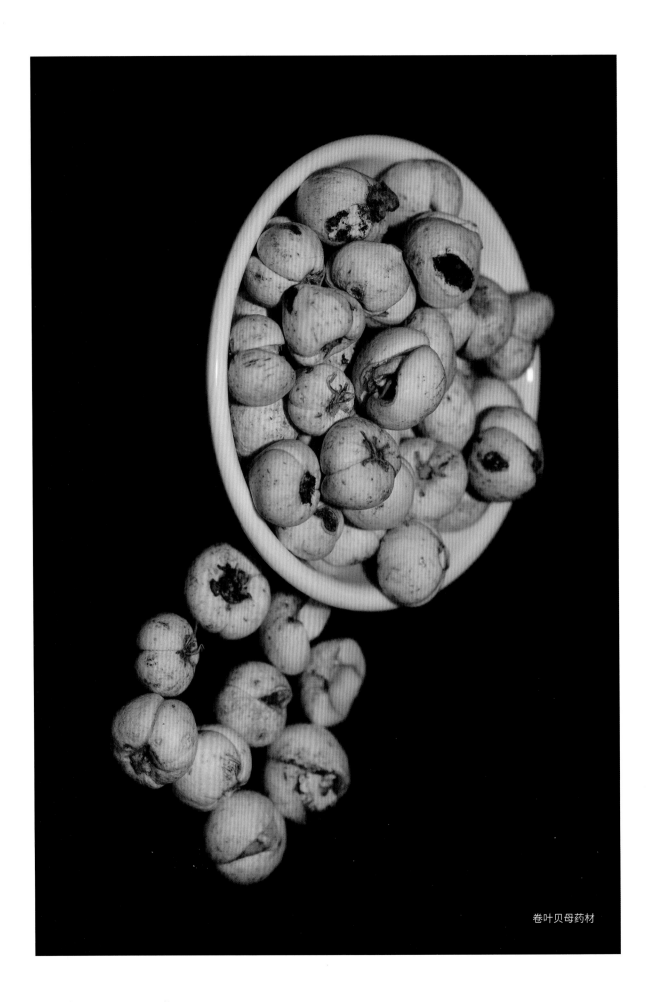

卷叶贝母药材

采收加工 | 6 ～ 7 月采收鳞茎，洗净，阴干。

药材鉴别 | 梭砂贝母：鳞茎呈不规则的长圆形或卵状圆锥形，偶见类卵圆形，直径 0.7 ～ 1.5 cm，高 0.9 ～ 2 cm。表面白色或带有黄色斑块，较光滑或不甚光滑、外层两枚鳞叶近等大，偶见大小悬殊者，顶端稍尖、开裂、底部不整齐或凸出，味微甜。

卷叶贝母：鳞茎呈圆锥形或卵圆形，顶端稍尖或钝圆，高 10 ～ 13 mm，直径 7 ～ 15 mm，表面淡黄白色，光滑，外层两枚鳞叶形状大小近似；味微甜而苦。

性味归经 | 味甘、苦，性微寒。归肺、心经。

功效主治 | 清热，消炎，化痰止咳。主治头颅骨折，中毒，外伤，肺热，咳嗽。

用法用量 | 内服：煎汤 3 ～ 5 g；或研末，1 ～ 1.5 g；或入丸、散。

精选验方

1. 不同类型的颅骨骨折 梭砂贝母 250 g，大黄、黄花秦艽各 150 g，肉果草 50 g，熊胆 0.5 g。以上五味研成细粉，过筛，每日 1 ～ 2 次，每次服 0.4 g。

2. 各类创伤 卷叶贝母、石韦、黄花紫堇、白粉圆叶报春、草莓等各 50 g，海仙报春、佳追各 35 g，熊胆 1 g。以上八味配伍，研成细粉，过筛，再加麝香 0.5 g，混合，每日 2 次，每次服 2.5 g。

3. 肝病，"培根"病，时疫热症，撒水扩散，上身背部刺痛等症 梭砂贝母 25 g，八角茴香、拉岗各 10 g，同扎 7.5 g。上四味药粉碎成细粉，制成散或丸，每日 2 次，每次服 3 g。

4. 咽部与气管的炎症 贝母、手掌参、螃蟹甲、甘草各 35 g，白花龙胆 25 g，马尿泡子 8 g。以上六味粉碎成细粉，过筛，用冰糖溶液泛制丸，温水服 3 ～ 5 粒。

5. 急慢性气管炎 六味贝母汤：川贝母 20 g，螃蟹甲 25 g，紫堇 15 g，黄连 6 g，杏仁、甘草各 10 g。以上六味研成细粉，加红糖适量，混合，放于铁锅内，加适量水加热，煮沸后内服，每日 1 次，每次服 5 ～ 10 ml。

6. 咳嗽，咽部发痒，特治早晚多咳及气管炎 六味阿贝卡丸：贝母 30 g，石韦、葡萄、搓布杂瓦各 20 g，甘草、拉岗各 15 g。以上六味混合粉碎成细粉，过筛，制成水泛丸，干燥后内服，每次 1 ～ 2 g，每日 1 ～ 2 次。

荜芨

BIBO

藏 药 名 | 毕毕林。

别　　名 | 处门、荜拨、玉威吉、强球军行、那布参敌、垂门那梅。

来　　源 | 为胡椒科植物荜芨 *Piper longum* L. 的干燥近成熟或成熟果穗。

识别特征 | 多年生攀缘藤本，茎下部匍匐，枝有粗纵棱，幼时密被粉状短柔毛。单叶互生，叶柄长短不等，下部叶柄最长，顶端近无柄，中部长 1 ~ 2 cm，密被毛；叶片卵圆形或卵状长圆形，长 5 ~ 10 cm，基部心形，全缘，脉 5 ~ 7 条，两面脉上被短柔毛，下面密而显著。花单性异株，穗状花序与叶对生，无花被；雄花序长约 5 cm，直径 3 mm，花小，苞片 1，雄蕊 2；雌花序长约 2 cm，于果期延长，花的直径不及 1 mm，子房上位，下部与花序轴合生，无花柱，柱头 3。浆果卵形，基部嵌于花序轴并与之结合，顶端有脐状突起。果穗圆柱状，有的略弯曲，长 2 ~ 4.5 cm，直径 5 ~ 8 mm。果穗柄长 1 ~ 1.5 cm，多已脱落。果穗表面黄褐

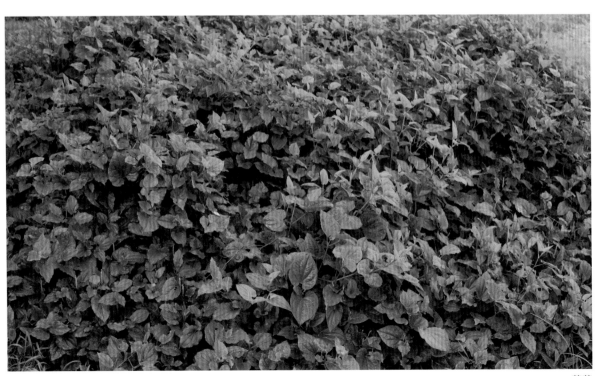

荜芨

色，由多数细小浆果紧密交错排列聚集而成。小果部分陷于花序轴并与之结合，上端钝圆，顶部残存柱头呈脐状突起，小果略呈球形，被苞片，直径 1 ~ 2 mm。质坚硬，破开后胚乳白色，有胡椒样香气，味辛辣。花期 5 ~ 8 月，果期 7 ~ 10 月。

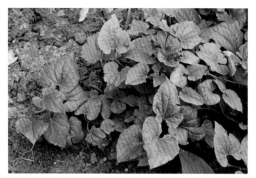
荜茇

生境分布 生长于海拔约 600 m 的疏林中。分布于海南、云南、广东等地。

采收加工 9 ~ 10 月间果穗由绿变黑时采收，除去杂质，晒干。

药材鉴别 本品呈圆柱状，稍弯曲，有多数小浆果集合而成。表面黑褐色或棕褐色，基部有果穗柄脱落的痕迹。质硬而脆，易折断。有特异香气，味辛辣。

性味归经 辛，热。归胃、大肠经。

功效主治 温中散寒。本品辛热，专温散胃肠寒邪，故有温中散寒之效。

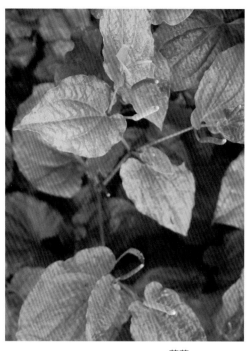
荜茇

用法用量 3 ~ 6 g，煎汤。外用：适量。

精选验方

1. 头痛，鼻渊，流清涕 荜茇适量。研细末吹鼻。

2. 三叉神经痛 荜茇配伍川芎治疗三叉神经痛有增效协同作用。

3. 牙痛 荜茇 10 g，细辛 6 g。每日 1 剂，水煎漱口，每日漱 3 ~ 5 次，每次漱口 10 ~ 20 min，不宜内服。

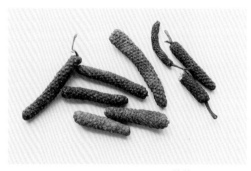
荜茇

4. 妇人血气不和、疼痛不止及下血无时、月经不调 荜茇（盐炒）、蒲黄（炒）各等份。共研为细末，炼蜜为丸，如梧桐子大，每次 30 丸，空心温酒吞下，如不能饮，米汤下。

5. 痰饮恶心 荜茇适量。捣细罗为散，每次 2 g，饭前清粥饮下。

6. 偏头痛 荜茇适量。研为末，令患者口中含温水，左边痛令左鼻吸 0.4 g，右边痛令右鼻吸 0.4 g。

7. 牙痛 荜茇适量。研为细末，外搽痛牙处，每日数次。

使用禁忌 阴虚火旺者忌内服。

荜茇

蓖麻子
BIMAZI

藏 药 名 | 田查若布。

别　　名 | 埃热达、赤塞喇马、蓖麻仁、大麻子、草麻子、砍达靶娃哈大。

来　　源 | 为大戟科植物蓖麻 *Ricinus communis* L. 的干燥成熟种子。

识别特征 | 一年生草本，在南方地区常成小乔木，幼嫩部分被白粉。叶互生，盾状着生，直径 15 ～ 60 cm，有时大至 90 cm，掌状中裂，裂片 5 ～ 11，卵状披针形至矩圆形，顶端渐尖，边缘有锯齿；叶柄长。花单性，同株，无花瓣，圆锥花序与叶对生，长 10 ～ 30 cm 或更长，下部雄花，上部雌花；雄花萼 3 ～ 5 裂；子房 3 室，每室 1 胚珠；花柱 3，深红色，2 裂。蒴果球形，长 1 ～ 2 cm，有软刺。种子矩圆形，光滑有斑纹。花期 5 ～ 8 月，果期 7 ～ 10 月。

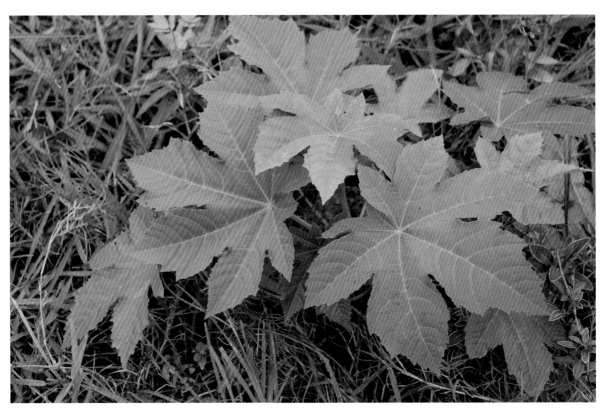

蓖麻

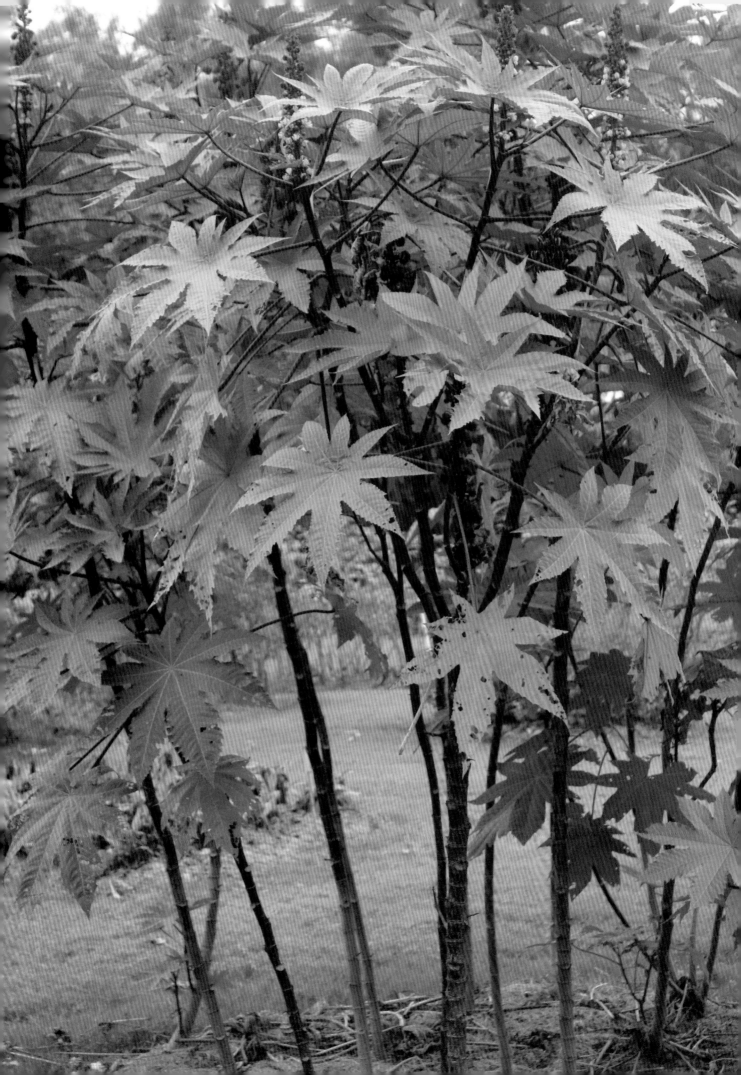

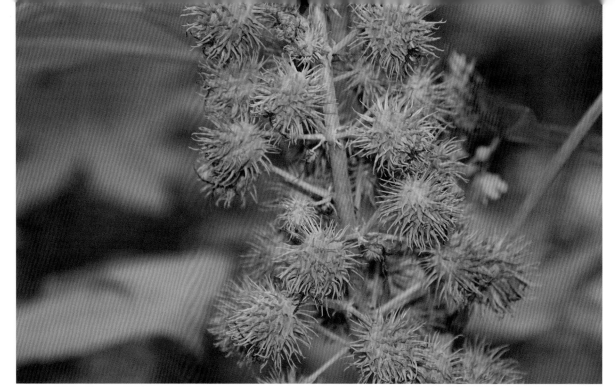

蓖麻

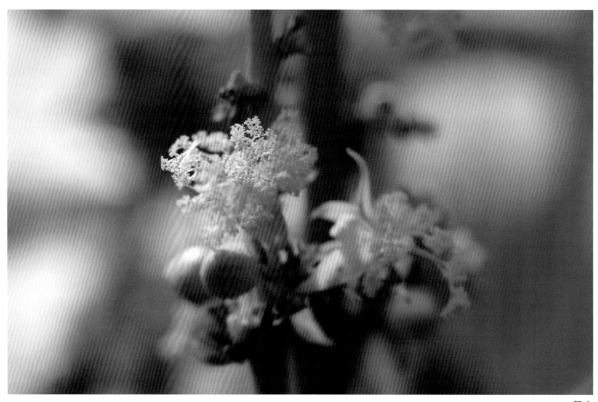

蓖麻

生境分布 ｜ 全国大部分地区有栽培。

采收加工 ｜ 秋季果实变棕色，果皮未开裂时分批采摘，晒干，除去果皮。

药材鉴别 ｜ 本品呈椭圆形或卵形，稍扁，表面光滑，有灰白色与黑褐色或黄褐色与红棕色相间的花斑纹。种脊隆起，种阜灰白色或浅棕色。种皮薄而脆，富油性。无臭，味微苦辛。

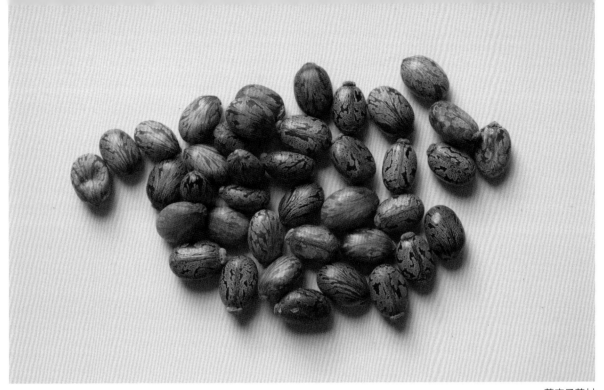

蓖麻子药材

性味归经 | 辛、甘，平；有毒。归肺、大肠经。

功效主治 | 消肿拔毒，泻下导滞，通络利窍。主治痈疽肿毒，瘰疬，乳痈，喉痹，疥癫癣疮，烫伤，水肿胀满，大便燥结，口眼歪斜，跌打损伤。

用法用量 | 5 ~ 10 枚。内服：入丸剂、生研或炒食。外用：适量，捣敷或调敷。

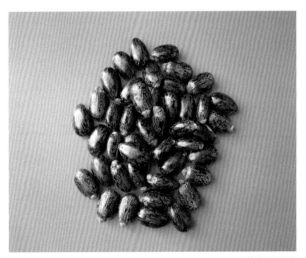

蓖麻子饮片

精选验方 |

1. 宫颈癌 用 3% ~ 5% 蓖麻毒蛋白的冷霜式软膏加 3% 二甲亚砜，以增加渗透作用，将软膏掺入胶囊，推入宫颈内，每日 1 次，每周 5 ~ 6 次，月经期停药。

2. 面神经麻痹 蓖麻仁 10 粒，全虫、冰片各 3 g，葱 5 g，露蜂房 6 g。共捣烂如泥，摊于敷料上，贴于面部下关穴（左歪贴右下关，右歪贴左下关），每日 1 次。

3. 淋巴结核瘘 蓖麻子、生山药各等份。共捣如泥膏，以无菌敷料摊膏盖在瘘口上，每个瘘口可用 4 ~ 6 g，每日 1 次。

4. 酒渣鼻 蓖麻子、大枫子各 30 g，木鳖子 10 g。研成细末，加樟脑用力研磨，加核桃仁 30 g 捣泥后，再加水银 30 g 研磨，看不见水银珠为止，搽抹患处。

使用禁忌 | 孕妇及便滑者忌服。

槟榔

BINGLANG

藏 药 名 | 果玉。

别　　名 | 果斋、巴扎、巴扎朱、花槟榔、槟榔片、大白片、大腹子。

来　　源 | 为棕榈科常绿乔木植物槟榔 *Areca catechu* L. 的成熟种子。

识别特征 | 羽状复叶，丛生于茎顶，长达 2 m，光滑无毛，小叶线形或线状披针形，先端渐尖，或不规则齿裂。肉穗花序生于叶鞘束下，多分枝，排成圆锥形花序式，外有佛焰苞状大苞片，花后脱落；花单性，雌雄同株，雄花小，着生于小穗顶端。坚果卵圆形或长椭圆形，有宿存的花被片，熟时橙红色或深红色。花期 3 ~ 8 月，冬花不结果，果期 12 月至翌年 2 月。

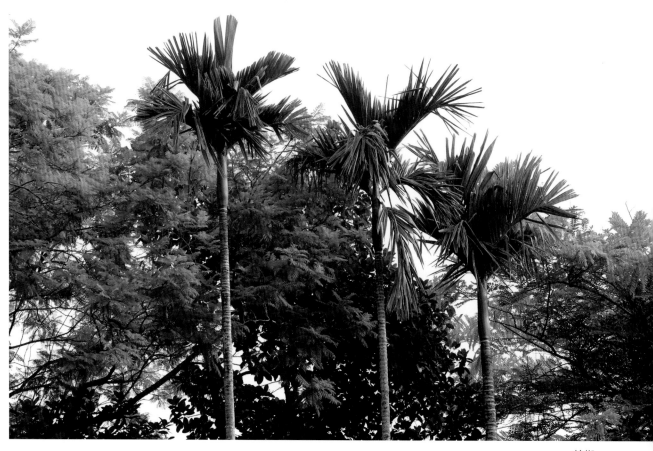

槟榔

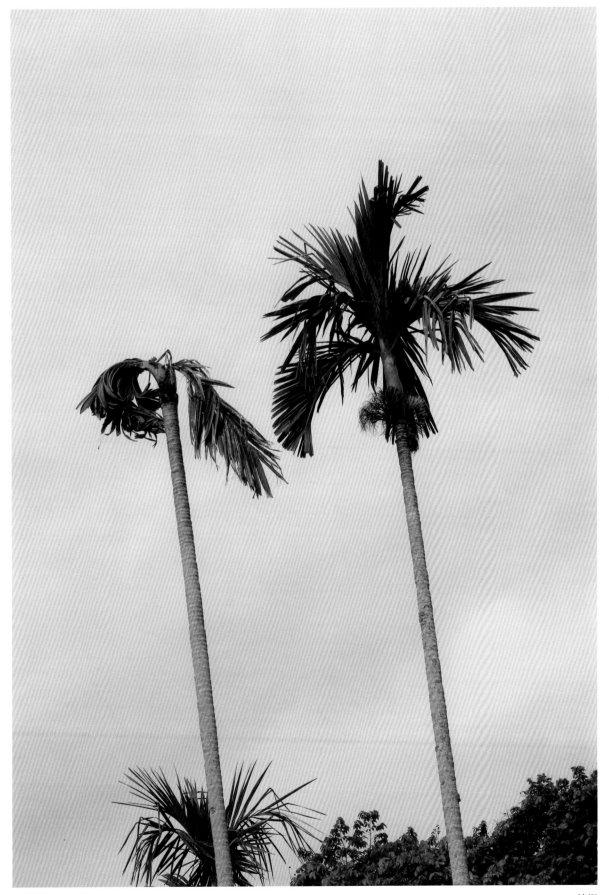

槟榔

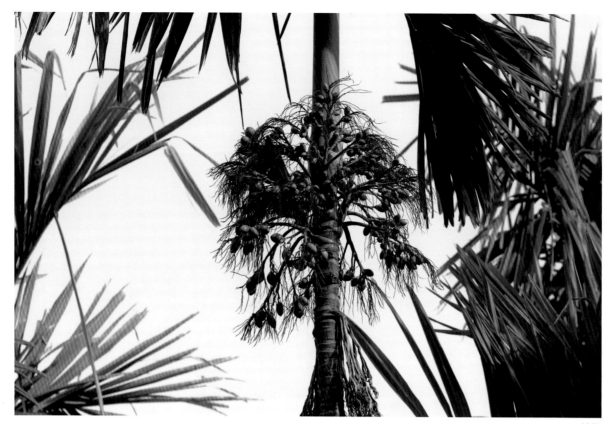

槟榔

生境分布 | 生长于阳光较充足的林间或林边。分布于海南、福建、云南、广西、台湾等地。

采收加工 | 春末至秋初采收成熟果实，用水煮后，干燥，剥去果皮，取出种子，晒干。浸透切片或捣碎用。

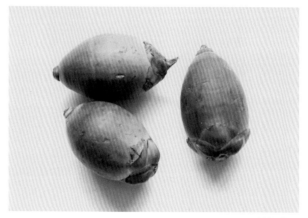

槟榔药材

药材鉴别 | 本品为圆形或类圆形的薄片，直径 1.5 ~ 3 cm。外皮淡棕色或暗棕色，切面具红棕色种皮与白色相间的大理石样花纹，中间有的呈孔洞。质坚脆。气微，味涩、微苦。

性味归经 | 苦、辛，温。归胃、大肠经。

功效主治 | 杀虫消积，降气，行水，截疟。主治绦虫、蛔虫、姜片虫病，虫积腹痛，积滞泻痢，里急后重，水肿脚气，疟疾。

用法用量 | 6 ~ 15 g，煎服。单用驱杀绦虫、姜片虫时，可用至 60 ~ 120 g，或入丸、散。外用：适量，煎水洗或研末调。

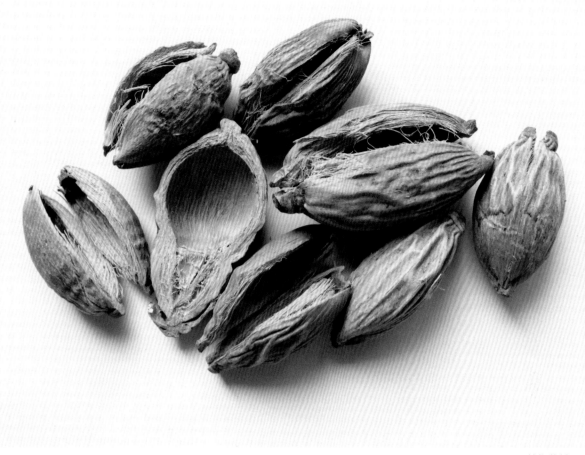

槟榔药材

精选验方

1. 腰痛 槟榔适量。研为末，酒服 5 g。

2. 肠道蛔虫 槟榔 25 g（炮）。研为末，
每次 10 g，以葱、蜜煎汤调服 5 g。

3. 小儿营养不良 槟榔炭、白术、荷叶、
贯众各 10 g，鸡内金、水红花子各 15 g，党参
25 g，山药 20 g，木香、芜荑各 7.5 g。水煎服，
每日 1 剂，每日 3 次。

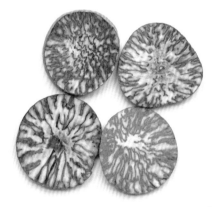

槟榔饮片

4. 流行性感冒 槟榔、黄芩各 15 g。水煎服。

5. 消化不良 槟榔 10 g，焦山楂、焦神曲、焦麦芽各 15 g。将槟榔洗净，与另三味加水
煎汁，代茶饮。

6. 胃下垂 槟榔片、木香、厚朴、大腹皮、枳壳、莱菔子各 30 g，乌药 25 g。水煎取药汁，
每日 1 剂，分 2 次服用，24 日为 1 个疗程。

7. 细菌性痢疾 槟榔、苍术（炒）、厚朴（制）、黄连、黄芩、泽泻、木香、陈皮、甘
草各 45 g。合研为细末，装瓶备用。用时取药末 9 g，用米汤煎，去渣，温服，每日 2 ~ 3 次。

使用禁忌 | 脾虚便溏或气虚下陷者忌用。

槟
榔

冰片

BINGPIAN

藏 药 名 | 嘎布。

别 名 | 片脑、梅片、伟嘎吉、龙脑香、卡瓦其马、色瓦尼布、真给尼布。

来 源 | 本品为龙脑香科乔木龙脑香 *Dryobalanops aromatica* Gaertn. f. 树脂的加工品，或龙脑香的树干经蒸馏冷却而得的结晶，称"龙脑冰片"，也称"梅片"。

识别特征 | 龙脑香，常绿乔木，高达 5 m，光滑无毛，树皮有凹入的裂缝，外有坚硬的龙脑结晶。叶互生，革质；叶柄粗壮；叶片卵圆形，先端尖；基部钝圆形或阔楔形，全缘，两面无毛，有光泽，主脉明显，侧脉羽状，先端在近叶缘处相连。圆锥状花序，着生于枝上部的叶腋间，花两性，整齐；化托肉质，微凹；花萼 5，覆瓦状排列；花后继续生长；花瓣 5，白色；雄蕊多数，离生，花药线状，药室内向，边缘开裂，药隔延长呈尖尾状，花丝短；雌蕊 1，由 3 心皮组成，子房上位，中轴胎座，3 室，每室有胚珠 2 枚，花柱丝状。干果卵圆形，果皮革质，不裂，花托呈壳斗状，边缘有 5 片翼状宿存花萼。种子 1～2 枚，具胚乳。

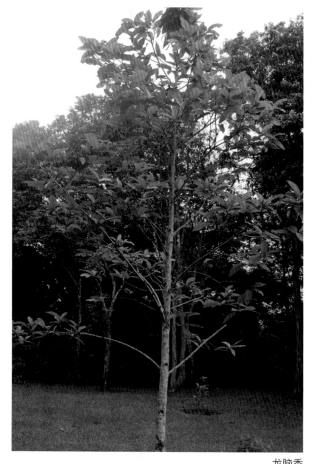

龙脑香

生境分布 | 生长于热带雨林。龙脑香分布于东南亚地区。

采收加工 | 龙脑冰片是从龙脑树干的裂缝处采取干燥的树脂，或砍下树枝、树干，切成碎片，用水蒸气蒸馏升华，冷却后即成结晶而得。

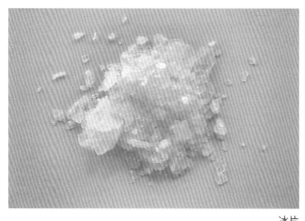
冰片

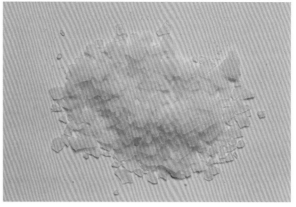
天然冰片饮片

药材鉴别 ｜ 本品为无色透明或白色半透明的片状松脆结晶；气清香，味辛、凉；具挥发性，点燃则发生浓烟，并有带光的火焰。

性味归经 ｜ 辛、苦，微寒。归心、脾、肺经。

功效主治 ｜ 开窍醒神，清热止痛。本品辛散苦泄，芳香走窜，性寒能清散郁热，有类似麝香的开窍醒神作用，但药力较逊，可以作为麝香辅助药。外用清热解毒力强。

用法用量 ｜ 0.03 ~ 0.1 g，入丸、散，不入煎剂。外用：适量，研末干掺或调敷。

精选验方 ｜

1. 头晕 以神门、脑、心、交感等耳穴为主，每次选双耳的 2 ~ 3 穴，取米粒大小冰片用胶布贴于所选穴位上，3 日更换 1 次，4 次为 1 个疗程。

2. 中耳炎、外耳道炎和耳部湿疹、耳道流脓、流水者 冰片 1 份，枯矾 10 份，或再加入硼砂。拭净耳脓后吹入耳内。

3. 过敏性鼻炎 冰片 2 g，氯苯那敏 0.4 g。共研极细末，取少许，用一侧鼻孔猛吸一下，另一鼻再吸入等量，每日 2 ~ 3 次。

4. 肛裂 冰片、煅龙骨各 6 g，朱砂 7.5 g，煅甘石 60 g，煅石膏 135 g，凡士林 360 g。均研细末后混合搅拌，加适量麻油调成软膏（生肌膏）。局部用红汞消毒后，用探针挑适量生肌膏搽满肛裂面，然后用干棉球覆盖，借探针把部分棉球推入肛内，最后用纱布盖于肛门口，胶布固定。上药 12 小时内控制大便，次日排便后用高锰酸钾溶液坐浴后再换药，一般需上药 3 ~ 5 次。

5. 咽喉炎、扁桃体炎、白喉、小儿鹅口疮、口腔炎所致咽喉口舌肿痛 冰片 1.2 g，硼砂、玄明粉各 15 g，朱砂 1.8 g。各研极细末，和匀，用瓶密贮，用吹药器喷于患部，每日数次。

6. 神经性耳鸣 冰片 1 g，石菖蒲 2 g，麝香 0.5 g。石菖蒲研为细末，与冰片、麝香一起用细布包扎。将药包塞入一耳内，双耳交替塞，鸣止即取出。

使用禁忌 ｜ 孕妇慎服。忌见火与高热。

苍耳子
CANGERZI

藏 药 名 | 齐才。

别　　名 | 齐增、鹅敦、才玛尖、苍耳实、苍耳仁、胡苍子、黏黏葵。

来　　源 | 本品为菊科植物苍耳 *Xanthium sibiricum* Patr. 的带总苞的果实。

识别特征 | 一年生草本，高 30 ～ 90 cm，全体密被白色短毛。茎直立。单叶互生，具长柄；叶片三角状卵形或心形，通常 3 浅裂，两面均有短毛。头状花序顶生或腋生。瘦果，纺锤形，包在有刺的总苞内。花期 7 ～ 8 月，果期 9 ～ 10 月。

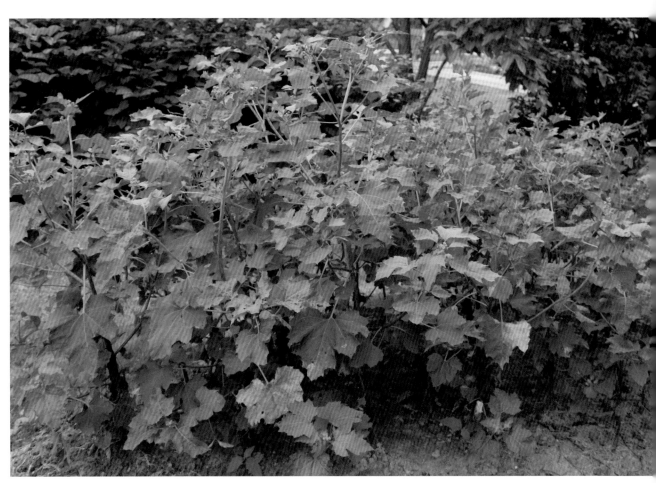

苍耳

生境分布 | 生长于荒地、山坡等干燥向阳处。分布于全国各地。

采收加工 | 9~10月割取地上部分，打下果实，晒干，去刺，生用或炒用。

药材鉴别 | 本品呈纺锤形或卵圆形，长1~1.5 cm，直径0.4~0.7 cm。表面黄棕色或黄绿色，有多数钩刺或去除钩刺所留下的点状突起，果皮薄，易脱落，剖开后内有双仁，油性大。有纵纹。质硬而脆。气微香，味微苦。

性味归经 | 辛、苦，温；有毒。归肺经。

功效主治 | 散风除湿，通鼻窍，祛风湿。用于风寒头痛，鼻渊流涕，鼻衄，风疹瘙痒，湿痹拘挛。

用法用量 | 3~10 g，煎服，或入丸、散。

精选验方 |

1. 慢性鼻炎、鼻窦炎 （苍耳子散）苍耳子20g，辛夷、白芷各15 g，薄荷7.5 g，葱白3根，茶叶一撮。水煎服。另有一方，复方苍耳子膏。每服10 ml，每日2次，温开水冲服。

2. 疟疾 鲜苍耳150 g。洗净捣烂，加水煎15 min去渣，打鸡蛋2~3个于药液中，煮成糖心蛋（蛋黄未全熟），于发作前吃蛋，一次未愈，可继续服用。

3. 流行性腮腺炎 苍耳子、马蓝、金银花、板蓝根各25 g，防风、薄荷各10 g。每日1剂，分2次煎服。

使用禁忌 | 血虚头痛者不宜服用。过量服用易中毒。

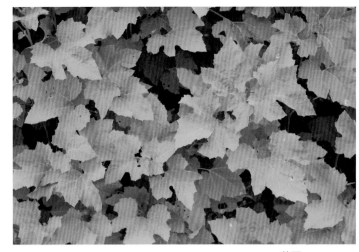

苍耳

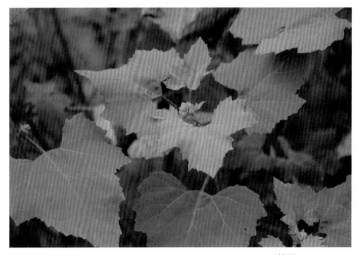

苍耳

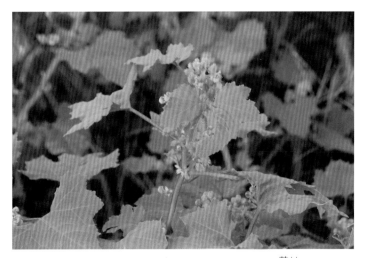

苍耳

苍耳子

草果

CAOGUO

藏 药 名 | 嘎高拉。

别　　名 | 民玛、故利拉、意拉玻布、炒草果仁、杂董宅布、姜炒草果。

来　　源 | 为姜科多年生草本植物草果 *Amomum tsaoko* Crevost et Lemaire 的干燥成熟果实。

识别特征 | 多年生草本，丛生，高达 2.5 m。根茎横走，粗壮有节，茎圆柱状，直立或稍倾斜。叶 2 列，具短柄或无柄，叶片长椭圆形或狭长圆形，先端渐尖，基部渐狭，全缘，边缘干膜质，叶两面均光滑无毛，叶鞘开放，包茎。穗状花序从根茎生出。蒴果密集，长圆形或卵状椭圆形，顶端具宿存的花柱，呈短圆状突起，熟时红色，外表呈不规则的纵皱纹。花期 4 ~ 6 月，果期 9 ~ 12 月。

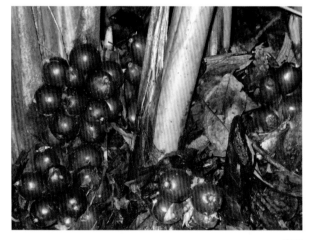

草果

生境分布 | 生长于山谷坡地、溪边或疏林下。分布于云南、广西、贵州等地。

采收加工 | 秋季果实成熟时采收，晒干或低温干燥。将原药炒至焦黄色并微鼓起，捣碎取仁用；或将净草果仁用姜汁微炒。

药材鉴别 | 本品呈长椭圆形，具三钝棱，长 2 ~ 4 cm，直径 1 ~ 2.5 cm。表面灰棕色或红棕色，具纵沟及棱线，顶端有圆形突起的柱基，基部有果梗或果梗痕。果皮质坚韧，易纵向撕裂。剥去外皮，中间有黄棕色隔膜，将种子团分成 3 瓣，每瓣有种子多为 8 ~ 11 粒。种子呈圆锥状多面体，直径约 5 mm；表面红棕色，外被灰白色膜质的假种皮，种脊为一条纵沟，尖端有凹状的种脐；质硬，胚乳灰白色。有特异香气，味辛、微苦。

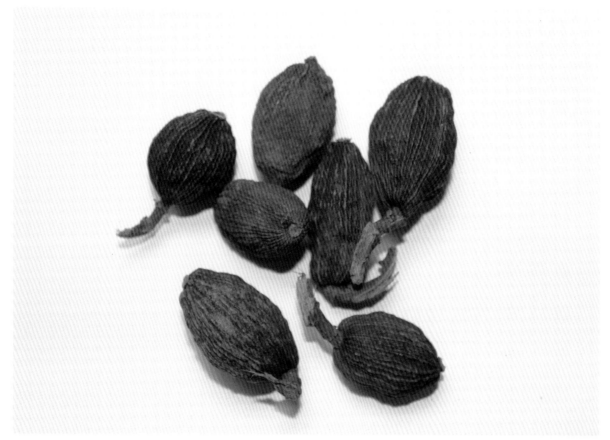

草果药材

性味归经 | 辛，温。归脾、胃经。

功效主治 | 燥湿温中，除痰截疟。主治寒湿内阻，脘腹胀痛，痞满呕吐，疟疾寒热。

用法用量 | 3～6 g，煎服。去壳取仁捣碎用。

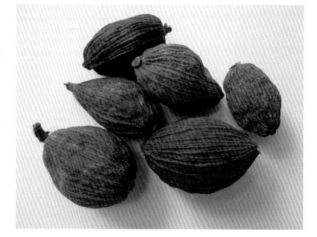

草果饮片

精选验方 |

1. 乙型肝炎 草果 40 g，人中黄 50 g，地骨皮 60 g。水煎服。

2. 斑秃 药用草果 15 g，诃子、山柰、肉桂、樟脑各 5 g。共为细末，用香油 125 ml 调成油浸剂，每次用手蘸擦患处 1～2 min，早、晚各 1 次。

3. 脾胃虚寒、反胃呕吐 草果仁 7.5 g，熟附子、生姜各 10 g，枣肉 20 g。水煎服。

4. 食积、腹痛胀满 草果 10 g，青皮、山楂、麦芽各 15 g。水煎服。

使用禁忌 | 体弱者慎用。

草红花
CAOHONGHUA

藏 药 名 | 苦空。

别　　名 | 质桑、质辛木、红蓝花、青曼皂吾、别乌苦空。

来　　源 | 为菊科植物红花 *Carthamus tinctorius* L. 的干燥花。

识别特征 | 一年生或二年生草本，高 30 ～ 90 cm。叶互生，卵形或卵状披针形，长 4 ～ 12 cm，宽 1 ～ 3 cm，先端渐尖，边缘具不规则锯齿，齿端有锐刺；几无柄，微抱茎。头状花序顶生，直径 3 ～ 4 cm，总苞片多层，最外 2 ～ 3 层叶状，边缘具不等长锐齿，内面数层卵形，上部边缘有短刺；全为管状花，两性，花冠初时黄色，渐变为橘红色。瘦果白色，倒卵形，长约 5 mm，具四棱，无冠毛。花、果期 5 ～ 8 月。

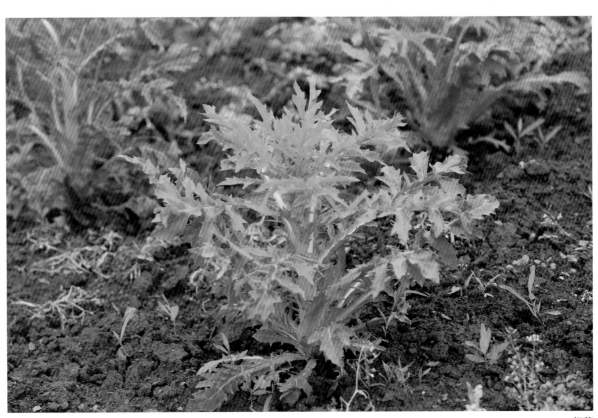

红花

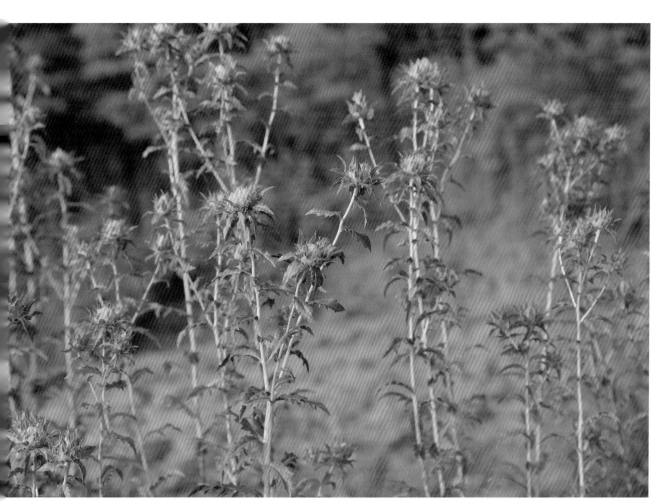

红花

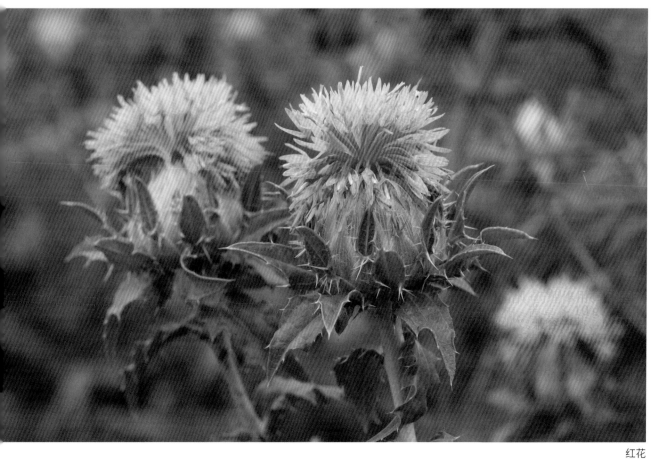

红花

生境分布 | 生长于向阳、土层深厚、中等肥力、排水良好的砂质土壤上。分布于河南、浙江、四川、江苏、新疆等地，全国各地多有栽培。

采收加工 | 夏季花色由黄变红时采摘。多在早晨太阳未出，露水干前采摘管状花，摊晾阴干或弱日光下晒干。

药材鉴别 | 本品为干燥管状花，不带子房。表面鲜艳橙红色或橙黄色。花冠筒细长；雄蕊5枚，花药聚合成筒状，黄白色；柱头长圆柱形，顶端微分叉。质地柔软。香气特殊，味微苦。

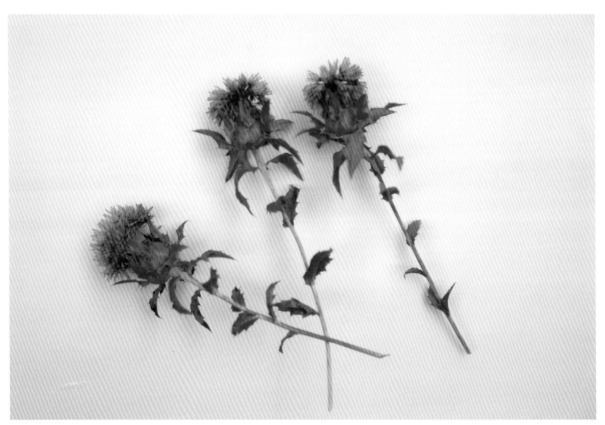

草红花药材

性味归经 | 辛，温。归心、肝经。

功效主治 | 活血通经，祛瘀止痛。本品辛散温通，入心肝经血分，行血散瘀，血行则经脉通，瘀祛则疼痛止，故能活血通经，祛瘀止痛。

药理作用 | 红花水提取物有轻度兴奋心脏、增加冠脉流量作用，红花对犬急性心肌缺血有减轻作用，并使心率减慢，心电图ST段抬高的幅度显著下降。红花黄素对乌头碱所致心律失常有一定对抗作用；对麻醉动物有不同程度的降压作用；有抑制血小板聚集和增加纤溶作

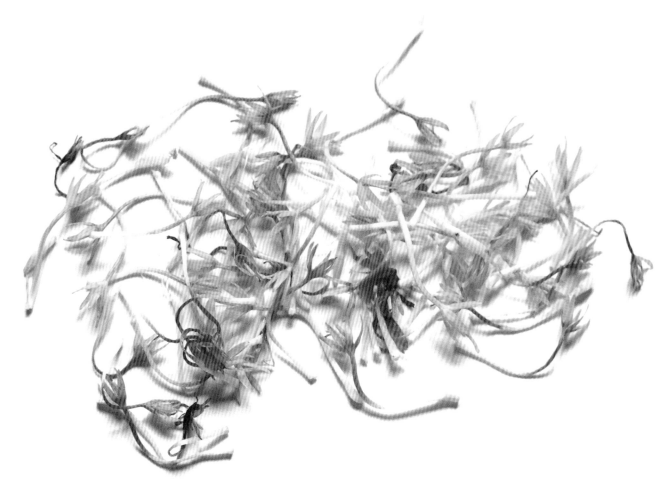

草红花药材

用。煎剂对各种动物，不论已孕及未孕子宫均有兴奋作用，甚至发生痉挛，对已孕子宫尤为明显。此外，草红花油还有降低血脂作用。

用法用量 | 3～9g，煎服，外用：适量。

精选验方 |

1. **痛经** 草红花6g，鸡血藤24g。水煎，调黄酒适量服。

2. **关节炎肿痛** 草红花适量。炒后研末，加入等量的地瓜粉，盐水或烧酒调敷患处。

3. **产后腹痛** 草红花、川芎、炙甘草、炮姜各10g，桃仁、蒲黄（包煎）各15g，五灵脂20g（包煎）。水煎服。

4. **喉痛，音哑** 草红花、枳壳、柴胡各5g，桃仁、桔梗、甘草、赤芍各10g，生地黄20g，当归、玄参各15g。水煎服。

5. **冻疮** 草红花10g，川椒、苍术、侧柏叶各20g。泡酒，用药酒擦手足。

6. **肝郁气滞型脂肪肝** 红花、青皮各10g。将青皮、红花去杂质，洗净，青皮晾干后切成丝，与草红花同入砂锅，加水浸泡30 min，煎煮30 min，用洁净纱布过滤，去渣取汁即成。代茶饮，可连续冲泡3～5次，当日饮完。

使用禁忌 | 孕妇忌服。

草莓

CAOMEI

藏 药 名 | 知达沙增窍。

别 名 | 扎洛嘎、孜玛局玛、呆玛达、孜孜木、萨增。

来 源 | 为蔷薇科植物东方草莓 *Fragaria orientalis* Losinsk. 及同属多种植物的全草。

识别特征 | 多年生草本，高 2 ～ 15 cm。根茎横走，褐色，具多数须根，匍匐枝红色，细长。叶基生，掌状三出复叶；小叶近无柄，宽卵形或菱状卵形，长 1 ～ 3.5 cm，宽 0.5 ～ 3 cm，先端稍钝，基部宽楔形或歪宽楔形，边缘有粗圆锯齿，上面为草绿色，疏生伏柔毛，下面为灰绿色，被绢毛；叶柄长 2 ～ 12 cm，密被开展的长柔毛，托叶膜质；褐色，条状披针形，被长柔毛。聚伞花序具花 1 ～ 4 朵，总花梗与花梗均被开展的长柔毛；花白色，直径 1 ～ 2 cm；副萼 5，条状披针形，长约 4 mm，萼片 5，卵状披针形，与副萼近等长或稍长，均被长柔毛；花瓣 5，倒卵形或近圆形，长 4 ～ 6 mm，雄蕊与雌蕊均多数。花托在果时增大，肉质，成熟时红色，瘦果多数聚生于花托上。花期 5 ～ 7 月，果期 6 ～ 8 月。

生境分布 | 生长于海拔 3800 m 以下的山坡草地、林缘灌丛、林下及河滩草甸。分布于西藏南部的江达、林芝、密林、波密，青海、甘肃、陕西及华北，东北等地也有分布。

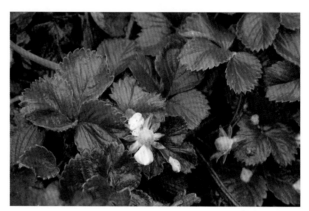

草莓

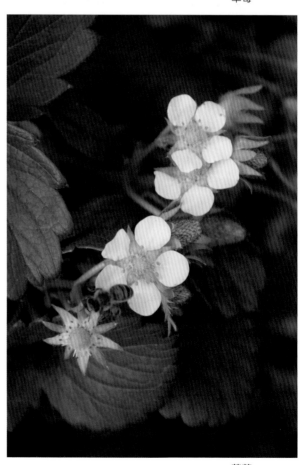

草莓

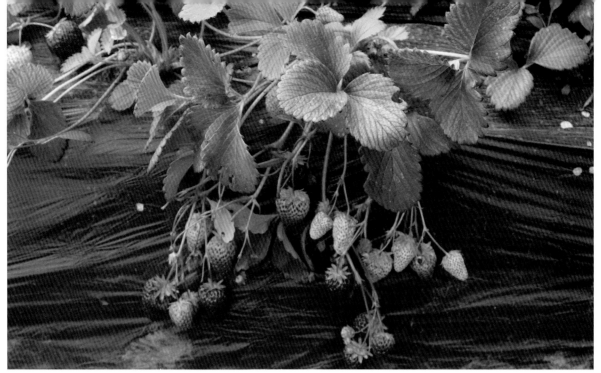

草莓

采收加工 ｜ 每年 8 ～ 9 月采全草，除去枯枝残叶及须根，洗净，晾干。

药材鉴别 ｜ 茎细弱，柔软，节上生根，黄绿色，具柔毛。三出复叶，叶片皱缩，易破碎，完整叶片倒卵形或菱状卵形，边缘有缺刻状锯齿，两面散生柔毛，侧脉平行。花淡黄色，数 5，花托近球形；雄蕊多数，花药红褐色。气微，味酸、涩。

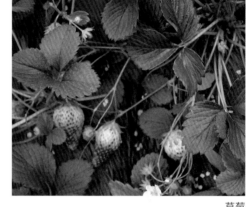

草莓

性味归经 ｜ 味甘、苦，消化后味甘，性凉，效动、钝。归肺经。

功效主治 ｜ 引吐肺痰，托引胸腔脓血。主治血热性化脓症，肺瘀血，黄水病及脓疡。

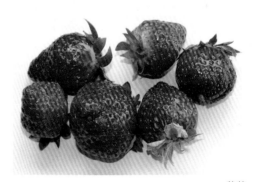

草莓

用法用量 ｜ 内服：煎汤，2.5 g；或入丸、散。

精选验方 ｜

1. 跌打损伤，骨折，断脉，伤口化脓 草莓、秦皮各 75 g，千里光膏、草红花各 50 g。以上四味药混合，粉碎成细粉，用凉井水泛丸，每服 2.5 g，每日 2 次。

2. 肺炎引起的发热、痰中带血、肋部疼痛等症 八味索诺丸：草莓、红景天、紫草、兰石草根、石灰华各 20 g，狐狸肺 10 g，高山辣根菜 30 g，千里光膏 15 g。以上八味，除千里光膏外，其余粉碎成细粉，用千里光膏的凉开水浸泡液泛丸即得，内服，每次 3 g，每日 2 次。

草莓

草玉梅

CAOYUMEI

藏 药 名 | 苏嘎。

别　　名 | 苏玛、热苏、杂苏玛、乌苏。

来　　源 | 为毛茛科植物草玉梅 *Anemone rivularis* Buch. -Ham. ex DC. 的果实。

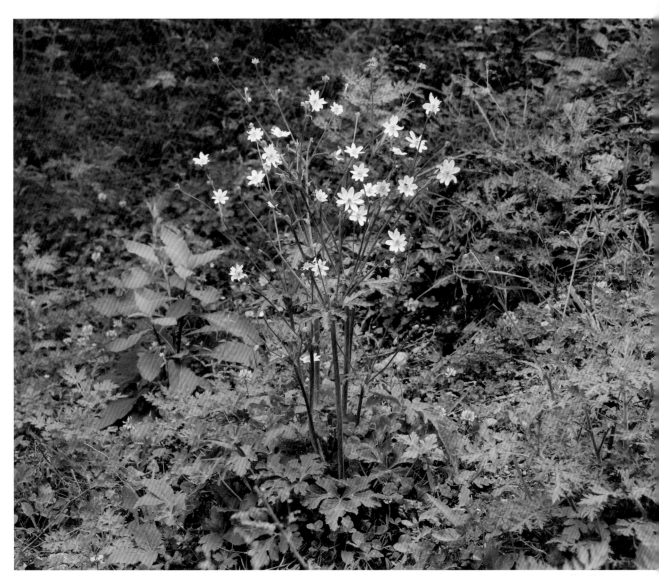

草玉梅

识别特征 | 多年生草本，高 25 ～ 100 cm，全株被白色柔毛。根茎木质，粗 0.8 ～ 1.4 cm；茎暗紫色，上部分枝。基生叶 3 ～ 5，叶片肾状五角形，长 1.6 ～ 7.5 cm，宽 2 ～ 14 cm，3全裂，中间裂片 3 ～ 5 浅裂，两面疏生白色柔毛；叶柄长 3 ～ 22 cm，具白色柔毛。聚伞花序长 4 ～ 30 cm；花白色，直径 1.3 ～ 3 cm；萼片 5 ～ 9（10），花瓣状，倒卵形或长圆形，长 0.6 ～ 1.4 cm，宽 3.5 ～ 10 mm，外面疏生柔毛，先端密被短柔毛；雄蕊多数，长为萼片之半，花药椭圆形，花丝丝状；雌蕊 30 ～ 60，无毛，子房狭长圆形，花柱拳卷。瘦果狭卵球形，稍扁，长 7 ～ 8 mm，具钩状喙。花期 5 ～ 8 月，果期 9 ～ 10 月。

生境分布 | 生长于海拔 1750 ～ 4200 m 的林缘、河滩、溪边、湖畔及高山草甸和阴坡碎石中。分布于西藏南部及东部、青海东南部、四川、云南、贵州、甘肃西南部、湖北西南部、广西西部等地。

采收加工 | 6 ～ 8 月采集近成熟的果实，晒干。民间也有在 6 ～ 7 月采花，洗净后药用者。

药材鉴别 | 本品呈细长椭圆形，长 5 ～ 8 mm，宽约 2 mm。表面浅黄绿色或一端显浅绿色，光滑，基部具有短柄，先端宿存细长花柱，呈钩状弯曲。质韧，果皮与种皮分离，断面乳白色，间或呈浅褐色，略显油性。气微，味微辛。

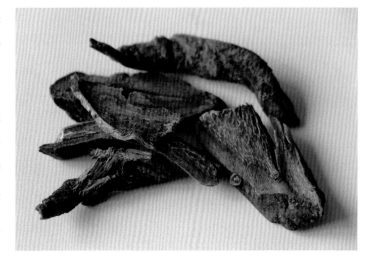

草玉梅药材

性味归经 | 味辛、苦，性温。归胃经。

功效主治 | 去腐，提升胃温，引流黄水。主治消化不良，胃虫引起的刺痛，寒性痞瘤，关节积黄水，蛇毒。

用法用量 | 内服：研末，1 ～ 3 g；或入丸、散。

精选验方 |

1. 消化不良及腹腔痞瘤 草玉梅、荜茇、野牛角（略烧成黄色）、猫爪草、白花木通、菖蒲、阿魏、鹫粪（炒制）各 15 g，诃子 20 g，寒水石（煅）25 g。混合研细，每服 2.5 g，每日 2 次。

2. 各种寒性痞瘤 草玉梅炭、猫爪草炭粉、白菖蒲炭粉各 250 g，鹫粪炭粉、石灰各 175 g，火硝（去水）125 g。同研细混匀，每服 3 g，每日 2 次。

草玉梅

侧柏
CEBAI

藏 药 名 | 都见香。

别　　名 | 扁柏、香柏、柏树、柏子树、柏子仁。

来　　源 | 为柏科植物侧柏 *Platycladus orientalis* （L.） Franch. 的枝叶和果实。

识别特征 | 常绿乔木，高达 20 m。树皮红褐色，呈鳞片状剥落。小枝扁平，排成一面，鳞形叶交互对生，小枝上下两面之叶露出部分卵状菱形或斜方形，两侧的叶折覆在上下叶基部的两侧，叶背有凹陷腺槽。雌雄同株；球花单生短枝顶端。球果蓝色，熟前肉质，被白霜，熟后木质，红褐色；种子卵圆形，无翅或有棱脊。花期 3 ~ 4 月，球果成熟 9 ~ 10 月。

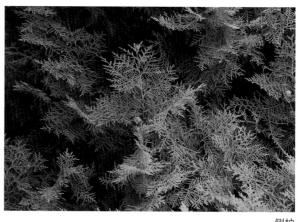

侧柏

生境分布 | 喜生长于湿润肥沃山坡。全国大部分地区均有分布。

采收加工 | 夏秋采收嫩枝，晾干；冬初采收成熟种子，晒干，压碎种皮，簸净，阴干。

药材鉴别 | 枝长短不一，多分枝，小枝扁平。叶细小鳞片状，交互对生，贴伏于枝上，深绿色或黄绿色。质脆，易折断。气清香，味苦、涩、微辛。以叶嫩、青绿色、无碎末者为佳。

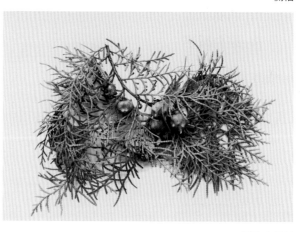

侧柏叶药材

性味归经 | 味苦、涩，性冷。归热经。

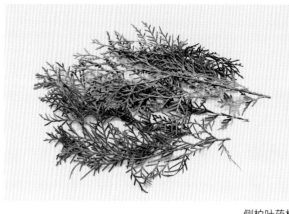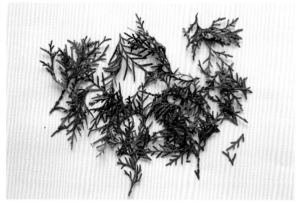

侧柏叶药材　　　　　　　　　　　　　　　　侧柏叶饮片

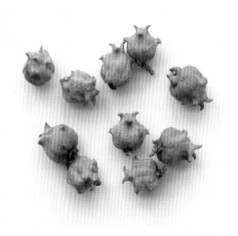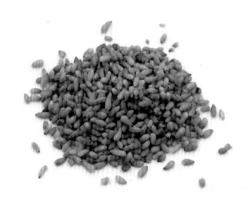

柏子仁药材　　　　　　　　　　　　　　　　柏子仁饮片

功效主治 凉血止血，止咳祛痰，祛风湿，散肿毒。主治咯血，吐血，衄血，尿血，肠风下血，崩漏不止，咳嗽痰多，风湿痹痛，丹毒，痄腮，烫伤。

用法用量 内服：煎汤，15 ~ 45 g，鲜品加倍；或入丸、散，每次 3 g。

精选验方

1. 久咳不止 侧柏叶 100 g。煎水服。

2. 视力减退 柏子仁适量。加少量猪油蒸服。

3. 血淋 侧柏果 10 g。煨水服。

4. 鼻血、吐血或下血 侧柏叶、棕树心各 10 g，乌梅 5 g。煨水服。

5. 蛔虫病 侧柏果 5 g。研细末，炒鸡蛋吃。

6. 止血 侧柏叶 15 g。水煎服；或用侧柏叶粉每服 3 g，每日 3 次。

7. 慢性气管炎 侧柏叶 30 g。水煎成 150 ml，加蜂蜜 30 ml，1 岁以内每服 10 ~ 15 ml，4 岁以上每服 30 ~ 50 ml，每日 3 次。

8. 脂溢性脱发 侧柏叶 250 ~ 300 g。用 75% 酒精 1000 ml 浸渍 7 日后过滤，每次取适量涂患处，每日 1 ~ 5 次。

使用禁忌 不可久服、多服，易致胃脘不适及食欲减退。

侧柏

沉香
CHENXIANG

藏 药 名 | 阿尔纳。

别　　名 | 吉梅、志新、阿卡如、沉香屑、台伟凝布、海南沉香。

来　　源 | 为瑞香科植物白木香 *Aquilaria sinensis* (Lour.) Gilg 含有树脂的木材。

识别特征 | 常绿乔木，植株高达 15 m。树皮灰褐色；小枝叶柄及花序均被柔毛或夹白色绒毛。叶互生；叶柄长约 5 mm；叶片革质，长卵形、倒卵形或椭圆形，长 6 ~ 12 cm，宽 2 ~ 4.5 cm，先端渐尖，基部楔形，全缘，两面被疏毛，后渐脱落，光滑而亮。伞形花序顶生和腋生；小花梗长 0.5 ~ 1.2 cm；花黄绿色，被绒毛；花被钟形，5 裂，矩圆形，长约 7 mm，宽约 4 mm，先端钝圆，花被管喉部有鳞片 10 枚，密被白色绒毛，长约 5 mm，基部连合成一环；雄蕊 10，花丝粗壮；子房卵形，密被绒毛。花期 3 ~ 4 月，果期 5 ~ 6 月。

生境分布 | 生长于中海拔山地、丘陵地。沉香分布于东南亚、印度等地；白木香分布于海南、广东、云南、台湾等地。

采收加工 | 全年均可采收，割取含树脂的木材，除去不含树脂的部分，阴干。

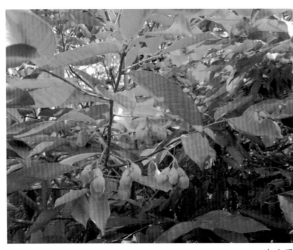

白木香

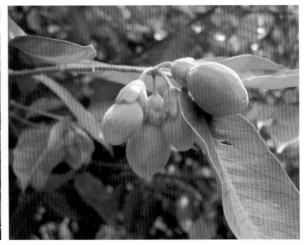

白木香

药材鉴别 | 本品外形极不规则，呈棒状、片状或盔帽状。外皮褐色，常有黄色与黑色相互交错的纹理。质坚实，难以折断，断面呈灰褐色。

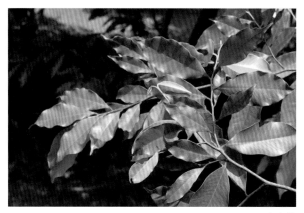
白木香

性味归经 | 辛、苦，温。归脾、胃、肾经。

功效主治 | 行气止痛、温中止呕、纳气平喘。本品芳香辛散、苦降温通，既温脾胃、散寒邪、行中焦气滞，又温肾纳气以平喘，故有行气止痛、温中止呕、纳气平喘之功效。

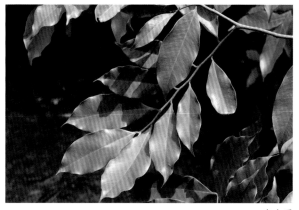
白木香

用法用量 | 1～3 g，煎服，宜后下；或磨汁冲服；或入丸、散剂，每次 0.5～1 g。

精选验方 |

1. 腹胀气喘，坐卧不安 沉香、枳壳、木香各 25 g，莱菔子（炒）50 g，每次 25 g，姜 3 片。水煎服。

2. 哮喘 沉香 100 g，莱菔子（淘净，蒸熟，晒干）250 g。研为细末，调生姜汁为细丸，每次 3 g，开水送下。

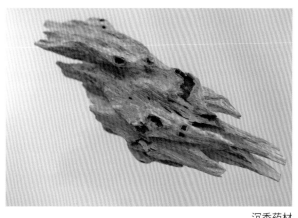
沉香药材

3. 支气管哮喘 沉香 1.5 g，侧柏叶 3 g。共研细末，临睡前顿服，可根据病情加减用量。对于实证，也可配葶苈子、杏仁、半夏等；对于肾虚喘促者，可配附子、熟地黄、五味子。

4. 产后尿潴留 沉香、肉桂各 1～2 g，琥珀 1.5～4 g。研末冲服，如有热可减量或不用肉桂，另以车前子 20 g，泽泻 15 g，水煎，取药液调服上末。

5. 子宫内膜异位症 沉香、当归、乳香、三七、土鳖虫各等份。研为细末，用黄酒调成糊状，放于棉签上贴于阴道内穹窿结节处，隔日 1 次，经期停用，1 个月为 1 个疗程。

使用禁忌 | 阴虚火旺、气虚下陷者慎用。

沉香

川木香
CHUANMUXIANG

藏 药 名 | 布嘎木拉

别　　名 | 木嘎、八扎哈玛、姐其杂瓦、白玛尔达间、白玛八扎。

来　　源 | 为菊科植物川木香 *Dolomiaea souliei* （Franch.）Shih ［*Vladimiria souliei* （Franch.）Ling］的根。

识别特征 | 多年生草本。根粗壮，圆柱形，直径达 2.5 cm，外皮褐色，无茎。叶基生，莲座状，长圆状披针形，长 10 ～ 19 cm，宽 3 ～ 13 cm，羽状分裂，裂片 5 ～ 7 对，卵状披针形，边缘有锯齿，基部有小裂片，两面被粗伏毛，下面有腺体及蛛丝状毛；叶柄长 4 ～ 12 cm。头状花序 6 ～ 8 个，直径 2 ～ 3 cm，生于叶丛中央，密集成半球形；总苞杯状，长 2.5 ～ 3 cm，总苞片多层，革质，卵形至披针形，宽 6 ～ 10 cm，先端渐尖，边缘紫色，具缘毛；小花全部管状，紫色，长 3.5 ～ 4 cm，管部长为檐部的 3 ～ 4 倍，檐部 5 裂，具腺体；花药基部具长而撕裂的尾部；花柱分枝细长。瘦果具 4 棱及纵肋，无毛；冠毛刚毛状，多层，淡棕黄色，外层皱曲于果实周围向下，再向上反折，内层直立，与管状花花冠等长。花、果期 7 ～ 9 月。

生境分布 | 生长于海拔 3500 ～ 4200 m 的阳坡草地、山顶草地及灌丛中。分布于西藏盐井、芒康、昌都、江达、米林等地，四川、云南也有分布。

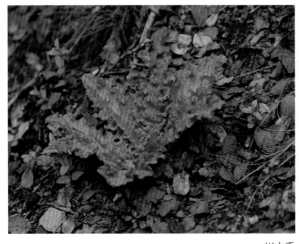

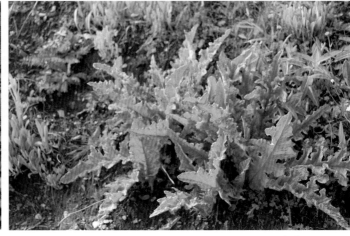

川木香　　　　　　　　　　　　　　　　　　　　　　　　　　　川木香

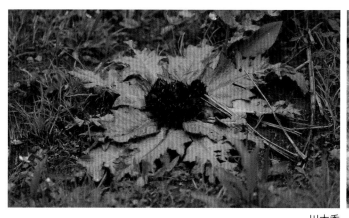

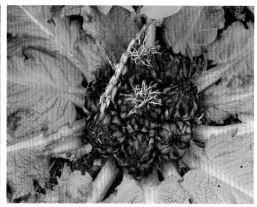

川木香

川木香

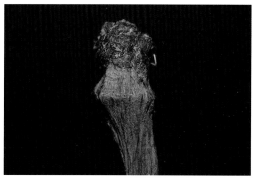

川木香药材

采收加工 秋季挖根，除去须根，洗去泥沙，长者横断，粗者纵切，晒干。

药材鉴别 根呈圆柱形或有纵槽的半圆柱形，稍弯曲，长10～30cm，直径1～3cm。表面黄褐色或棕褐色，具较细的纵皱纹，外皮脱落处可见丝瓜络状细筋脉；根头偶有黑色发黏的胶状物，习称"油头"。体较轻，质脆易折断，断面黄白或黄色，散在黄色稀疏油点及裂隙，木部宽广，有放射状纹理；有的中心呈腐朽状。气微香，味苦，嚼之粘牙。以条粗、质硬、香气浓者为佳。

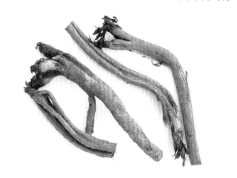

川木香药材

性味归经 味辛、苦，性温。

功效主治 健胃，驱风，止痛，生肌脂。主治食欲不振，胃溃疡，腹胃胀满，风湿疼痛，胁痛，体瘦，"培根"热症等。

用法用量 内服：煎汤，3～9g；或入丸、散。

精选验方

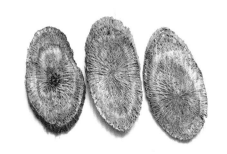

川木香药材

1. 溃疡病引起的剧痛 川木香75g，獐牙菜、木香、婆婆纳、石斛各50g。以上五味捣罗为粗粉，每日2次，每次取3g加适量水煎服。

2. 寒热交织期"木布"病引起的胃反酸、呃逆、肠胃绞痛等症 六味寒水石散：川木香、土木香、灰枝紫菀各4g，寒水石（制）10g，小叶杜鹃5g，唐古特青兰6g。以上六味研细过筛，混匀制散。内服，每日2次，每次3g。

川
木
香

磁石

CISHI

藏 药 名 | 卡卜练。

别　　名 | 脏巴、阿卡地、灵磁石、活磁石、煅磁石、阿亚干尔吧。

来　　源 | 为等轴晶系氧化物类矿物尖晶石族磁铁矿的矿石，主含四氧化三铁（Fe_3O_4）。

识别特征 | 磁石为等轴晶系磁铁矿的矿石。常与石英、透闪石及其变化产物——黏土矿——共存。晶形为菱形十二面体、八面体，多为粒块状集合体。呈不规则块状，大小不一，多具棱角。表面铁黑色或呈暗蓝的锖色。条痕黑，具半金属光泽，不透明，质坚硬，硬度 5.5 ~ 6，比重 4.9 ~ 5.2，无解理，含钛多可有八面体或立方体，裂开，断口不平坦，具磁性，日久磁性渐弱。有土腥气，无味。

生境分布 | 分布山东、江苏、辽宁、河北、安徽、广东等地。

采收加工 | 随时可采，除去杂质，选择吸铁能力强者入药。生用或煅后醋淬研细用。

药材鉴别 | 本品呈不规则块状，或略带方形，多具棱角。棕褐色或灰黑色，条痕黑色，具金属光泽。体重，质硬，断面不整齐。具磁性。有土腥气，无味。

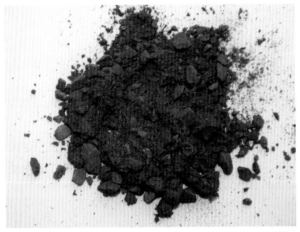

磁石

性味归经 | 咸，寒。归心、肝、肾经。

功效主治 | 镇惊安神，平肝潜阳，聪耳明目，纳气定喘。本品咸寒质重而降下，归心、肝经，则镇惊安神，平肝潜阳；归肾经则聪耳明目，纳气定喘。

用法用量 | 15 ~ 30 g，煎服，入汤剂宜打碎先煎。入丸、散服，每次 1 ~ 3 g，宜煅用。

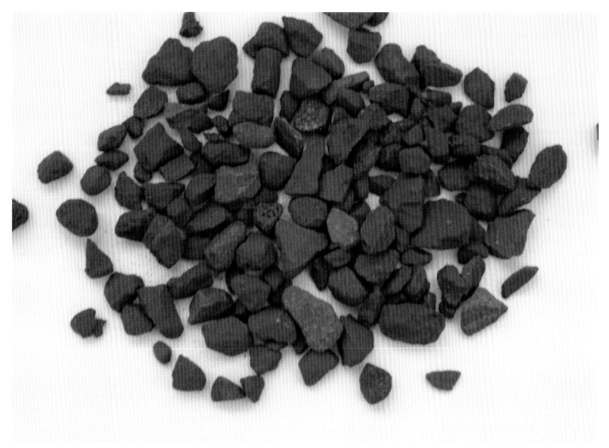

磁石饮片

精选验方

1. 牙痛　细辛 1.2 g，煎水冲磁石粉 3 g 噙患处。每日 2 次。

2. 产后尿潴留　磁石、商陆各 5 g，麝香 0.1 g。研细末，外敷于脐眼、关元穴上。

3. 神经官能症，癫痫（对于烦躁不宁、心悸、失眠等，证属阴虚阳亢者）　常与朱砂、神曲配用，如磁朱丸。

4. 眩晕综合征（对于头晕、耳鸣，证属肝肾阴虚者）　可与熟地黄、山茱萸、五味子等药配用。

5. 高血压病（对于头痛、头晕，证属阴虚阳亢者）　与石决明、白芍、生地黄等药配用。

6. 气管炎哮喘、慢性支气管炎、肺气肿、心脏病性哮喘等见有咳嗽、气喘、呼吸困难，证属上实下虚、肾不纳气者　宜与代赭石、五味子、胡桃肉等药配伍。

7. 扁平疣　磁石、代赭石、紫贝齿、紫草各 30 g，生石决明 12 g，生白芍 6 g。水煎服。

使用禁忌｜　吞服后不易消化，如入丸、散不可多服，最好配神曲、鸡内金以助消化。脾胃虚弱者慎服。内服过量或长期服用易发生铁剂中毒。

雌黄
CIHUANG

藏 药 名 | 帕拉。

别　　名 | 达拉、哈日达拉、啊肯滴那、赛尔保智丹。

来　　源 | 为硫化物类矿物雌黄 Orpiment 的矿石。

原 矿 物 | 雌黄呈柠檬黄色之针状、板晶状集合体，常呈皮壳状及束状聚晶。雌黄解理面上具珍珠光泽，其他地方为松脂光泽，相对密度 3.49，硬度 1.5 ～ 2。雌黄属单斜晶系，在反射光下呈灰色，具明显的非均质性；内反射呈淡黄白色，其反射率约 25。在透射光下呈柠檬黄色，具二轴晶负光性，光轴角约 76°。其折光率很高。

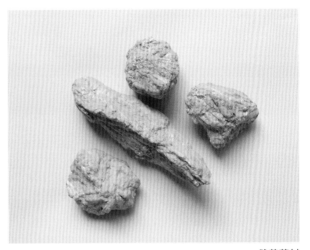

雌黄药材

生境分布 | 雌黄多产在低温热液矿脉中，常与雄黄共生，或为其变化的产物。其他共生矿物有辉锑、自然砷、方解石、重晶石、石膏等。主产于西藏的昌都、那曲、阿里等地。分布于贵州、云南、四川等地。

采收加工 | 全年采挖，除去杂石、泥土。

药材鉴别 | 本品为不规则的块状，大小不一，全体呈柠檬黄色，杂有灰绿色，表面常覆有一层黄色粉末，微有光泽，不平坦。

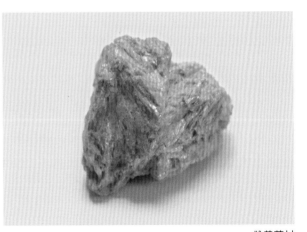

雌黄药材

体较重，质脆易碎，断面不平坦。结晶块呈柱状，半透明，有树脂样光泽。微有特异臭气。有毒，勿用口尝。以块大、透明、质脆、黄色鲜明、有树脂样光泽者为佳。

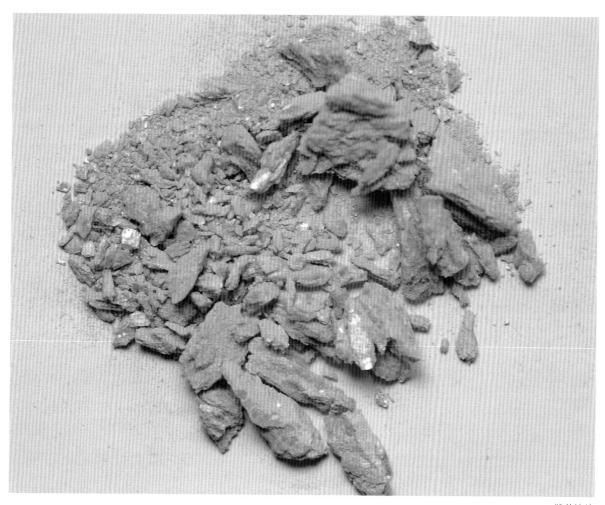

雌黄饮片

性味归经 | 味苦、辛，性温，有毒。

功效主治 | 燥湿，敛疮。主治恶疮，喉蛾，热疖，瘟疫，糜烂性淋巴腺炎。

用法用量 | 内服：煎汤，1～3g；或入丸、散。外用：适量，研粉撒或调敷。

精选验方 |

1. 雀斑、皮癣、黄水疮等皮肤病 雌黄24g，木香、止泻木子各30g，雄黄18g，烟絮21g。以上五味捣罗为细粉，再与猪油混匀，取适量涂于患处。

2. 淋巴腺肿胀、化脓等恶性淋巴腺炎 八味雌黄散：雌黄25g，双花千里光35g，白粉圆叶报春、石韦、黄花獐牙菜、独一味各30g，熊胆3g，省头草20g。以上八味除熊胆另研细外，其余共研成细粉，过筛，加入熊胆混匀外用，取适量药粉加水调成糊状，涂于患处，每日2～3次。

打箭菊

DAJIANJU

藏 药 名 | 阿恰塞俊。

别　　名 | 阿恰、美朵阿恰、阿恰赛尔保、陈恰苟日苟木、胸金莫合。

来　　源 | 为菊科植物川西小黄菊 *Pyrethrum tatsienense*（Bur. et Franch.）Ling ex Shih 的花序。

识别特征 | 多年生草本，高 5 ～ 30 cm。根颈部密被褐色枯存叶柄，茎直立，单生或少数丛生，密被白色长柔毛，上部常紫褐色。基生叶连柄长 2 ～ 7 cm，宽至 2.5 cm，一至二回篦齿状分裂，全部叶两面有长柔毛。头状花序单生茎端，径 3 ～ 4 cm，总苞半球形，径 1 ～ 1.2 cm，总苞片多层，线状披针形或长圆形，长 5 ～ 10 mm，边缘褐色膜质，背面密被白色长柔毛。舌状花 1 层，橘红色，舌片长 1 ～ 1.5 cm，宽 1 ～ 2 mm，管状花黄色或橘黄色，长 5 ～ 6 mm。瘦果圆柱状，具 5 肋，光滑，冠毛极短，长约 0.1 mm，分裂至基部，花期 7 ～ 9 月。

生境分布 | 生长于高山草甸、灌丛或山坡砾石地。分布于青海、四川、云南、西藏等地。

采收加工 | 7 ～ 8 月采花序，洗净晾干。

药材鉴别 | 花序皱缩成团，直径约 10 mm，总苞半球形。苞片多数，3 ～ 4 层，条状披针形，外层背面密被白色长柔毛。花序梗存留，微弯曲，长短不等，具纵棱，密被白色丝光

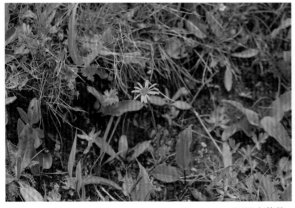

川西小黄菊

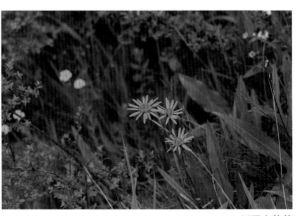

川西小黄菊

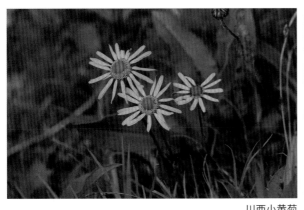

川西小黄菊

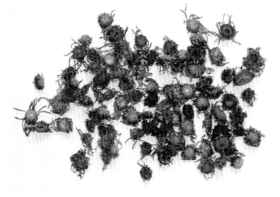

川西小黄菊

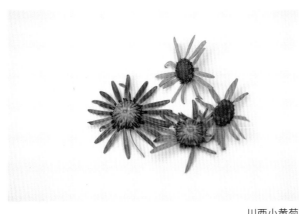

川西小黄菊

川西小黄菊

毛，或脱落显紫色。舌状花 1 层，雌性，舌片多皱缩，湿润展开后，长约 13 mm，表面橘黄色，背面橘红色，先端 3 浅齿裂；筒状花深棕黄色，两性；雄蕊 5，聚药，雌蕊 1，柱头 2 裂，画笔头状，黄棕色，子房下位，无冠毛。瘦果柱状三棱形，长约 2 mm，具 5 肋，体轻、质软。气香、味微苦。

性味归经 | 味微苦，消化后味苦，性凉。

功效主治 | 活血散瘀，祛风除湿，消炎止痛。主治脑震荡，"黄水病"，瘟疫热，跌打损伤和湿热疮疡。

用法用量 | 内服：研末，3 ～ 15 g；或入丸、散。

精选验方 |

1. 跌打损伤 打箭菊、西尔达各 20 g，长毛风菊、尼泊尔紫堇、独一味、黄花绿绒蒿各 25 g。以上六味捣罗为细散，与蜂蜜相混制膏，每日 2 次，每服 5 g。

2. 头痛及关节痛、高热等 打箭菊 25 g，赞土花 10 g，羌活根、尼泊尔紫堇、胡洪连、白花秦艽各 15 g，翼首草 17.5 g。以上七味捣罗为细散，过筛，制丸，每日 2 次，每服 1 g。

3. 肺热、咳血及胸痛 打箭菊、甘南蚤缀、诃子、秦艽、巴夏嘎、洪连各 10 g。共研成粗粉，煎汤，每日 2 ～ 3 次，每服 2 ～ 3 g。

打箭菊

大花杓兰

DAHUASHAOLAN

藏 药 名 | 枯久巴。

异 名 | 枯久、敦布江曲、枯久杂江、加村牛固。

来 源 | 为景天科植物瓦松 *Orostachys fimbriatus* (Turcz.) Berger 的全草。

识别特征 | 二年生草本。第一年生叶，呈莲座状；叶线形，较短，先端增大，边具白色软骨质，有齿。第二年从莲座叶丛中央生长不分枝的花茎；茎生叶互生，排列稀疏，线形至披针形，长达 3 cm，宽 2 ~ 5 mm，先端有刺。花序总状，花密生，或下部分枝，呈金字塔形；苞片线形，先端渐尖。花梗长达 1 cm，花红色；萼片长圆形，花瓣披针状椭圆形，长 5 ~ 6 mm，宽达 1.5 mm，先端渐尖，基部微合生；雄蕊 10，2 轮，外轮对瓣，与花瓣等长或稍短，花药紫色；鳞片 5，近四方形，长 0.3 ~ 0.4 mm，先端稍凹；子房上位，心皮直立，基部有柄，花柱细。菁葖果 5，分离，长圆形，长约 5 mm，喙细，长 1 mm。种子多数，卵形，细小。花期 8 ~ 9 月，果期 9 ~ 10 月。

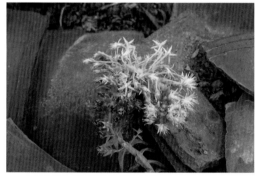

瓦松

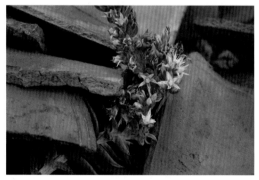

瓦松

生境分布 | 生长于海拔 3500 m 以下的山坡石上或屋瓦上。分布于我国西北、华北、东北、华中、华东等地。

采收加工 | 7 ~ 9 月采收全草，洗净，略捶打，阴干。

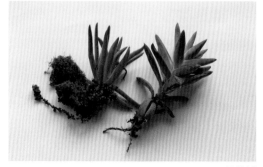

瓦松药材

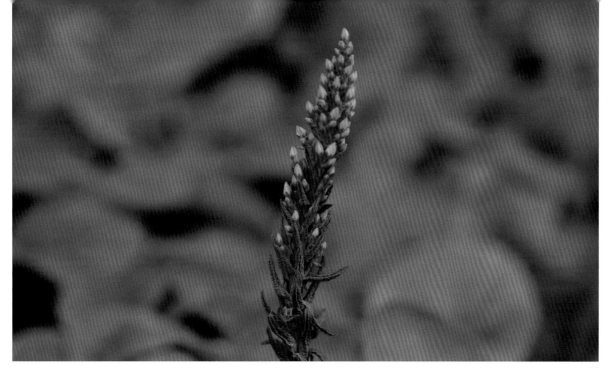

瓦松

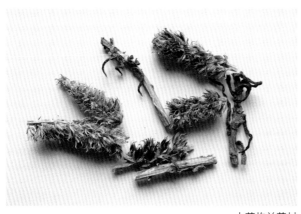

大花杓兰药材

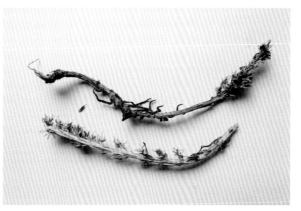

大花杓兰饮片

药材鉴别 | 根细长,淡黄棕色,根茎较粗,短而多分枝。茎单一,绿色,被短柔毛或无毛;叶片草绿色,皱缩,完整者展开后呈椭圆形或卵状椭圆形,边缘具细缘毛,基部抱茎。花单生茎顶,紫红色,花瓣披针形,内面基部具长柔毛,唇瓣囊状、较大。气微,味苦。

性味归经 | 味苦,性凉。归肝、肺、脾经。

功效主治 | 通脉,利尿,排结石。主治下肢水肿,浊淋,结石症。

用法用量 | 内服:煎汤,2.5 ~ 3 g;或入丸、散。

精选验方 |

1. 疏通经脉 大花杓兰 50 g,螃蟹、豆蔻、葵花子 24 g。以上四味药共研为细末,每服 2.5 g,晚上服 1 次。

2. 尿道结石,尿道疼痛及尿潴留 大花杓兰、豆蔻、葵花子、蒲桃、刀豆各 12 g,螃蟹 25 g,硇砂 10 g,碎金石 15 g。以上八味药,共研为细末,每日 2 次,每服 3 g。

大花杓兰

大黄
DAHUANG

藏 药 名 | 君木杂。

别　　名 | 西星、懂那尖曲、白玛杂日、制大黄（熟军）、酒炒大黄（酒军）。

来　　源 | 为蓼科植物掌叶大黄 *Rheum palmatum* L. 或鸡爪大黄 *Rheum tanguticum* Maxim. ex Regel. 或药用大黄 *Rheum officinale* Baill. 等的干燥根及根茎。

识别特征 | 掌叶大黄：多年生高大草本。叶多根生，具长柄，叶片广卵形，3～5深裂至叶片1/2处。茎生叶较小，互生。花小，紫红色，圆锥花序簇生。瘦果，三角形有翅。鸡爪大黄：与上种相似，不同处：叶片分裂极深，裂片成细长羽状。花序分枝紧密。常向上贴于茎。药用大黄：叶片浅裂达1/4处。花较大，黄色。花期6～7月，果期7～8月。

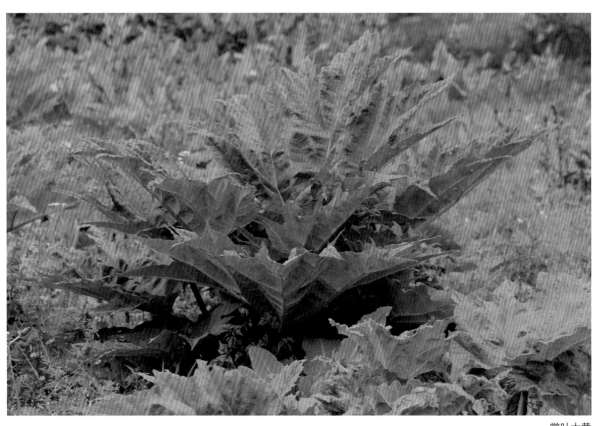

掌叶大黄

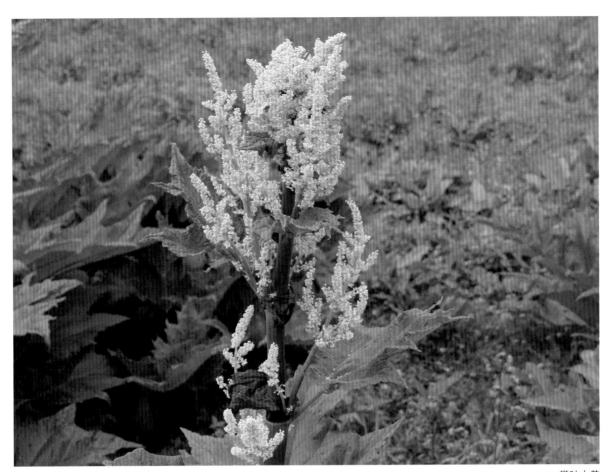

掌叶大黄

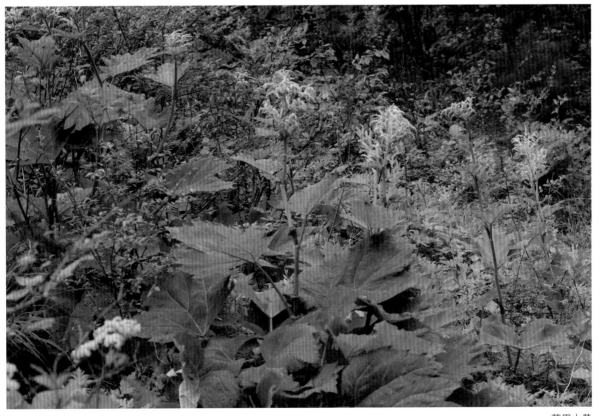

药用大黄

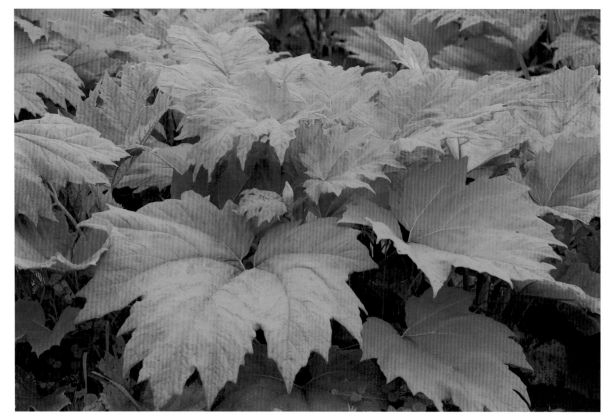

药用大黄

生境分布 生长于山地林缘半阴湿的地方。分布于四川、甘肃、青海、西藏等地。

采收加工 秋末茎叶枯萎或次春发芽前采挖，除去细根，刮去外皮，切瓣或段，绳穿成串干燥或直接干燥。

药材鉴别 本品呈不规则厚片或块状。除净外皮者，表面黄棕色或红棕色，有的可见类白色网状纹理及星点（异型维管束）散在，微显朱砂点，习称"锦纹"。断面淡红棕色或黄棕色，显颗粒性；根茎髓部宽广，有星点环列或散在；根木部发达，具放射状纹理，形成层环明显，无星点。

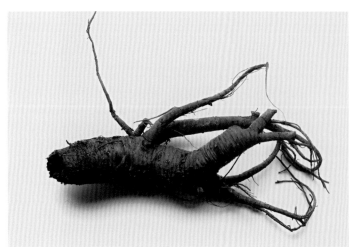

药用大黄药材　　　　　　　　　　　　药用大黄饮片

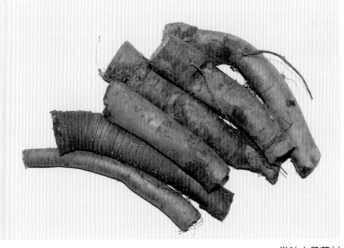
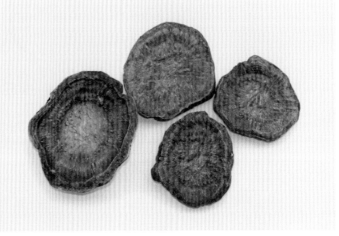

掌叶大黄药材   掌叶大黄饮片

性味归经｜ 苦，寒。归脾、胃、大肠、肝、心经。

功效主治｜ 泻热通便，凉血解毒，逐瘀通经。本品苦寒沉降，性猛善走，素有"将军"之称，可荡涤肠胃积滞，为治疗热结便秘之要药。并能泻血分实热，有清热泻火、凉血解毒及活血祛瘀之效。

用法用量｜ 3～12 g，煎服。外用：适量。生用泻下力强，制用泻下和缓。活血宜酒制，止血则应炒炭用。入汤剂应后下或开水泡服。

精选验方｜

1. **食积腹痛** 大黄、砂仁各 9 g，莱菔子 30 g。水煎服，每日 3 次。

2. **胆囊炎、胆石症** 大黄、黄连各 9 g，枳壳、黄芩、木香各 12 g。水煎服，每日 3 次。

3. **急性胰腺炎** 大黄 12 g，柴胡、白芍各 15 g，胡黄连、延胡索、黄芩、木香、芒硝各 9 g。水煎服，每日 3 次。

4. **脾胃湿热、胸闷腹痛、积滞泄泻** 大黄 10 g，枳实、白术、黄芩、泽泻、六曲各 15 g。水煎服。

5. **肺痈、鼻中生疮、肿痛** 川大黄（生用）、黄连（去须）各 0.3 g，麝香（细研）6 g。上药捣细罗为散，研入麝香令均匀，以生油旋调，涂入鼻中。

6. **冻疮皮肤破烂、痛不可忍** 川大黄适量。研为末，新汲水调，搽冻破疮上。

使用禁忌｜ 本品攻下力量峻猛，易伤正气，非实证者不宜妄用。妇女胎前产后、经期、哺乳期均应慎用或忌用。

大黄

大蒜

DASUAN

藏 药 名 | 果夹。

别　　名 | 拉徐纳、独头蒜、吉古瓦、紫皮蒜、龙合高。

来　　源 | 为百合科多年生草本植物大蒜 *Allium sativum* L. 的鳞茎。

识别特征 | 多年生草本，具强烈蒜臭气。鳞茎大形，具 6 ~ 10 瓣，外包灰白色或淡棕色于膜质鳞被。叶基生，实心，扁平，线状披针形，宽约 2.5 cm，基部呈鞘状。花茎直立，高约 60 cm；佛焰苞有长喙，长 7 ~ 10 cm；伞形花序，小而稠密，具苞片 1 ~ 3 枚，片长 8 ~ 10 cm，膜质，浅绿色；花小形，花间多杂以淡红色珠芽，长 4 mm，或完全无珠芽；花柄细，长于花；花被 6，粉红色，椭圆状披针形；雄蕊 6，白色，花药突出；雌蕊 1，花柱突出，白色，子房上位，长椭圆状卵形，先端凹入，3 室。蒴果，1 室开裂。种子黑色。花期夏季。

生境分布 | 全国各地均有栽培。

采收加工 | 夏初叶枯萎时采挖，除去泥沙，于通风处晾干或烘烤至外皮干燥，生用。

药材鉴别 | 本品呈圆盘状或不规则的扁块状，有的似莲房状，大小不一。表面灰白色或灰褐色。腹面有多数整齐的六角形房孔，孔径 3 ~ 4 mm 或 6 ~ 8 mm，背面有 1 个或数个黑色短柄。体轻，质韧，略有弹性。气微，味辛淡。

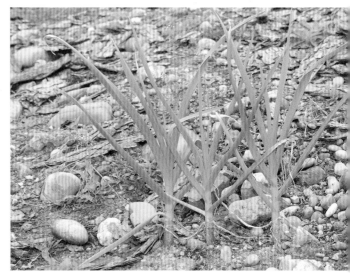

大蒜

性味归经 | 辛，温。归脾、胃、肺经。

功效主治 | 消肿，解毒，杀虫。为辛温之品，解毒作用较强，目前应用广泛，并有一定的杀虫作用。

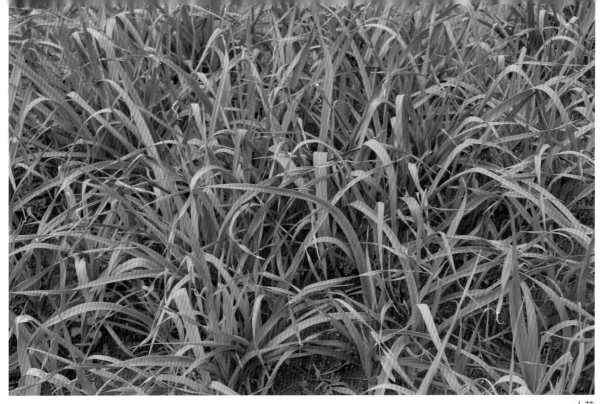
大蒜

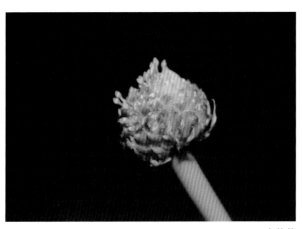
大蒜花

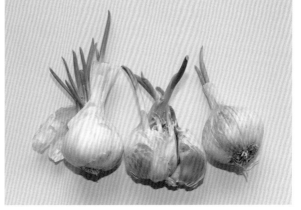
大蒜药材

用法用量 10 ~ 15 g。外用：适量。

精选验方

1. **疮疖初发** 用独头蒜切片贴肿处。
2. **皮肤或头癣瘙痒** 大蒜切片外擦或捣烂外敷。
3. **肺痨咯血** 以大蒜煮粥送服白及粉。
4. **泻痢** 单用大蒜或以10%大蒜浸液保留灌肠。
5. **蛲虫病** 大蒜适量。先将大蒜捣烂，加茶油少许，睡前涂于肛门周围。

使用禁忌 阴虚火旺及有目疾、舌喉口齿诸疾者均不宜服。外敷易引起皮肤发红、灼热起疱，故不可敷之过久。

大叶秦艽

DAYEQINJIAO

藏 药 名｜吉解那保。

别　　名｜钩西、西当那保、江毒纳保。

来　　源｜为龙胆科植物秦艽 *Gentiana macrophylla* Pall. 的花、全草或根。

识别特征｜多年生草本,高30～60 cm。全株光滑无毛,基部被枯存的纤维状叶鞘包裹。须根多条,扭结或黏结成一个圆柱形的根。枝少数丛生,直立或斜生,黄绿色或有时上部带紫红色,近圆形。莲座丛叶卵状椭圆形或狭椭圆形,长6～28 cm,宽2.5～6 cm,先端钝或急尖,基部渐狭,边缘平滑,叶脉5～7条,在两面均明显,并在下面凸起,叶柄宽,长3～5 cm,包被于枯存的纤维状叶鞘中;茎生叶椭圆状披针形或狭椭圆形,长4.5～15 cm,宽1.2～3.5 cm,先端钝或急尖,基部钝,边缘平滑,叶脉3～5条,在两面均明显,并在下面突起,无叶柄或叶柄长达4 cm。花多数,无花梗,簇生枝顶呈头状或腋生作轮状;花萼筒膜质,黄绿色或有时带紫色,长(3)7～9 mm,一侧开裂呈佛焰苞状,先端截形或圆形,萼齿4～5个,稀1～3个,甚小,锥形,长0.5～1 mm;花冠筒部黄绿色,冠檐蓝色或蓝紫色,壶形,长1.8～2 cm,裂片卵形或卵圆形,长3～4 mm,先端钝或钝圆,全缘,褶整齐,三角形,1～1.5 mm,或截形,全缘;雄蕊着生于冠筒中下部,整齐,花丝线状钻形,长5～6 mm,花药长圆形,长2～2.5 mm;子房无柄,椭圆状披针形或

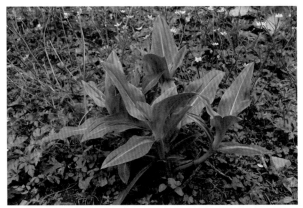

秦艽

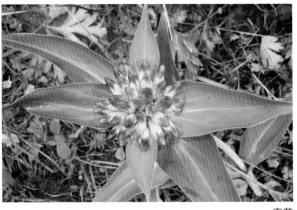

秦艽

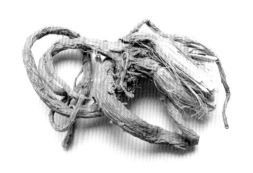
秦艽药材

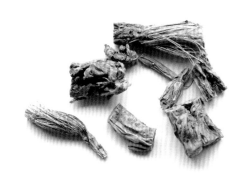
秦艽饮片

狭椭圆形，长 9 ~ 11 mm，先端渐狭，花柱线形，连柱头长 1.2 ~ 2 mm，柱头 2 裂，裂片长圆形，蒴果内藏或先端外露，卵状椭圆形，长 15 ~ 17 mm。种子红褐色，有光泽，长圆形，长 1.2 ~ 1.4 mm，表面具细网纹，花、果期 7 ~ 10 月。

生境分布 ┃ 生长于海拔 400 ~ 2500 m 的河滩、路旁、水沟边、山坡草地、草甸、林下及林缘。分布于西藏大部分地区及西北、东北、华北等地。

采收加工 ┃ 8 ~ 9 月挖根，洗净，晒干。

药材鉴别 ┃ 本品多为皱缩成团的花序，小花 7 ~ 10 朵，亦散有单花。单花呈条状或棒状，无花梗，花萼淡黄白色，膜质，有时略呈浅紫色，一侧开裂呈佛焰苞状，萼齿 5；花冠筒部浅棕黄色，冠檐蓝紫色，裂片 5，卵形或卵圆形；雄蕊 5，贴生于花冠中下部，花药矩圆形，呈蓝色；子房椭圆披针形或狭椭圆形；柱头 2 裂。质脆，易碎，气无，味苦。

性味归经 ┃ 味苦，性凉。归胃、肝、胆经。

功效主治 ┃ 清热，消炎，干黄水。主治喉蛾，荨麻疹，四肢关节肿胀，黄水郁热，皮肤病。

用法用量 ┃ 内服：入丸、散，3 ~ 4 g。外用：适量，熬膏涂，或研末，水调涂。

精选验方 ┃

1. 四肢关节痛及皮肤病 大叶秦艽根 7.5 kg。粉碎成粗粉，加适量水煎煮，浓缩，用纱布过滤，滤液中加乳香、草决明、黄葵各 50 g。制成膏状，每日 1 次，每次涂于布料上贴于患处。

2. 颈部及四肢等淡红色皮疹、发痒及后期带有表皮粗糙而厚的皮炎症 消皮炎散：大叶秦艽、小檗皮、止泻木子、豌豆各 150 g，洪连 200 g。以上五味药粉碎成细粉，过筛，混匀。内服，每日 2 次，每次 3 g。外用：取适量药散混于水中，涂于患处。

大枣
DAZAO

藏 药 名 奇比卡。

别 名 红枣、加佣玛日、查国门巴、查国玛布、麻怒打干。

来 源 为鼠李科植物枣 *Ziziphus jujuba* Mill. var. *inermis* (Bunge.) Rehd. 的干燥成熟果实。

识别特征 灌木或小乔木，高达 10 m。小叶有成对的针刺，嫩枝有微细毛。叶互生，椭圆状卵形或卵状披针形，先端稍钝，基部偏斜，边缘有细锯齿，基出三脉。花较小，淡黄绿色，2～3 朵集成腋生的聚伞花序。核果卵形或长圆形，熟时深红色。花期 5～6 月，果期 9～10 月。

生境分布 生长于海拔 1700 m 以下的山区、丘陵或平原，全国各地均有栽培。分布于河南、河北、山东、陕西等省。

采收加工 秋季果实成熟时采收，晒干。

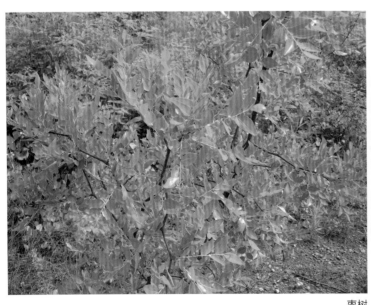

枣树

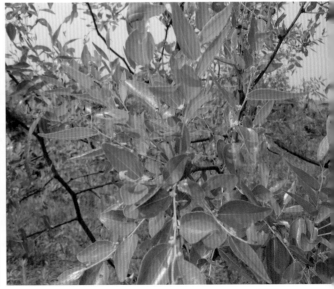

枣树

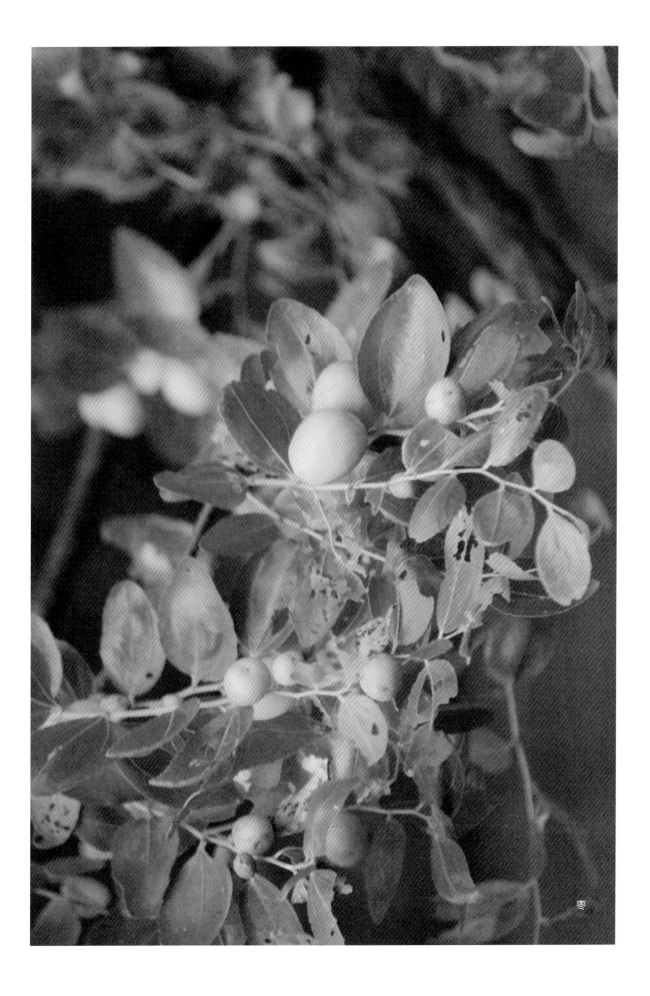

枣

大枣

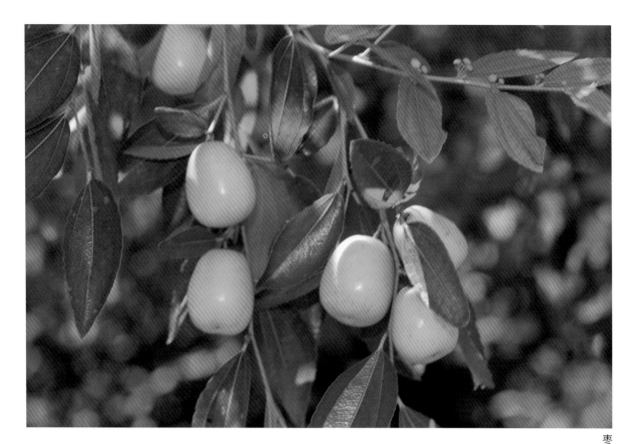

枣

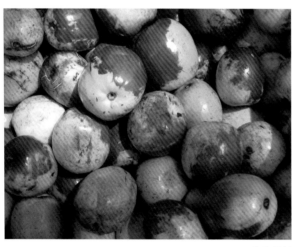

大枣药材

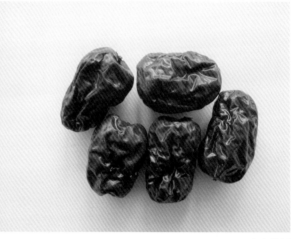

大枣药材

药材鉴别 | 本品呈不整齐的条状或不规则的碎块状，大小不等，最长 1.5 cm，果肉和果核混合，常粘结成块。果肉外皮皱缩不平，枣红色，有光泽；中层黄棕色或色稍浅，似软木状，较软，果核呈梭形，完整者长约 1.5 cm，表面棕红色，常粘有果肉。坚硬，切断面有中隔，内表面淡绿黄白色。气微香，味甜。

性味归经 | 甘，温。归脾、胃经。

功效主治 | 补中益气，养血安神，缓和药性。本品甘温，药食兼用。具补中益气、养血安神之功，味甘能缓，以缓和药性。

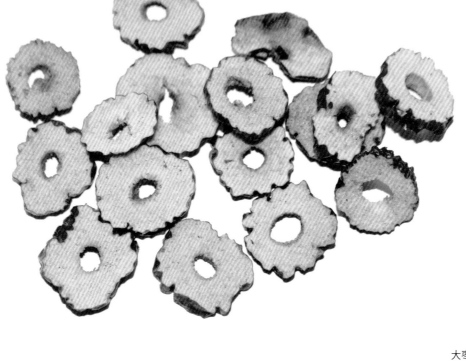

大枣药材

用法用量 10 ~ 30 g，煎服；或 3 ~ 12 枚，劈开，入丸去皮核捣烂，入散服宜去核，也可生食。

精选验方

1. 腹泻 大枣 10 枚，薏苡仁 20 g，干姜 3 片，山药、糯米各 30 g，红糖 15 g。共煮粥服食。

2. 贫血 大枣、绿豆各 50 g。同煮，加红糖适量服用，每日 1 次。

3. 中老年人低血压 大枣 20 枚，太子参、莲子各 10 g，山药 30 g，薏苡仁 20 g，大米 50 g。煮粥食用。

4. 病后体虚 大枣、花生各 30 g，羊肉 100 g。调料少许炖汤，喝汤食肉。

5. 自汗、盗汗 大枣、乌梅各 10 个，或加桑叶 10 g，浮小麦 15 g。水煎服。

6. 小儿过敏性紫癜 每日煮大枣 500 g。分 5 次食完。

7. 金黄色葡萄球菌肺炎 大枣、甘草、生姜各 6 g，枳实、竹茹、半夏、茯苓各 10 g，陈皮 12 g。水煎取药汁，每日 2 剂，分 4 次服用。

8. 消化不良 大枣 10 枚，橘皮 10 g（可换干品 3 g）。先将大枣放锅内炒焦，然后与橘皮同放入杯中，加沸水冲泡 10 min 即成。饭后代茶饮。

使用禁忌 味甘助湿生痰蕴热，令人中满，故湿盛脘腹胀满者忌用。实热、湿热、痰热诸疾均不宜。

大枣

代赭石
DAIZHESHI

藏药名 木保贝加。

别　名 赭石、生赭石、多嘎布、煅赭石、多甲木保、支玛木保。

来　源 为三方晶系氧化物类矿物赤铁矿的矿石。分布于许多种矿床和岩石中。

识别特征 为豆状、肾状、葡萄状集合体，多呈不规则的扁平块状，大小不一。暗棕红色或灰黑色，铁青色，多具金属光泽，也有暗淡或无光泽。一面多有圆形的突起，习称"钉头"。另一面与突起相对应处有同样大小的凹窝。体重，质硬，硬度5.5～6，比重5～5.3，条痕樱红色或棕红色。砸碎后断面显层叠状。气微，味淡。

生境分布 出产于许多种矿床和岩石中。分布于山西、河北、河南、山东等地。

采收加工 开采后，除去杂石、泥土。

药材鉴别 本品为不规则碎粒，大小不一。棕红色、深棕色或黑褐色，表面附有少量红色粉末，具乳头状突起，并有同样大小的凹窝。体重，断面显层叠状。气微，味淡。

性味归经 苦，寒。归肝、心经。

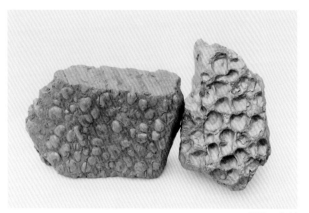

代赭石药材

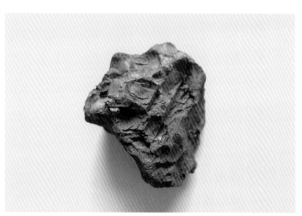

代赭石药材

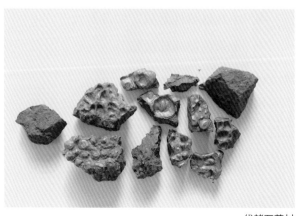

代赭石药材

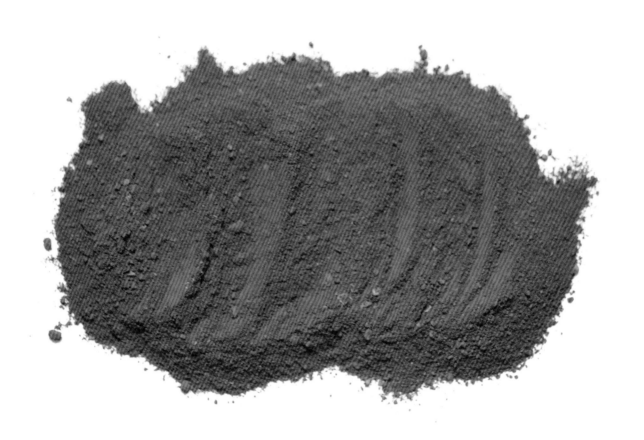

代赭石饮片

功效主治 | 平肝潜阳，重镇降逆，凉血止血。本品苦寒质重，清降镇潜，入心、肝走血分，故有平肝潜阳、重镇降逆、凉血止血之功。

用法用量 | 煎服，10～30 g，宜打碎先煎。入丸、散，每次1～3 g。生用降逆平肝；煅用止血。

精选验方 |

1. 癫痫 代赭石、赤石脂各50 g，巴豆霜5 g，杏仁20 g。共研为细末，蜜丸如小豆粒大小，成人每服3粒，每日3次，饭后服。如无不良反应可增至5粒。

2. 食管癌 代赭石（先煎）15 g，姜半夏、陈皮、佛手、薤白头各10 g，旋覆花12 g，半枝莲、半边莲、藤梨根各30 g，鲜竹沥1支，韭菜汁、生姜汁、蜜汁、梨汁各1匙。水煎取药汁，每日1剂，分2次服用，30剂为1个疗程。

3. 泛发性神经性皮炎 代赭石、生地黄、磁石、生龙牡、熟地黄各15 g，当归、白芍、何首乌各9 g，紫贝齿、珍珠母各30 g。水煎取药汁，口服，每日1剂。

4. 跖疣 代赭石、灵磁石、生牡蛎各30 g，当归、黄柏各6 g，赤芍10 g。水煎取药汁，分2次服用，每日1剂，10日为1个疗程。

使用禁忌 | 孕妇慎用。因含微量砷，故不宜长期服用。

胆矾

DANFAN

藏 药 名 ｜ 劈半。

别 名 ｜ 粗俄、石胆、莎卡字、蓝矾、南拉退卡、鸭嘴绿胆矾。

来 源 ｜ 本品为硫酸盐类矿物胆矾 Chalcanthitum 的晶体，或为人工制成的含水硫酸铜。

识别特征 ｜ 本品呈不规则粒块状结晶集合体，单体可呈板状或短柱状，大小不一。深蓝色或淡蓝色，或微带绿色。在空气中失水后可呈白色粉末状，附于表面。晶体具玻璃样光泽，透明至半透明。质脆、易碎，硬度 2.5，比重 2.1～2.3，条痕无色或带浅蓝，断口贝壳状，碎块呈棱柱状。用舌舔之，先涩而后甜。

生境分布 ｜ 分布云南、山西，江西、广东、陕西、甘肃等地也产。

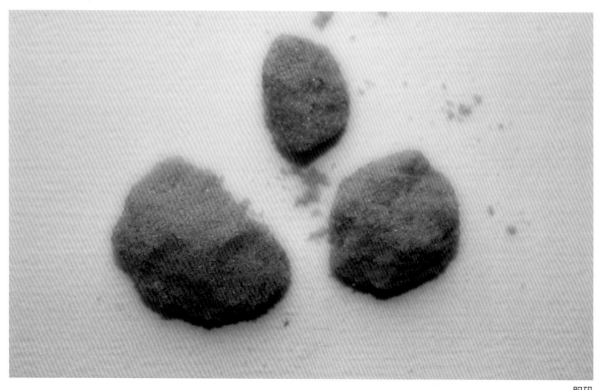

胆矾

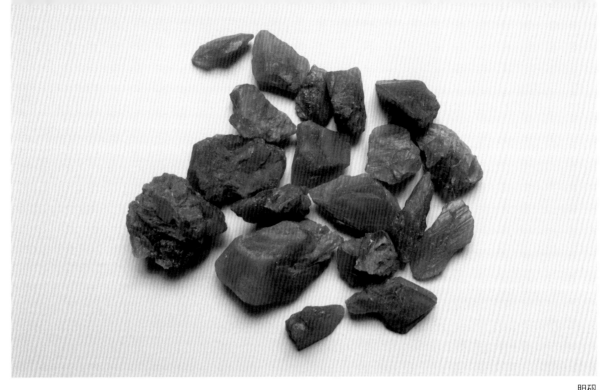

胆矾

采收加工 可于铜矿中挖得，选择蓝色透明的结晶，即得。人工制造时，可用硫酸作用于铜片或氧化铜而制得。

药材鉴别 本品为不规则的结晶块状，大小不一。表面蓝色或淡蓝色，常附有白色粉霜，半透明，质脆，易碎，断面蓝色，具较强光泽。气无，味涩。

性味归经 辛、酸，寒；有毒。归肝、胆经。

功效主治 涌吐痰涎，解毒收湿，祛腐蚀疮。本品辛散、酸涩，寒以清热、涌吐之功甚捷，内服涌吐风痰，外用燥湿解毒。

用法用量 0.1～0.3 g，温汤化服。外用：适量，研细末撒布或调敷，或水溶外洗。

精选验方

1. 风痰癫痫 胆矾研末，温醋调下，服后吐出痰涎即可。

2. 误食毒物 用胆矾取吐，以排出胃中毒物。

3. 鹅掌风 胆矾、大黄、青盐、轻粉、儿茶、铜绿、雄黄、枯矾、皂矾各 1.2 g，杏仁 3 个，麝香 0.3 g，冰片 0.15 g。共研为细末，然后以苏合油调匀，即成。以药油搽患处，然后用火烘之，以助药性渗透皮肤。

4. 小儿支气管炎 生胆矾 30 g，米醋适量。生胆矾研末，用米醋调成糊状，备用，贴于足心。

使用禁忌 体虚者忌服。

当归

DANGGUI

藏 药 名 | 当庚那保。

别　　名 | 加归、归头、归尾、归身、全当归、当归头、当归尾、当归身、尺悄加布。

来　　源 | 本品为伞形科多年生草本植物当归 *Angelica sinensis* (Oliv.) Diels 的干燥根。

识别特征 | 多年生草本，茎带紫色，有纵直槽纹。叶为二至三回奇数羽状复叶，叶柄基部膨大呈鞘状，叶片卵形，小叶片呈卵形或卵状披针形，近顶端一对无柄，一至二回分裂，裂片边缘有缺刻。复伞形花序顶生，无总苞或有 2 片。双悬果椭圆形，分果有 5 棱，侧棱有翅，每个棱槽有 1 个油管，结合面 2 个油管。花期 6～7 月，果期 7～9 月。

生境分布 | 生长于高寒多雨的山区；多系栽培。分布于甘肃省岷县，产量大、质优。四川、云南、湖北、陕西、贵州等地也有栽培。

采收加工 | 甘肃当归秋末采挖，去净泥土，放置，待水分稍蒸发后，当根变软时，捆成小把，架在棚顶上，先以湿木柴火猛烘上色，再以小火熏干，经过翻棚，使色均匀，全部干度达 70%～80%，停火下棚。云南当归一般在立冬前后采挖，去净泥土，勿沾水受潮以免变黑腐烂，摊晒时注意翻动，每晚收进屋内晾于通风处，以免霜冻，至干即可。

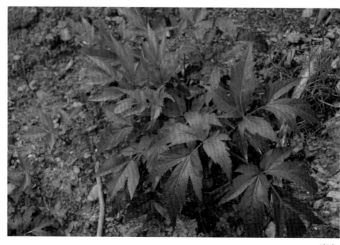

当归

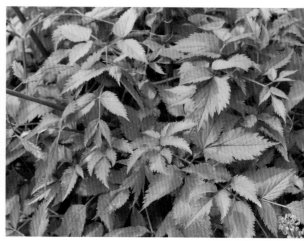

当归

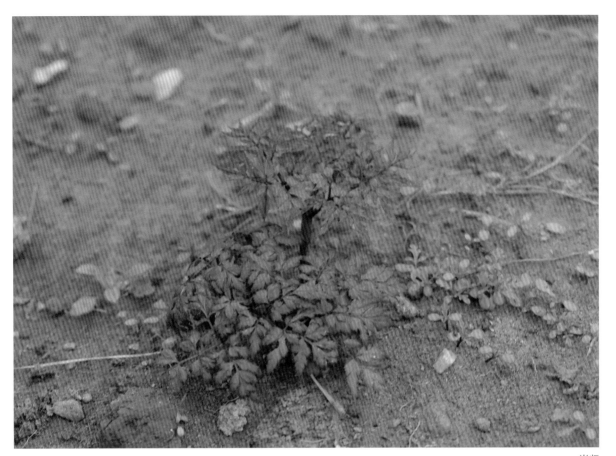

当归

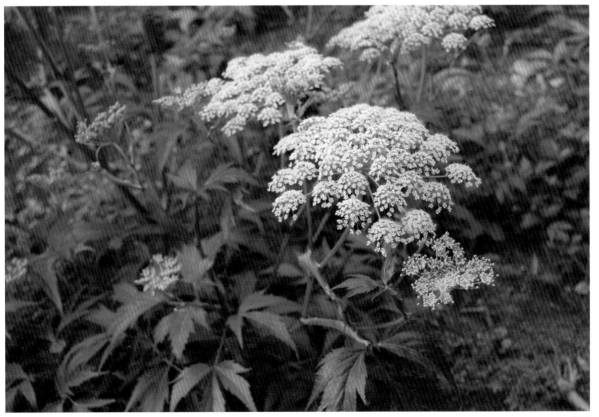

当归

当归

081

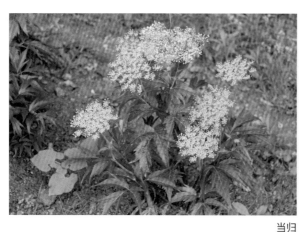

当归

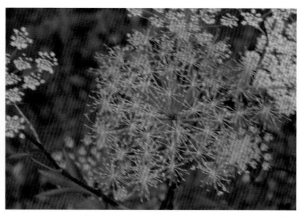

当归

药材鉴别 本品为类圆形或不规则形的薄片，直径 0.3 ～ 2 cm。外皮黄褐色至黄棕色，具纵皱纹。切面环纹明显，散有众多棕色油点，皮部外侧黄白色，近环纹处淡黄棕色或浅褐色，木部淡黄白色，有放射状纹理，皮木比约 1∶1。质柔韧。有浓郁的香气，味甘、辛、微苦。

性味归经 甘、辛，温。归心、肝、脾经。

功效主治 补血调经，活血止痛，润肠通便。

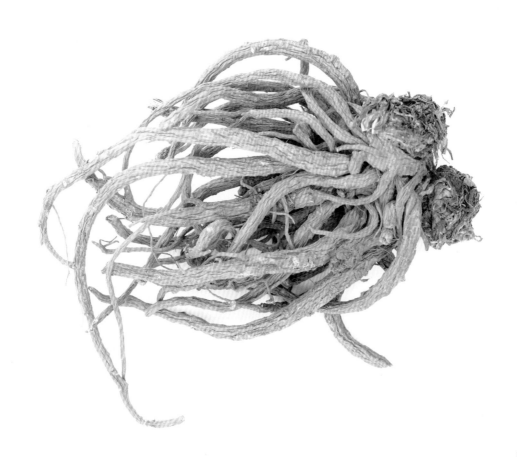

当归药材

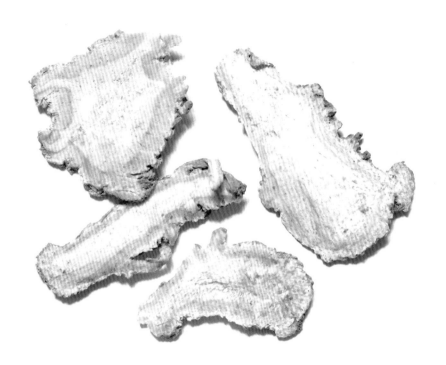

当归饮片

用法用量 ┃ 5 ~ 10 g，煎汤；浸酒，熬膏或入丸、散。外用：适量，多入膏药中。

精选验方 ┃

1. 痛经 当归（米醋微炒）、延胡索、红花、没药各等份。研为末，每次 10 g，温酒调下。

2. 经闭 当归、茜草各 30 g，泽兰 15 g。每日 1 剂，水煎，分 3 次服，经来则止后服。

3. 大便不通 当归、白芷各等份。研为细末，每次 10 g，米汤下。

4. 月经前后眩晕头痛 当归头 12 g，丹参 15 g，土茯苓 20 g。水煎服。

5. 经前小腹胀、月经量少 当归尾、丹参各 15 g，益母草 20 g。水煎服。

6. 孕妇虚燥心烦腰倦 当归身、白莲须各 10 g，川杜仲 12 g。水煎服。

7. 过敏性鼻炎 当归、赤芍各 15 g，生地黄 24 g，川芎 6 g，苍耳、辛夷各 9 g，徐长卿 30 g。水煎取药汁，每日 1 剂，分 3 次服用，15 日为 1 个疗程。

8. 阴虚肺燥型慢性支气管炎 当归、贝母各 15 g，苦参 10 g。水煎取药汁，每日 1 剂，分 2 次服用。

9. 肺气肿 当归、黑苏子、半夏、陈皮、厚朴、前胡、杏仁（后下）各 9 g，沉香末（冲）、肉桂（后下）各 2.5 g。水煎取药汁，每日 1 剂，分 2 次服用。

使用禁忌 ┃ 本品味甘，滑肠，湿盛中满，大便溏泻者不宜。

刀豆
DAODOU

藏 药 名｜ 卡玛肖夏。

别　　名｜ 夏龙朵、刀豆子、夏鲁纳、旅朵帕拉。

来　　源｜ 本品为豆科植物刀豆 *Canavalia gladiata* (Jacq.) DC. 的干燥成熟种子。

识别特征｜ 一年生半直立缠绕草本，高 60 ~ 100 cm。三出复叶互生，小叶阔卵形或卵状长椭圆形。总状花序腋生，花萼唇形，花冠蝶形，淡红紫色，旗瓣圆形，翼瓣狭窄而分离，龙骨瓣弯曲。荚果带形而扁，略弯曲，长可达 30 cm，边缘有隆脊。种子椭圆形，红色或褐色。花期 6 月，果期 8 月。

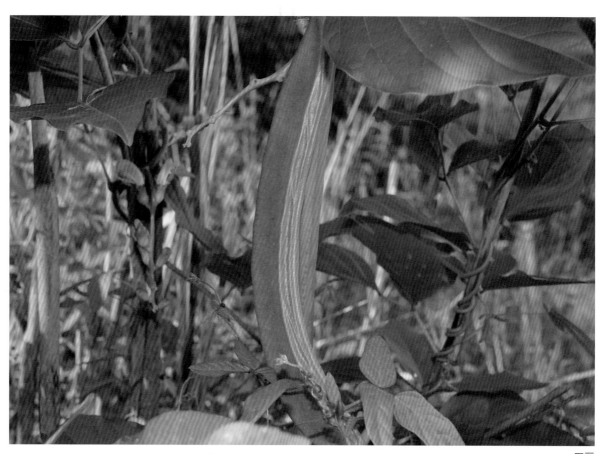

刀豆

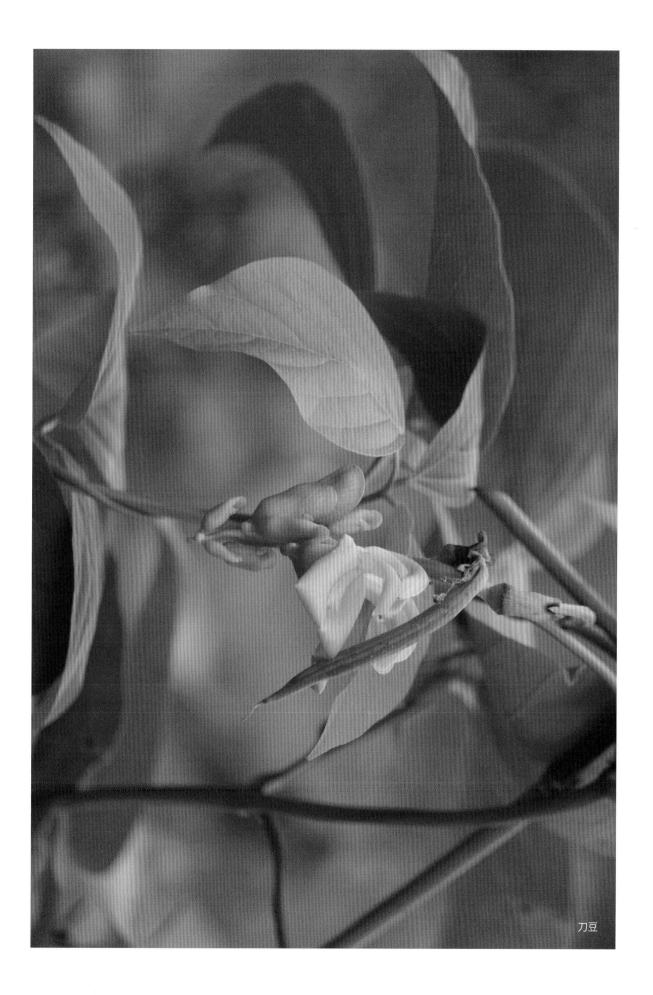

刀豆

刀
豆

085

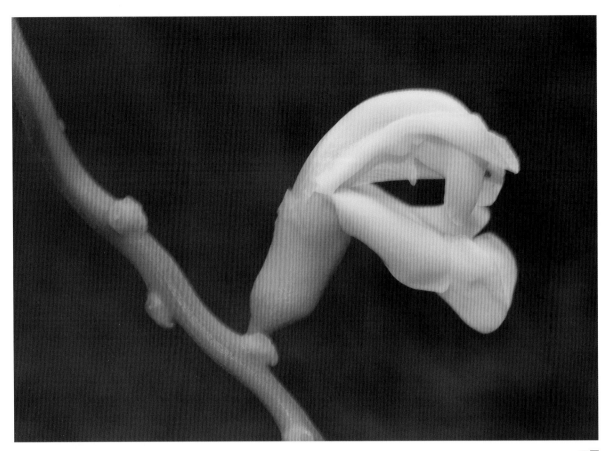

刀豆

生境分布 | 生长于排水良好、肥沃疏松的土壤中。分布于江苏、安徽、湖北、四川等地。

采收加工 | 秋季种子成熟时采收果实，剥取种子，晒干。

药材鉴别 | 本品为不规则的碎块，表面淡红色至红紫色，碎断面呈黄白色，油润。气微，味淡，嚼之有豆腥味。

性味归经 | 甘，温。归胃、肾经。

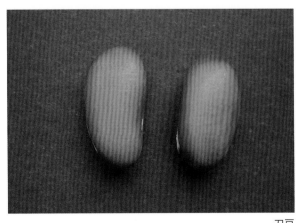

刀豆

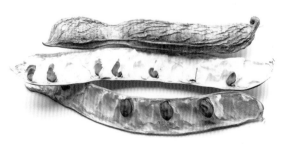

刀豆药材

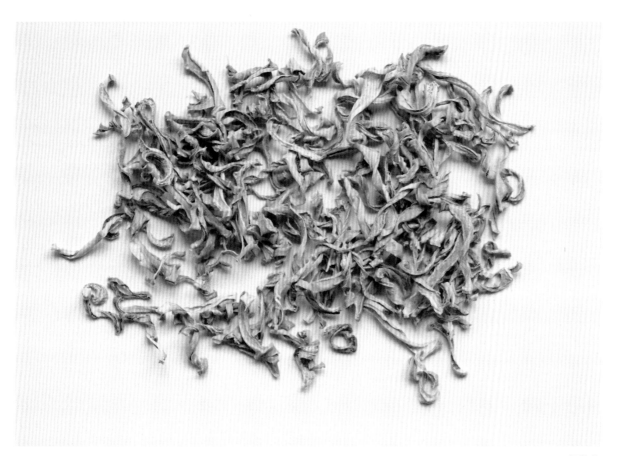

刀豆饮片

功效主治 | 降气止呃，温肾助阳。本品甘温助阳，入胃则温中和胃除虚寒以降气止呃，入肾则温肾助阳，故有降气止呃、温肾助阳之效。

用法用量 | 10 ~ 15 g，煎服；或烧存性研末服。

精选验方 |

1. 遗尿、尿频 新鲜猪肾 1 对，洗净去膜，每肾塞入 1 颗刀豆，微火炖熟，放盐少许，早晚空腹连汤各服 1 只。轻者服 2 ~ 4 日，重者 4 ~ 8 日。

2. 落枕 刀豆壳 15 g，羌活、防风各 9 g。每日 1 剂，水煎服。

3. 气滞呃逆、膈闷不舒 刀豆（取老而绽者），每服 6 ~ 9 g。开水下。

4. 百日咳 刀豆子 10 粒（打碎），甘草 5 g。加冰糖适量，水一杯半，煎至一杯，去渣，频服。

5. 肾虚腰痛 刀豆子 2 粒。包于猪腰子内，外裹叶，烧熟食。

6. 鼻渊 老刀豆适量。文火焙干为末，酒服 15 g。

7. 小儿疝气 刀豆子适量。研细粉，每次 7.5 g，开水冲服。

使用禁忌 | 胃热盛者慎服。

刀
豆

丁香
DINGXIANG

藏 药 名 | 里香。

别　　名 | 瓦卡尔、公丁香、拉巴扎、丁子香、母丁香、巴肯名间。

来　　源 | 为桃金娘科植物丁香 *Eugenia caryophyllata* Thunb. 的干燥花蕾。

识别特征 | 常绿乔木，高达 12 m。单叶对生，革质，卵状长椭圆形或披针形，长 5 ～ 12 cm，宽 2.5 ～ 5 cm，先端尖，全缘，基部狭窄，侧脉平行状，具多数透明小油点。花顶生，复聚伞花序；萼筒先端 4 裂，齿状，肉质。花瓣紫红色，短管状，具 4 裂片，雄蕊多数，成 4 束与萼片互生，花丝丝状；雄蕊 1 枚，子房下位，2 室，具多数胚珠，花柱锥状，细长。浆果椭圆形，长 2.5 cm，红棕色。顶端有宿萼。稍似鼓槌状，长 1 ～ 2 cm，上端蕾近似球形，下端萼部类圆柱形而略扁，向下渐狭。表面呈红棕色或暗棕色，有颗粒状突起，用指甲刻划时有油渗出。萼片 4，三角形，肥厚，外入，花瓣 4，膜质，黄棕色，覆瓦状抱合成球形，花瓣内有多数向内弯曲的雄蕊。质坚而重，入水则萼管垂直下沉。香气浓郁，味辛辣，后有微麻舌感。花期 3 ～ 6 月，果期 6 ～ 9 月。

生境分布 | 生长于路边、草坪或向阳坡地或与其他花木搭配栽植在林缘。主要分布于坦桑尼亚、马来西亚、印度尼西亚，我国海南省也有栽培。

采收加工 | 9 月至次年 3 月，花蕾由绿转红时采收，晒干。

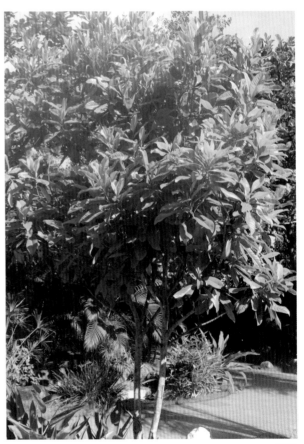

丁香

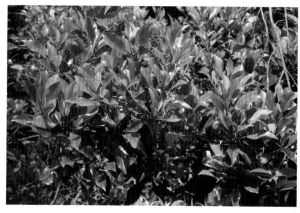
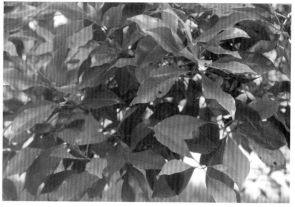

丁香　　　　　　　　　　　　　　　　　丁香

药材鉴别 | 本品略呈研棒状。花冠近圆球形,花瓣棕褐色或褐黄色。萼筒类圆柱状而略扁,有的稍弯曲,向下渐狭,微具棱,红棕色或棕褐色,表面有颗粒状突起,用指甲刻划时有油渗出。质坚实,富油性。

性味归经 | 辛,温。归脾、胃、肾经。

功效主治 | 温中降逆,散寒止痛,温肾助阳。本品辛散温通,入脾胃,温中焦降胃气,寒凝散而疼痛止;入肾经,温下焦而助肾阳,故有此效。

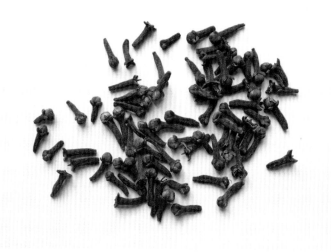

丁香饮片

用法用量 | 1.5 ~ 6 g,煎服,或入丸、散。

精选验方 |

1. 慢性胃炎呕吐 丁香、柿蒂各 3 g,党参 12 g,生姜 6 g。水煎服。

2. 头痛 公丁香 3 粒,细辛 0.9 g,瓜蒂 7 个,赤小豆 7 粒,冰片 0.2 g,麝香 0.1 g。共为细末,制成黄豆大药末放入患侧鼻腔。

3. 牙痛 丁香、厚朴各 4 g,薄荷 2 g。用开水浸泡 15 min,滤去药渣后含漱。

4. 幼儿腹泻 丁香 30 g,荜茇 10 g,胡椒、肉桂、吴茱萸各 5 g,车前子(炒)20 g。诸药共研极细末,用时取药末 100 ~ 300 mg,置入脐窝内,脐突者以食指轻按使之陷下后再放药,并以胶布固定,1 ~ 2 日换药 1 次,患脐炎或皮肤过敏者忌用。

5. 足癣 丁香 15 g,苦参、大黄、明矾、地肤子各 30 g,黄柏、地榆各 20 g。煎水外洗,每日 1 剂,每剂煎 2 次,每剂可洗 5 ~ 6 次,每次洗 15 min。

6. 口腔溃疡 丁香 9 ~ 15 g。打碎,放入杯或小瓶中,用冷开水浸过药面,约经 4 h 后,便成棕色药液,用此药液涂于口腔溃疡表面,每日 6 ~ 8 次。

使用禁忌 | 畏郁金。

丁香

冬虫夏草

DONGCHONGXIACAO

藏 药 名 | 牙扎滚补。

别　　名 | 补、扎补、虫草、冬虫草。

来　　源 | 本品为麦角菌科真菌冬虫夏草菌 *Cordyceps sinensis*（Berk.）Sacc. 寄生在蝙蝠蛾科昆虫幼虫上的子座及幼虫尸体的复合体。

识别特征 | 冬虫夏草菌子囊菌之子座出自寄主幼虫的头部，单生，细长如棒球棍状，长 4 ~ 11 cm。上部为子座头部，稍膨大，呈圆柱形，褐色，密生多数子囊壳。子囊壳大部分陷入子座中，先端突出于子座之外，卵形或椭圆形；每一子囊壳内有多数细长的子囊，每一子囊内有 8 个具有隔膜的子囊孢子，一般只有两个成活，线形。寄主为鳞翅目、鞘翅目等昆虫的幼虫，冬季菌丝侵入蛰居于土中的幼虫体内，使虫体充满菌丝而死亡。夏季长出子座。

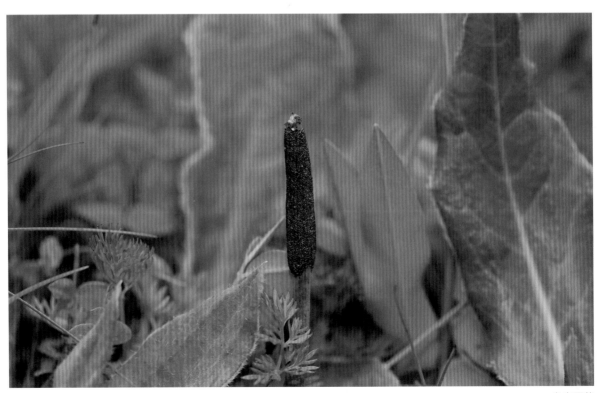

冬虫夏草

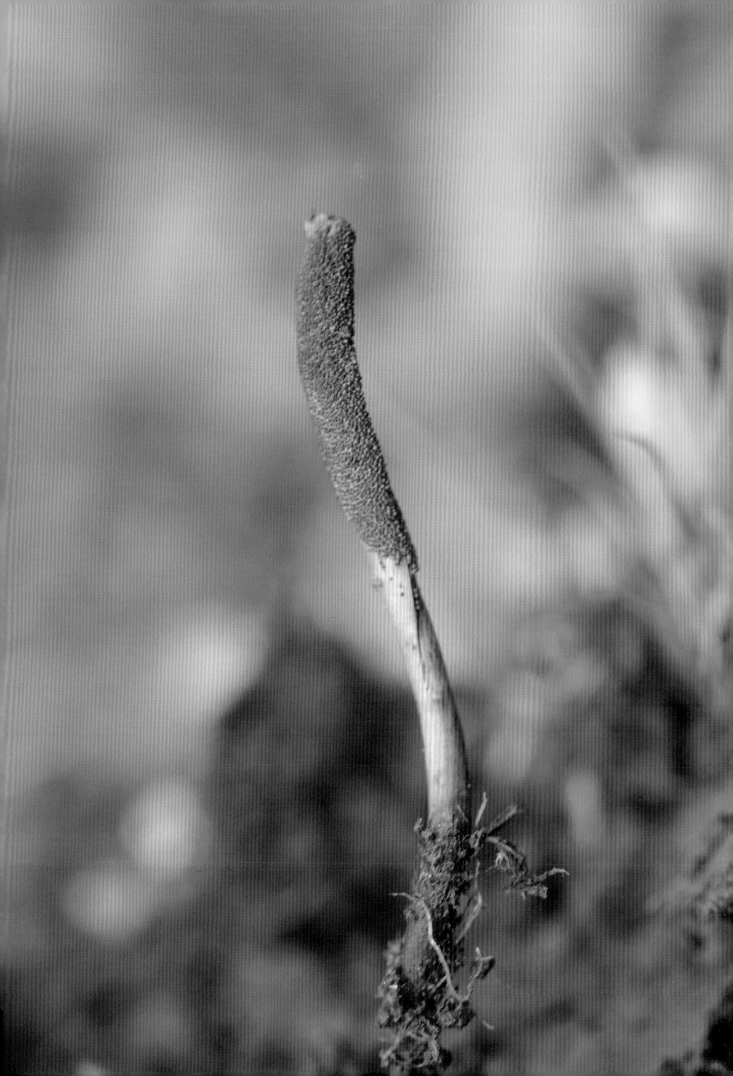

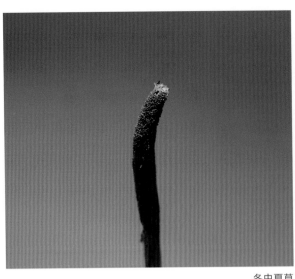
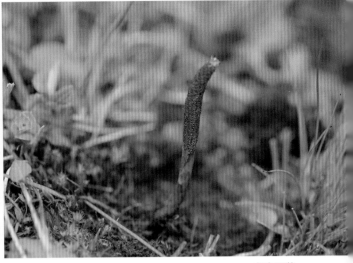

冬虫夏草　　　　　　　　　　　　　　　　　　　　　冬虫夏草

生境分布｜ 生长于海拔 3000～4500 m 的高山草甸区。分布于四川、青海、西藏等地。云南、甘肃、贵州也有。

采收加工｜ 夏初子座出土，孢子未发散时挖取，晒六七成干，除去似纤维状的附着物及杂质，晒干或低温干燥。

药材鉴别｜ 本品由虫体与从虫头部长出的真菌子座相连而成。虫体似蚕，外表皮深黄色至黄棕色。质脆易断，断面略平坦，淡黄白色。气微腥，味微苦。

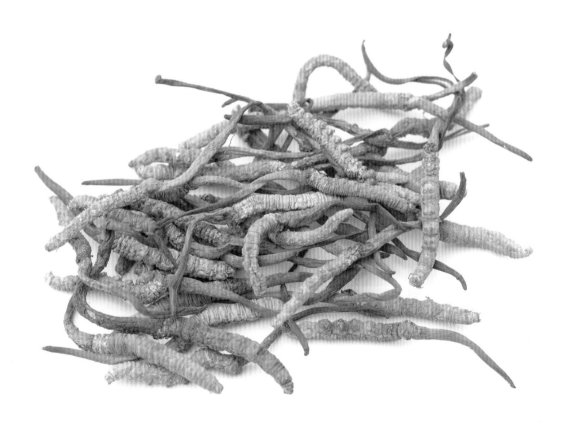

冬虫夏草药材

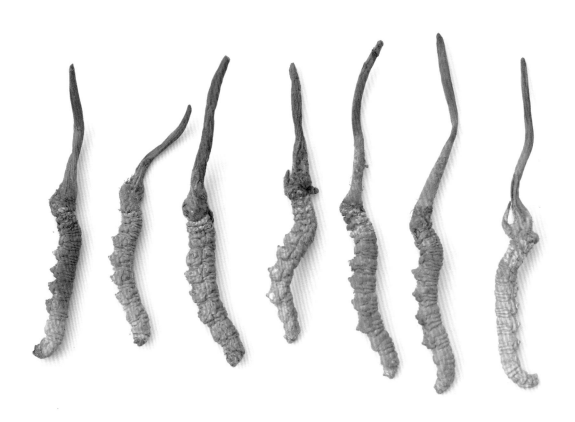

冬虫夏草饮片

性味归经 | 甘，平。归肺、肾经。

功效主治 | 补肾助阳，补肺益阴，止血化痰。本品甘、平，入肾经补肾助阳，归肺经又可养肺阴，还可止血，化痰。为平补阴阳之品。药力和缓，也为病后体虚调补佳品。近代食疗、药膳、保健饮品也多采用。

用法用量 | 5 ～ 10 g，煎汤；或入丸、散，研末 1.5 ～ 3 g。

精选验方 |

1. 肺结核咳嗽、咯血，老年虚喘 冬虫夏草 30 g，贝母 15 g，百合 12 g。水煎服。

2. 肾虚腰痛 冬虫夏草、枸杞子各 30 g，黄酒 1000 ml。浸泡 1 周，每次 1 小盅，每日 2 次。

3. 阳痿、遗精 冬虫夏草 3 ～ 9 g，枸杞子、山药、山茱萸各 10 g。水煎服，每日 1 剂。

4. 阳痿、遗精、自汗盗汗、胃寒怕冷 冬虫夏草 10 g，公鸡 1 只。炖熟分次食之。

5. 女性尖锐湿疣 冬虫夏草 9 g，黄芪、土茯苓各 30 g，紫草根、蒲公英、蜂房、赤芍、板蓝根各 20 g，败酱草 15 g，蜈蚣 2 条，甘草 6 g。水煎取药汁。每日 1 剂，分 2 次服用。

使用禁忌 | 有表邪者慎用。

冬虫夏草

冬葵子
DONGKUIZI

藏 药 名 | 玛宁江巴。

别　　名 | 尼嘎、葵子、尼朵、葵菜子、冬葵果、温保曲东、哈卜玛斋布。

来　　源 | 为锦葵科一年生草本植物冬葵 *Malva verticillata* L. 的干燥成熟种子。

识别特征 | 一年生草本，高 30 ～ 90 cm。茎直立，被疏毛或几乎无毛。叶互生，掌状 5 ～ 7 浅裂，圆肾形或近圆形，基部心形，边缘具钝锯齿，掌状 5 ～ 7 脉，有长柄。花小，丛生于叶腋，淡红色，小苞片 3，广线形；萼 5 裂，裂片广三角形；花冠 5 瓣，倒卵形，先端凹入；雄蕊多数，花丝合生；子房 10 ～ 12 室，每室有一个胚珠。果实扁圆形，由 10 ～ 12 心皮组成，果熟时各心皮彼此分离，且与中轴脱离，心皮无毛，淡棕色。花期 6 ～ 9 月。

生境分布 | 生长于平原、山野等处，多为栽培。全国各地均有产。

采收加工 | 夏、秋两季种子成熟时采收。除去杂质，阴干。

药材鉴别 | 本品呈肾形。中央凹陷，两端凸起。表面灰褐色。质坚。破开外壳，内有黄白色种仁，富有油性。气微，味涩。

性味归经 | 甘，寒。归大肠、小肠、膀胱经。

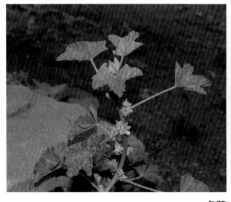 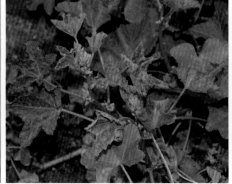 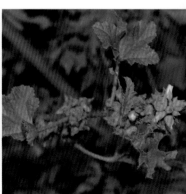

冬葵　　　　　　　　　　　　冬葵　　　　　　　　　　　　冬葵

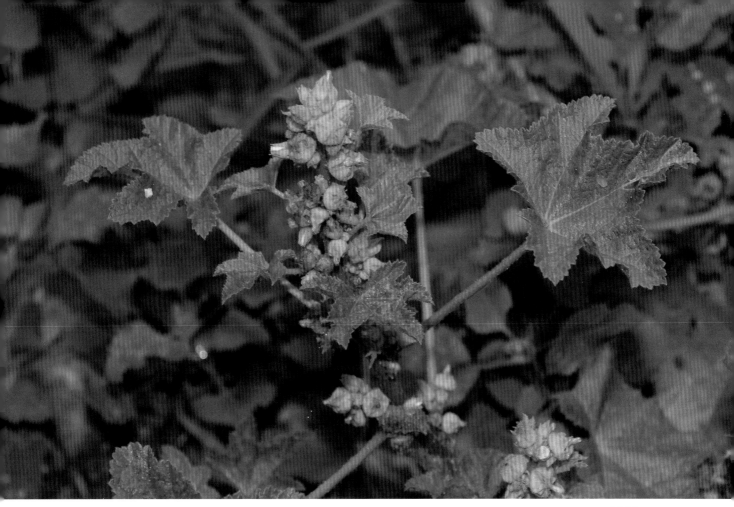
冬葵子

功效主治 利水通淋，下乳润肠。本品甘寒滑利，能通利膀胱、润滑肠道、疏通乳络，故有利水通淋、下乳润肠之功。

用法用量 10 ~ 15 g，煎服。

精选验方

1. 泌尿系结石 冬葵子、当归、王不留行、陈皮、石韦、滑石各 15 g。水煎服。

2. 乳腺炎初期、乳汁稀少或排乳困难、乳房肿痛 冬葵子 30 g。水、酒各半煎服；或以本品配砂仁各等量。研为细末，热酒冲服。

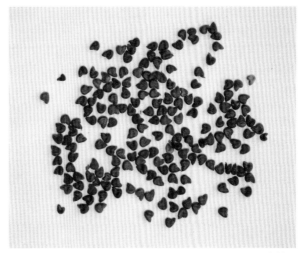
冬葵子

3. 便秘 冬葵子 15 g，薏苡仁 100 g。冬葵子洗净切碎，煮沸 10 ~ 15 min 后，再放入薏苡仁共煮，熬成粥，空腹服用。

4. 尿路感染、小便不利 冬葵子、泽泻各 15 g，茯苓皮 25 g，车前子 20 g。水煎服。

使用禁忌 脾虚肠滑者忌用。孕妇慎用。

独行菜
DUXINGCAI

藏 药 名 察浊。

别　　名 塔压跟、康普吧、康投吉、母布塔压跟、察冲吧。

来　　源 为十字花科植物葶苈 *Lepidium apetalum* Willd. 的带根全草（幼苗）。

识别特征 二年生草本，高 5 ～ 30 cm。茎直立、斜伸或平铺地面，多分枝，具头状腺体，叶互生，狭长圆形，长 2 ～ 3 cm，宽 1 ～ 4 mm，先端钝，边缘疏生缺刻状齿或上部叶全缘，两面具头状腺体。总状花序顶生；花白色，萼片 4，长圆形，长约 3 mm，先端钝，边缘白色

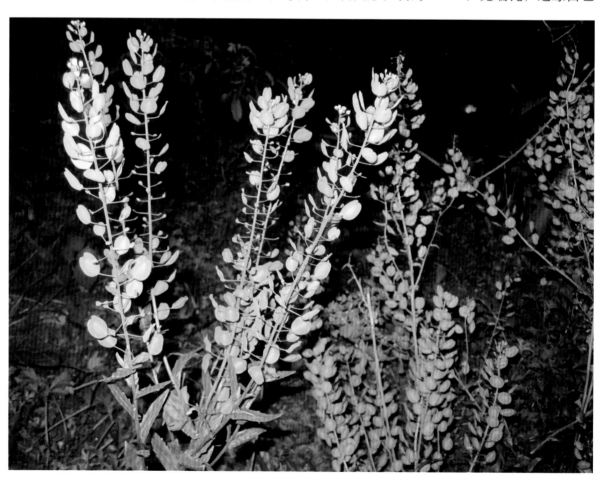

葶苈

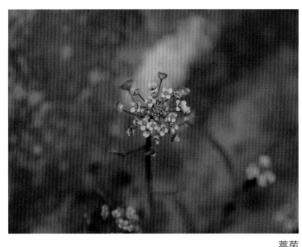
葶苈

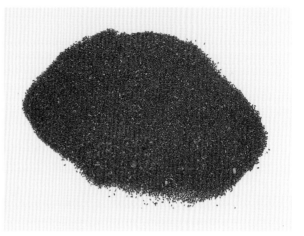
独行菜饮片

宽膜质，背部光滑；花瓣 2 ～ 4，极小，呈退化状态，雄蕊 2；密腺 4，小；子房扁圆形，先端微凹，花柱短，柱头头状。短角果扁平，近圆形，长约 3 mm，顶端凹缺，2 室，每室 1 粒种子，成熟时自中央开裂，光滑。种子小，棕红色，表面具密而细的纵条纹，椭圆形，长约 1 mm，子叶背倚。花、果期 4 ～ 8 月。

生境分布 | 生长于海拔 4750 m 以下的村边、田边、荒地、路边、山坡、河滩地。分布于西藏各地，青海、四川、甘肃等地也有分布。

采收加工 | 3 ～ 4 月采集幼苗的根和全草，洗净，晾干。

药材鉴别 | 本品根细，表面黄褐色。茎长 5 ～ 30 cm，具头状腺毛。叶暗绿色，皱缩易碎，完整的叶为狭长圆形，长 2 ～ 3 cm，宽 1 ～ 4 mm，边缘疏生缺刻状齿。花皱缩，花冠白色，长圆形；花梗长 1 ～ 4 mm；萼片 4，边缘白色宽膜质。气微，味涩。

性味归经 | 味涩、辛，性平。

功效主治 | 清热利湿，活血止血。主治内脏瘀血及黄水病，骨病，巴母病，水肿及各种出血。

用法用量 | 内服：研末，2 ～ 4 g；或入丸、散。

精选验方 |

1. 巴母病及其所致的水肿　独行菜 15 g，食盐、水葫芦苗各 5 g，草红花、牛黄、螃蟹、海金沙、冬葵各 2.5 g，藏红花、硇砂、光明盐、田螺各 1g。同研为细粉，过筛制散，内服，每日 2 次，每次 2.5 ～ 4 g。

2. 巴母病引起的下身胀痛、紫癜浮肿等　九味巴母药：独行菜 50 g，芜菁果实、唐古特青兰各 37.5 g，草红花 4 g，大青盐 15 g，水葫芦、南沙参各 25 g，黄连 20 g，轮叶棘豆 17.5 g。共研细过筛，混匀制散，内服，每日 1 次，每次 2.5 ～ 4 g。

独一味

DUYIWEI

藏 药 名 | 达巴。

别　　名 | 怕拉奴奴、吉布孜、美朵陈娃、达赤巴。

来　　源 | 为唇形科植物独一味 *Lamiophlomis rotata*（Benth.）Kudo 的全草。

识别特征 | 多年生无茎草本，高 2.5 ～ 10 cm。根茎粗而长。叶片通常 4 枚，两两对称，菱状圆形、扇形、菱形、肾形及三角形，长 4 ～ 13 cm，宽 12 cm，先端钝或急尖，边缘具圆齿，基部浅心形或楔形，叶脉在两面均明显，叶上面密被白色有节柔毛，下面网脉上具有节短柔毛；叶柄长 1 ～ 3 cm，被短毛，轮伞花序密集排列成短穗状，苞片披针形、倒披针形或线形，小苞片针状；花紫色，花萼漏斗形，长达 10 mm，萼齿 5，针状，被白色柔毛；花冠长约 1.2 cm，二唇形，上唇近圆形，下唇 3 裂，内面均被短毛，冠筒外面被有节柔毛；雄蕊 4，花丝被微毛。小坚果 4，球形，光滑。花、果期 6 ～ 9 月。

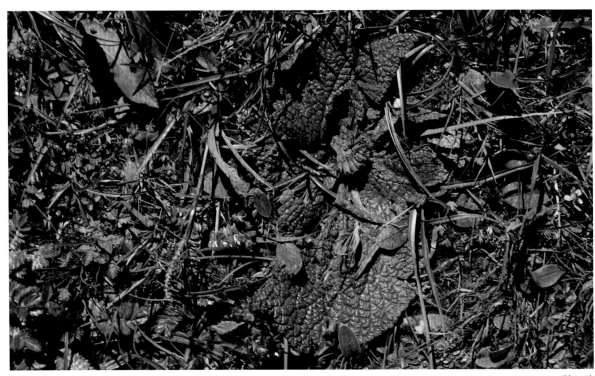

独一味

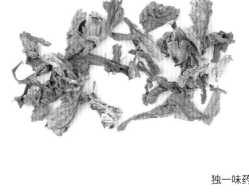

独一味药材   独一味药材

生境分布┃ 生长于海拔 2700 ～ 4500 m 的高山草地。分布于西藏大部分地区及甘肃、青海、四川、云南西北部等地。

采收加工┃ 6 ～ 9 月花期采全草，洗净泥沙，晾干，备用。

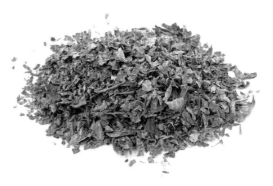

独一味药材

药材鉴别┃ 根圆柱形，长 10 ～ 15 cm，直径 0.7 ～ 1.6 cm，有时见浅槽或具棱，表面棕黄色，具皱纹，质脆，易折断，断面中心枯朽状。地上部分均被毛。茎方形而粗短，叶片略卷缩，湿润展开呈三角状卵形，宽 5 ～ 10 cm，边缘具钝锯齿，叶面皱而凹凸不平，灰绿色脉常显紫色，果序略呈塔形，长 3 ～ 6 cm，宿萼狭钟形，棕色，内含卵形小坚果。气微，味微涩苦。

性味归经┃ 味微甘而苦，消化后味苦，性凉，效轻、糙。

功效主治┃ 清热解毒，消炎止痛，补髓接骨。主治各种原因引起的炎症，骨关节疼痛，跌打损伤引起的创伤及骨折，急腹症，瘟疫。

用法用量┃ 内服：研末，2.5 ～ 5 g；或入丸、散。外用：适量，制软膏涂敷。

精选验方┃

1. 跌打引起的头部骨折、细脉断裂、伤口烧痛等 独一味、查明各 175 g，黄花绿绒蒿 250 g，千里光、色布古垂各 200 g，查江 150 g，熊胆 5 g。前六味同研成细粉混匀，再加熊胆混匀，煎汤内服，每日 1 ～ 2 次，每次 15 g。

2. 疔疮，各种伤口烧痛、肿胀、发紫等 四味独一味软膏：独一味膏、苍山黄堇膏、古巴东达膏、轮叶棘豆膏各 20 g，麝香 1.5 g。四种膏混匀后，再加麝香搅拌混匀，制成软膏，涂于患处，每日涂 2 ～ 3 次。

儿茶
ERCHA

藏 药 名 堆甲。

别　　名 孩儿茶、乌爹泥、洁拉瓦日、生等勘扎。

来　　源 为豆科植物儿茶 *Acacia catechu* (L. f.) Willd. 的去皮枝干燥煎膏。

识别特征 落叶乔木，皮棕色或灰棕色，常呈条状薄片开裂，不脱落，小枝细，有棘刺。叶为偶数二回羽状复叶，互生。总状花序腋生，花黄色或白色。荚果扁而薄，紫褐色，有光泽，有种子 7 ~ 8 枚。花期 8 ~ 9 月，果熟期 2 ~ 3 月。

生境分布 生长于向阳坡地。分布于云南西双版纳傣族自治州，广西等地也有栽培。

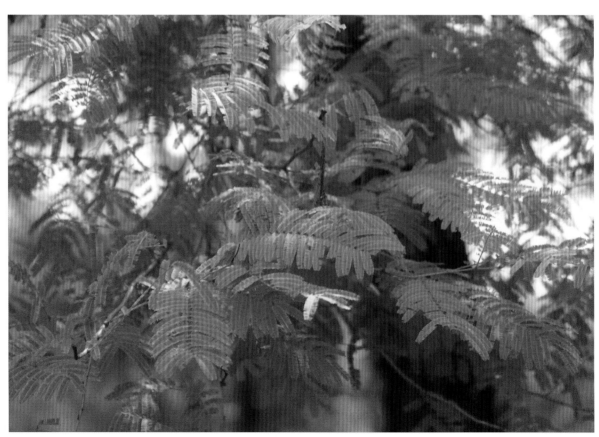

儿茶

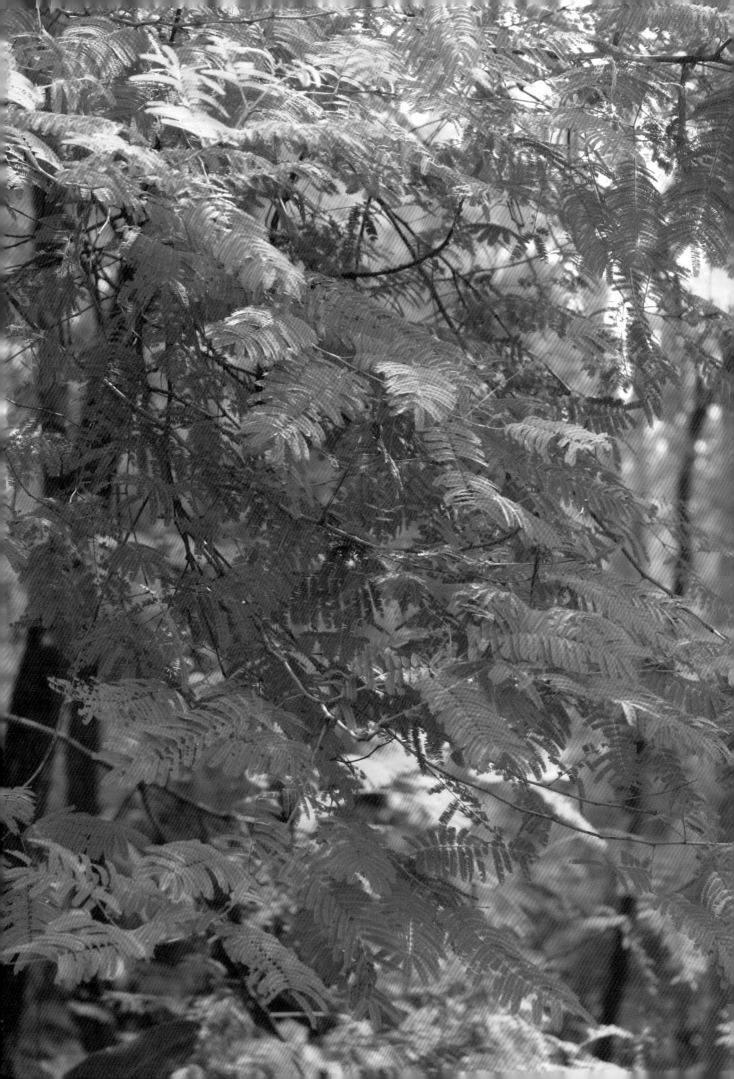

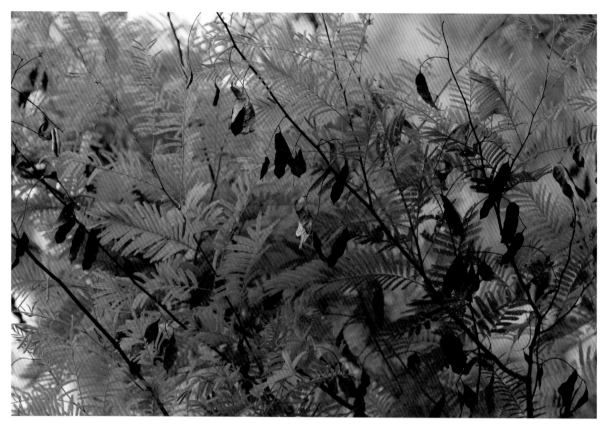

儿茶

采收加工 儿茶膏：一般在 12 月至翌年 3 月，采收儿茶的枝干，剥去外皮，砍成碎片，加水煎熬后，过滤，浓缩成糖浆状，冷却，倾于特制的模型中，干后即成。

药材鉴别 本品为不规则的块状或颗粒状，表面黑褐色，有胶质亮光。有黏性。质地坚或较松。无臭，味苦、涩。

性味归经 苦、涩，微寒。归肺经。

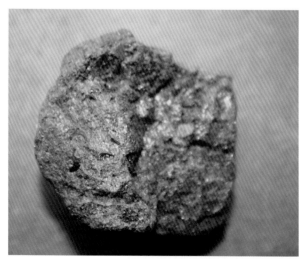

儿茶

功效主治 收湿敛疮，生肌止血，清热化痰。本品苦涩，能燥湿敛疮而用于湿疮、溃疡等证，又能收敛止血用于各种出血证。本品性寒归肺经，故可清肺化痰，用于肺热咳喘。

用法用量 1～3g。内服：多入丸、散，煎汤可适当加量。外用：适量，研末撒或调敷。

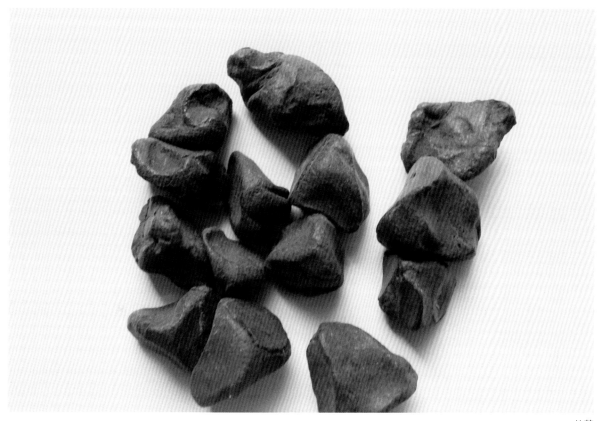

儿茶

精选验方 |

1. 扁桃体炎 儿茶、柿霜各 15 g，冰片 0.6 g，枯矾 10 g。共研细粉，用甘油调成糊状，搽患处。

2. 口疮糜烂 儿茶 5 g，硼砂 2.5 g。共研细粉，敷患处。

3. 疮疡久不收口、湿疹 儿茶、龙骨各 5 g，冰片 0.5 g。共研细粉，敷患处。

4. 肺结核咯血 儿茶 50 g，明矾 40 g。共研细末，水煎服，每次 0.1 ~ 0.2 g，每日 3 次。

5. 溃疡性结肠炎 儿茶（另包）、白头翁、黄柏、地榆各 16g。加水 500 ml，煎取药汁 150 ml。每日 1 剂，药温保持在 35℃，灌肠。病重者早、晚各灌 1 次，病轻者每晚 1 次，15 日为 1 个疗程。

6. 子宫颈癌结节型 儿茶、血竭、铜绿、穿山甲、炉甘石、黄柏各 9 g，蜈蚣、冰片各 3 g，麝香适量。研细末和匀备用，每日 1 剂，分 2 次服用。

使用禁忌 | 寒湿之证者忌用。

蜂蜜
FENGMI

藏 药 名 | 章孜。

别　　名 | 卓章、美朵剧、巴玛热、章嘎、差母来穷瓦。

来　　源 | 为蜜蜂科昆虫中华蜜蜂 *Apis cerana* Fabricius 等所酿的蜜糖。

识别特征 | 中华蜜蜂，体形中等，体长 13 mm 左右。头部前端略小，触角膝状。后足胫节呈三角形，扁平。颜面、触角鞭节和中胸黑色，足和腹部节 3 ~ 4 节红色，腹部节 5 ~ 6 节色较暗；各节均具黑环带，体被浅黄色毛。

生境分布 | 产于全国各地区，大多为人工饲养。

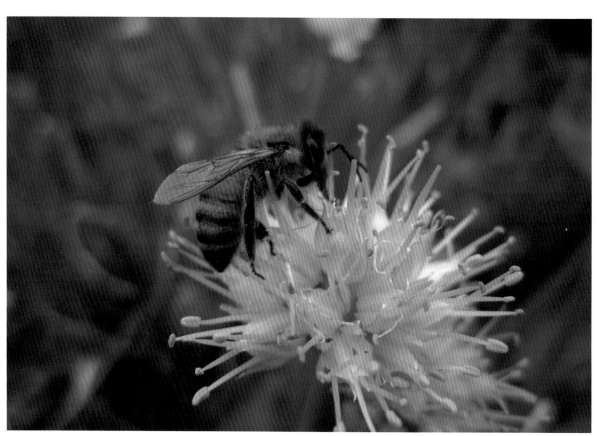

中华蜜蜂

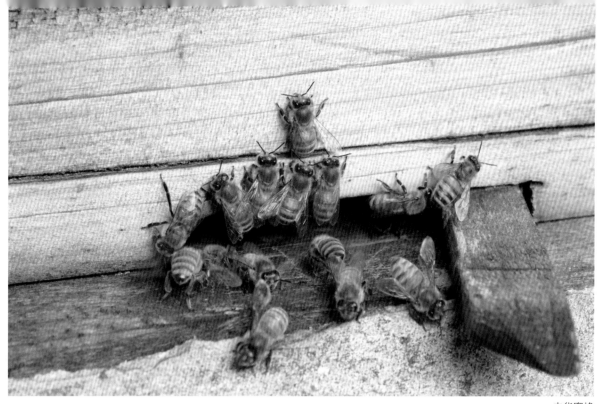

中华蜜蜂

采收加工 将蜜置于锅内，加等量的水，加温搅拌，待蜜溶解后去水，放置片刻，趁温过滤，除去杂质，再加热蒸发水分，即纯品。

药材鉴别 本品为半透明，带光泽、浓稠的液体，白色、淡黄色或橘黄色、黄褐色，放久或遇冷渐有白色颗粒状结晶析出。气芳香，味极甜。

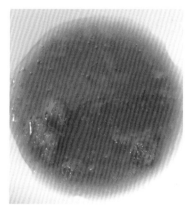

蜂蜜

性味归经 蜂蜜味极甘，消化后味甘。性热，效糙、锐。

功效主治 补虚，润燥，止痛，解毒。主治干咳无痰，肠燥便结；外治口疮，疮疡及中毒症。

用法用量 内服：调服 5 ～ 30 g。外用：适量，涂敷。

精选验方

1. **培根加午病、二合症及三合症** 蜂蜜、翼首草、岩精各 5 g，诃子 1.9 g，藏木香 6 g，寒水石 10 g。共研成细粉，过筛，早、晚各服 3 g。

2. **肾寒、尿频、遗精等** 六味小檗皮散：蜂蜜、香附子各 30 g，小檗皮 50 g，蒺藜 45 g，苍耳、西藏猫乳各 35 g。共研成细粉，过筛，内服，每日 2 次，每次 3g。

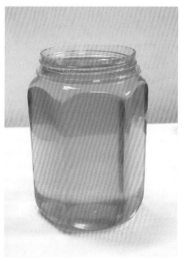

蜂蜜

甘草
GANCAO

藏 药 名 | 信俄尔。

别　　名 | 卡都、洛泥、国老、结吃、杂旧、炙甘草、甘草梢、甘草节、色桑旧玛。

来　　源 | 为豆科植物甘草 *Glycyrrhiza uralensis* Fisch. 的干燥根及根茎。

识别特征 | 甘草为多年生草本植物，高 30 ~ 80 cm，根茎多横走，主根甚发达。外皮红棕色或暗棕色。茎直立，有白色短毛和刺毛状腺体。奇数羽状复叶互生，小叶 7 ~ 17 对，卵状椭圆形，全缘，两面被短毛及腺体。总状花序腋生，花密集。花萼钟状，外被短毛或刺状腺体，花冠蝶形，紫红色或蓝紫色。荚果扁平，呈镰刀形或环状弯曲，外面密被刺状腺毛，种子扁卵圆形，褐色。花期 6 ~ 8 月，果期 7 ~ 10 月。

生境分布 | 生长于干旱、半干旱的荒漠草原及沙漠边缘和黄土丘陵地带。分布于内蒙古、山西、甘肃、新疆等地。

采收加工 | 春、秋二季均可采挖，但以春季为佳。将挖取的根和根茎，切去茎基的幼芽串条、枝杈、须根，洗净。截成适当的长短段，按粗细、大小分等，晒至半干，打成小捆，再晒至全干，去掉栓皮者，称"粉甘草"。

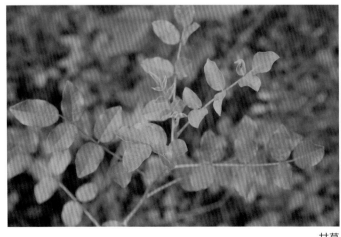

甘草

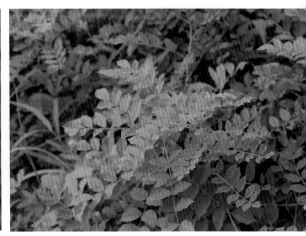

甘草

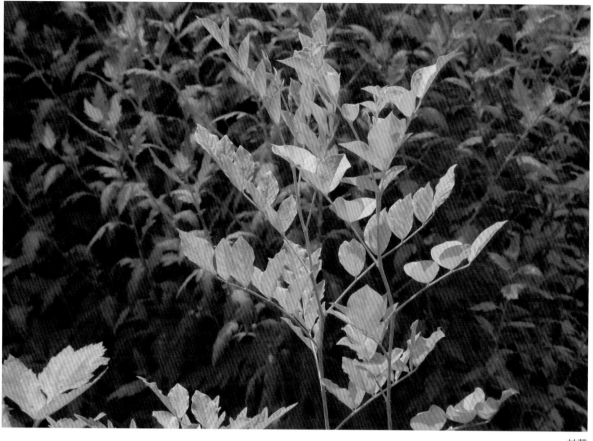

甘草

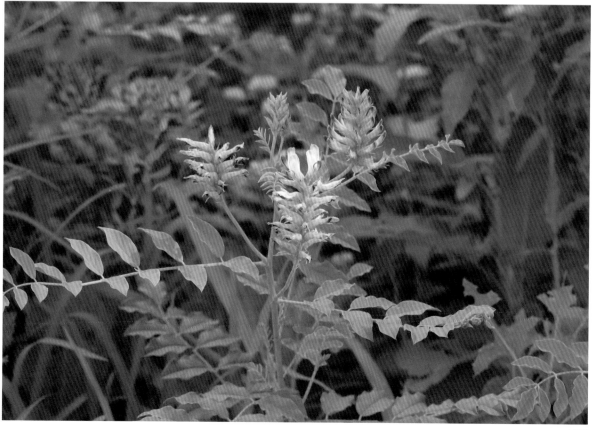

甘草

甘
草

107

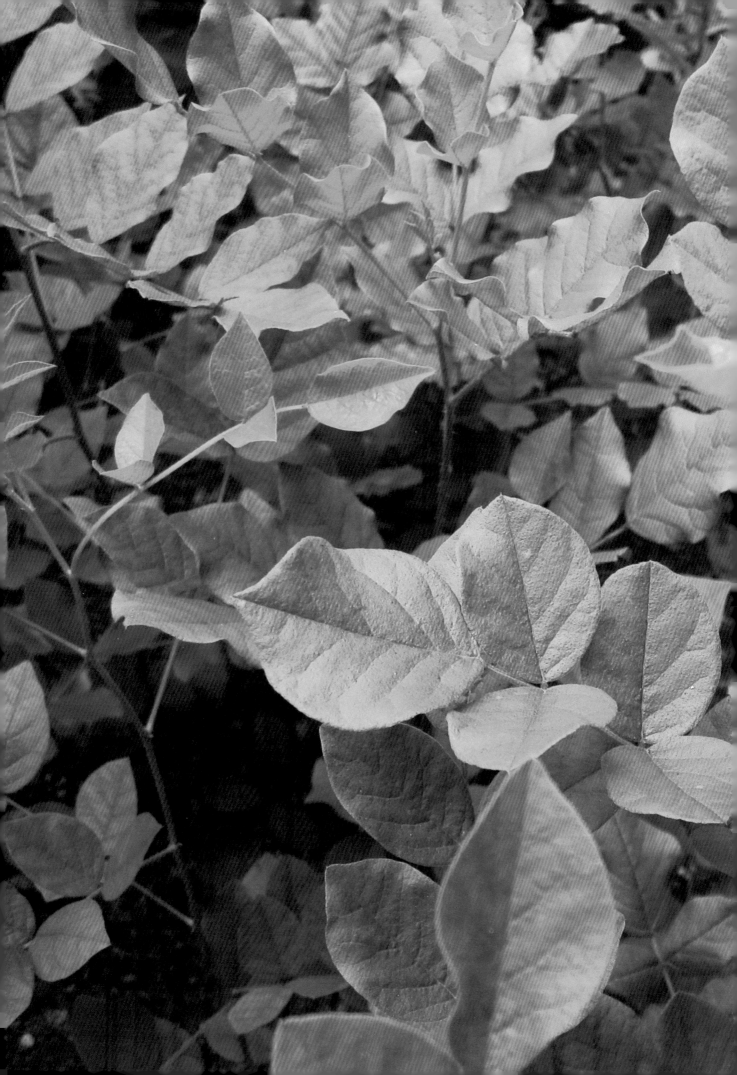

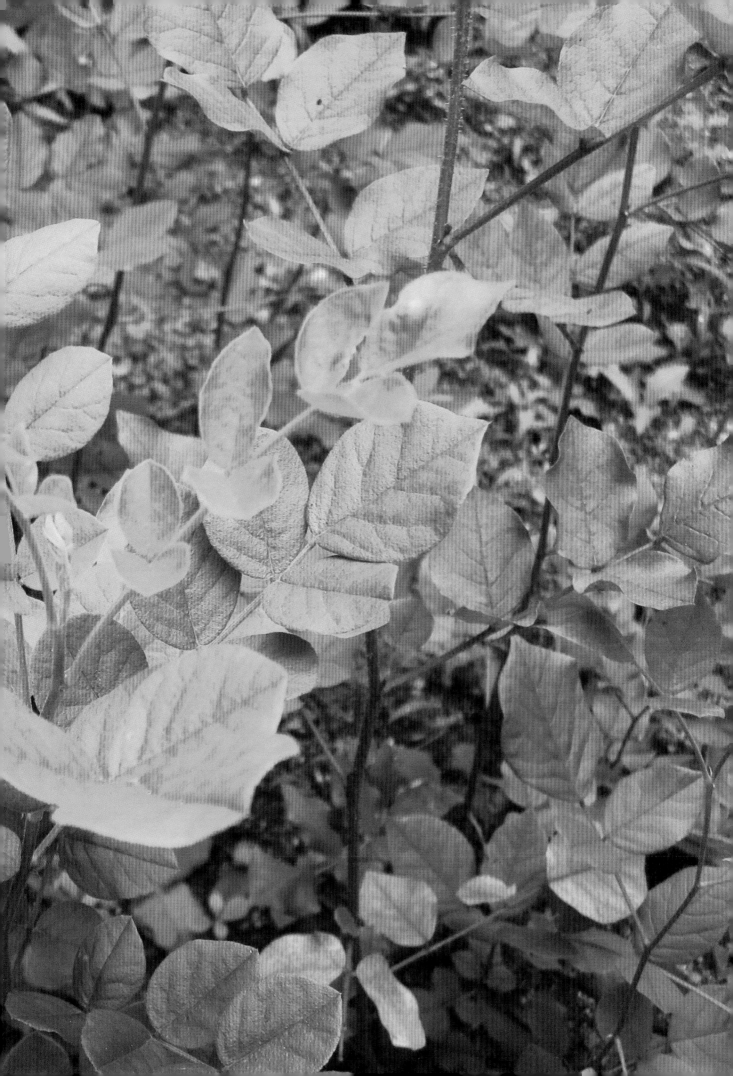

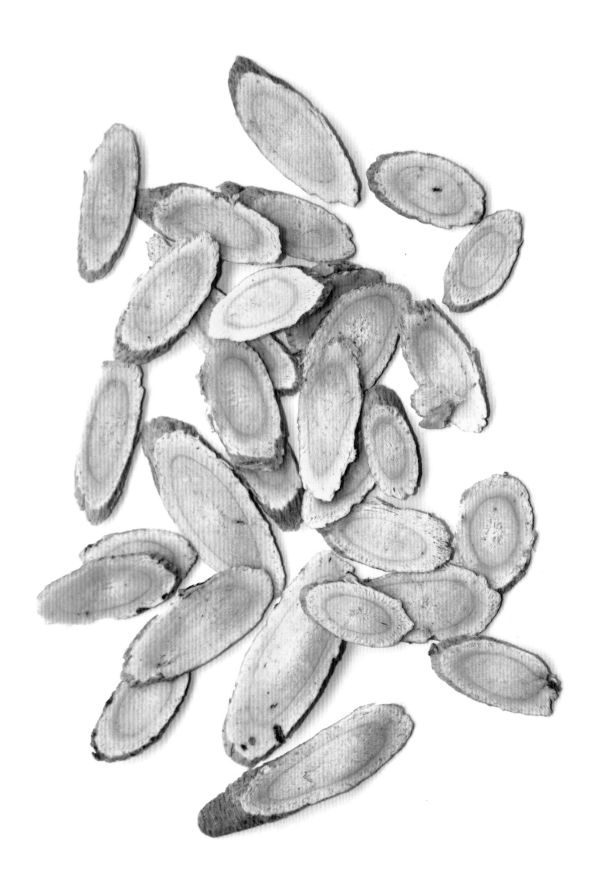

甘草饮片

药材鉴别 | 本品为类圆形或椭圆形厚片或斜片。表面黄白色，略显纤维性，中间有一较明显的棕色环纹及放射状纹理，有裂隙。周边棕红色、棕色或灰棕色，粗糙，具纵皱纹。质坚，有粉性。气微，味甜而特殊。粉甘草表面淡黄色，显菊花纹，周边光洁，淡黄色，有刀削痕迹，质坚实，粉性，气味同甘草。

性味归经 | 甘，平。归心、肺、脾、胃经。

功效主治 | 补脾益气，祛痰止咳，清热解毒，缓急止痛，调和诸药。本品甘平，为治脾胃要药。生用偏凉，能清热解毒，祛痰止咳，炙用偏温，能补中益气。其甘缓之性又可缓急止痛，调和药性。

用法用量 | 3 ~ 10 g，煎服。生用：清热解毒。炙用：补中益气。

精选验方

1. 消化性溃疡 甘草粉适量。口服，每次 3 ~ 5 g，每日 3 次。

2. 原发性血小板减少性紫癜 甘草 12 ~ 20 g。水煎，早、晚分服。

3. 室性早搏 生甘草、炙甘草、泽泻各 30 g。水煎服，每日 2 剂，早、晚分服。

4. 肺结核 甘草 50 g。每日 1 剂，煎汁分 3 次服用。

5. 胃及十二指肠溃疡 甘草、海螵蛸各 15 g，白术、延胡索各 9 g，白芍 12 g，党参 10 g。水煎服。

6. 癔病 甘草 25 g，大枣 50 g，浮小麦 20 g。水煎服。

7. 暑热烦渴 甘草 5 g，西瓜翠衣 50 g，滑石 30 g。水煎服。

8. 过敏性鼻炎 甘草 8 g，乌梅、柴胡、防风、五味子各 12 g。水煎取药汁，每次饮用时加 15 克蜂蜜，每日 1 剂，分 2 次服用。

9. 流行性感冒 甘草 15 g，贯众、板蓝根各 30 g。用开水冲泡，代茶饮，每日 1 剂，不拘时频饮。

10. 急性咽炎 甘草 3 g，桔梗 6 g，葱白 2 根。将桔梗、甘草放入适量清水中煎煮 6 min，再放入葱白，焖 2 min 即成。趁热服用，早、晚各 1 次。

使用禁忌 | 恶心呕吐者忌用。各种水肿、肾病、高血压、低血钾、充血性心力衰竭不宜服。不宜与洋地黄、利尿药、水杨酸、磺酰脲类降糖药合用。

甘草

111

甘松
GANSONG

藏 药 名 | 帮贝。

别　　名 | 赤青、然巴问、甘松香、咱帝热问、赤青堆玛尔。

来　　源 | 为败酱科植物甘松 *Nardostachys jatamansi* DC. 的干燥根及根茎。

识别特征 | 多年生草本，高 20 ~ 35 cm。基生叶较少而疏生，通常每丛 6 ~ 9 片，叶片窄线状倒披针形或倒长披针形，先端钝圆，中部以下渐窄略成叶柄状，基部稍扩展成鞘，全缘，上面绿色，下面淡绿色；主脉三出。聚伞花序呈紧密圆头状，花萼 5 裂，齿极小，花粉红色，花冠筒状，花柱细长，伸出花冠外，柱头漏斗状。瘦果倒卵形，长约 3 mm，萼突破存。花期 6 ~ 8 月。

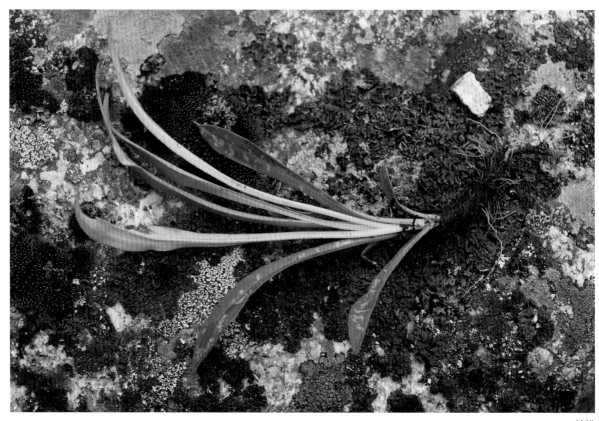

甘松

生境分布 | 生长于高山草原地带。分布于四川、甘肃、青海等地。

采收加工 | 春、秋二季采挖，以秋季采为佳。除去泥沙杂质，晒干或阴干。

药材鉴别 | 本品为类圆柱形大片。外表黑棕色或棕褐色。切面皮部深棕色，常呈裂片状，木部黄白色。质松脆。气特异，味苦而辛，有清凉感。

性味归经 | 辛、甘，温。归脾、胃经。

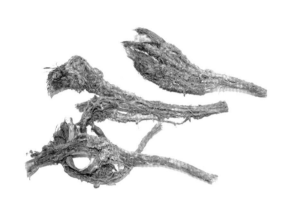 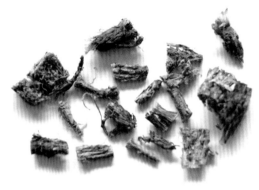

甘松药材　　　　　　　　　　　　　　　甘松饮片

功效主治 | 行气止痛，开郁醒脾。本品辛温行散温通兼甘缓香窜，为脾胃经之药，故有行气止痛、开郁醒脾之效。

用法用量 | 3～6 g，煎服。外用：适量。

精选验方

1. 神经性胃痛 甘松、香附、沉香各适量。水煎服。

2. 神经衰弱、癔病、胃肠痉挛等 甘松18 g，广陈皮4.5 g，水500 ml。浸于沸水中3 h（每半小时煮沸1次），分12次服，每日6次。

3. 胃及十二指肠球部溃疡 甘松、白及、鹿角胶（冲）、延胡索各12～15 g，黄芪、海螵蛸各20～30 g，白芍15～18 g，甘草6～9 g。每日1剂，水煎服；或研细末，炼蜜为丸（每丸重9 g），每次1丸，每日2～3次。

4. 病毒性心肌炎 甘松6～9 g，生地黄、炙甘草、党参、丹参各15～30 g，麦冬、桂枝各6～9 g，苦参9～12 g，紫石英30 g，板蓝根12～15 g。水煎服。

5. 胃腹胀痛、食欲不振 甘松、香附、乌药、陈皮各15 g，肉桂5 g，麦芽25 g。水煎服。

使用禁忌 | 气虚血热者忌用。

干姜
GANJIANG

藏 药 名 ┃ 嘎加。

别 名 ┃ 嘎木、淡干姜、白干姜、俗萨下俗。

来 源 ┃ 为姜科植物姜 *Zingiber officinale* Rosc. 的干燥根茎。

识别特征 ┃ 本品呈扁平块状，长 3～6 cm。表皮皱缩，灰黄色或灰棕色。质硬，断面粉性和颗粒性，白色或淡黄色，有黄色油点散在。气香，味辣。去皮干姜表面平坦，淡黄白色。花期 6～8 月，果期 12 月至翌年 1 月。

生境分布 ┃ 生长于阳光充足、排水良好的沙质地。分布于四川、广东、广西、湖北、贵州、福建等地。

采收加工 ┃ 冬季采挖，除去须根及泥沙，晒干或低温干燥。

药材鉴别 ┃ 本品为不规则的厚片或段片。表面灰棕色或浅黄棕色，粗糙；切面黄白色或灰白色，内皮层环明显，具筋脉点。质坚脆。香气特异，味辛辣。

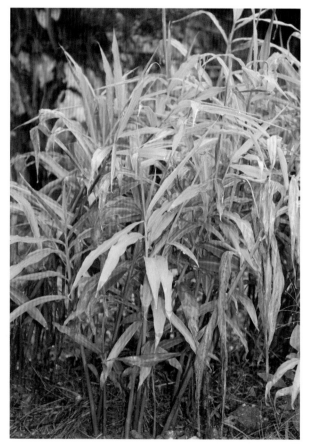

姜

性味归经 ┃ 辛，热。归脾、胃、心、肺经。

功效主治 ┃ 温中散寒，回阳通脉，温肺化饮。本品辛热燥烈，为温中散寒之主药。

用法用量 ┃ 3～10 g，煎服。

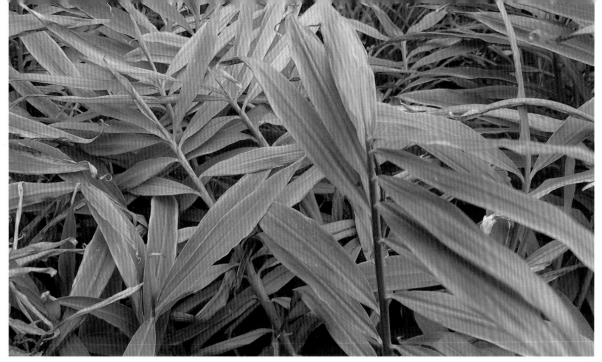

姜

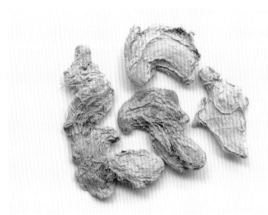

干姜药材

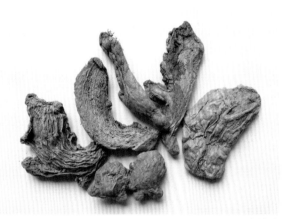

干姜饮片

精选验方

1. **中寒水泻** 干姜（炮）适量。研细末，饮服 10 g。

2. **崩漏、月经过多** 干姜（炮）10 g，艾叶 15 g，红糖适量。水煎服。

3. **脾寒疟疾** 干姜、高良姜等量。研细末，每次 6 g，水冲服。

4. **赤痢** 干姜适量。烧黑存性，候冷为末，每次 3 g，用米汤送饮。

5. **痛经** 干姜、红糖、大枣各 30 g。将大枣去核洗净，干姜洗净切片，加红糖同煎汤服，每日 2 次，温热服。

6. **小儿腹泻** 干姜、艾叶、小茴香各 20 g，川椒 15 g。共为细末，然后以鲜姜 30 g 捣烂拌匀，敷于脐部并以热水袋保持温度，昼夜持续，5 日为 1 个疗程。

7. **妊娠呕吐** 干姜、人参各 50 g，半夏 100 g。研细末，以生姜糊为丸，如梧桐子大，每次 10 丸，每日 3 次。

8. **胃寒痛** 小茴香、干姜、木香各 15 g，甘草 10 g。水煎服。

使用禁忌 阴虚内热、血热妄行者忌用。孕妇慎用。

干姜

枸杞子
GOUQIZI

藏 药 名 | 扎才玛。

别　　名 | 扎才、杞子、杞果、止才玛、西杞果、甘枸杞、枸杞豆。

来　　源 | 为茄科植物宁夏枸杞 *Lycium barbarum* L. 的干燥成熟果实。

识别特征 | 为灌木或小乔木状。主枝数条，粗壮，果枝细长，先端通常弯曲下盘，外皮淡灰黄色，刺状枝短而细，生于叶腋。叶互生或丛生于短枝上。叶片披针形或卵状长圆形，花腋生，花冠漏斗状，粉红色或深紫红色。果实熟时鲜红，种子多数。花、果期较长，一般从 5 月到 10 月边开花边结果。

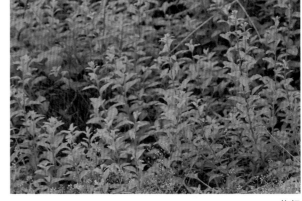

枸杞

生境分布 | 生长于山坡、田野向阳干燥处。分布于宁夏、内蒙古、甘肃，新疆等地也有少量生产，以宁夏产者质地最优，有"中宁枸杞甲天下"之美誉。

采收加工 | 夏、秋二季果实呈橙黄色时采收，晾至皮皱后，再曝晒至外皮干硬，果肉柔软为度，除去果梗，生用或鲜用。

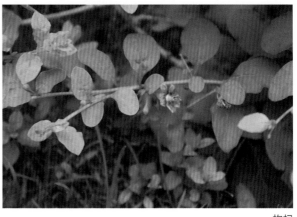

枸杞

药材鉴别 | 本品呈扁长卵形或类纺锤形，有皱纹，色鲜红或暗红。顶端有小突起的花柱痕，基部有白色的果梗痕，质柔，肉厚，有黏性，内具多数黄色肾形种子20 ～ 50 粒。气微，味酸甜。

性味归经 | 甘，平。归肝、肾、肺经。

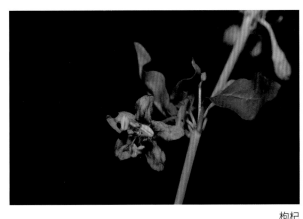

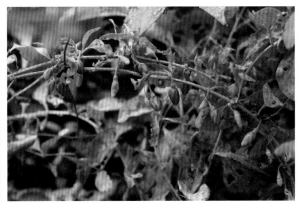

枸杞　　　　　　　　　　　　　　　　枸杞

功效主治 | 滋肾，润肺，补肝明目。本品甘平质润，药性平和，药食兼用，平补肝肾，为滋肾、润肺、补肝明目之要药。

用法用量 | 9～12 g，大剂量可用至 30 g，煎服；或入丸、散、酒剂。

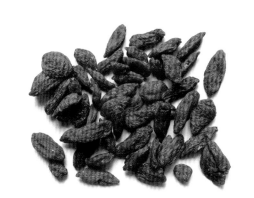

枸杞子饮片

精选验方 |

1. 疖肿　枸杞子 15 g，凡士林 50 g。枸杞子烘脆研末，加凡士林制成软膏，外涂患处，每日 1 次。

2. 妊娠呕吐　枸杞子、黄芩各 50 g。置于带盖大瓷杯内，用沸水冲泡，频频饮服。

3. 男性不育症　枸杞子 15 g。每晚嚼服，连服 1 个月为 1 疗程，待精液常规检查正常后再服 1 疗程，服药期间应禁房事。

4. 肥胖病　枸杞子 15 g。用沸水冲泡当茶饮服，早、晚各 1 次。

5. 老人夜间口干　枸杞子 30 g。每晚嚼服，10 个月为 1 疗程。

6. 身体虚弱、腰膝酸软　枸杞子、旱莲草、桑椹各 20 g，女贞子 15 g。水煎服。

7. 早期高血压病　枸杞子、白菊花各 15 g，生杜仲 20 g，桑寄生 25 g，生牡蛎 30 g。水煎服。

8. 遗精、滑精　枸杞子、芡实各 20 g，补骨脂、韭菜子各 15 g，牡蛎 40 g（先煎）。水煎服。

9. 肝肾不足、头晕盗汗、迎风流泪　枸杞子、菊花、熟地黄、怀山药各 20 g，山茱萸、牡丹皮、泽泻各 15 g。水煎服。

10. 肾虚腰痛　枸杞子、金毛狗脊各 20 g。水煎服。

使用禁忌 | 外有表邪，内有实热、脾胃湿盛肠滑者忌用。

广酸枣
GUANGSUANZAO

藏 药 名 娘肖夏。

别　　名 斋、阿马厘、帕达、滋达嘎。

来　　源 为漆树科植物南酸枣 *Choerospondias axillaris* （Roxb.） Burtt et Hill 的干燥成熟果实。

识别特征 落叶乔木，高 8 ～ 20 m。树皮片状剥落，小枝无毛，有皮孔，奇数羽状复叶互生，有小叶 3 ～ 6 对，叶柄纤细，基部膨大；小叶膜质或纸质，卵形、卵状披针形或卵状长圆形，长 2 ～ 5 mm。雄花序长 4 ～ 10 cm，雌花单生上部叶腋；花萼 5 裂，裂片阔三角形，边缘有红色腺状睫毛，两面被白色微柔毛；花瓣长圆形，长 2.5 ～ 3 mm，无毛，具褐色脉纹，开花后外卷；雄蕊 10，与花瓣等长，花丝线形；子房卵圆形或倒卵状椭圆形，成熟后黄色，长 2.5 ～ 3 cm，径约 2 cm。果核与果同形，长 2 ～ 2.5 cm，径约 1.5 cm，顶端有 5 个小孔。花期 3 ～ 4 月。

生境分布 生长于海拔约 1100 m 的低山林缘。分布于西藏、云南、贵州、湖北、湖南、浙江、广东、广西等地。

采收加工 秋季果实成熟时采收，鲜用或晒干。

药材鉴别 果实呈椭圆形或近卵形，长 2 ～ 3 cm，直径 1.4 ～ 2 cm。表面黑褐色

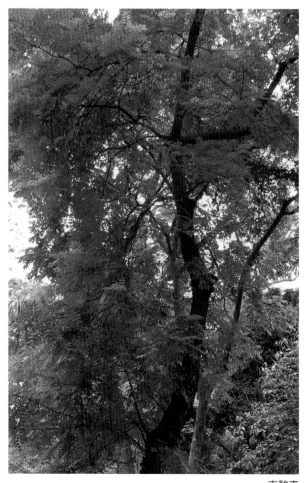

南酸枣

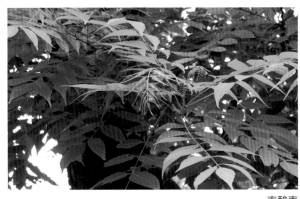
南酸枣

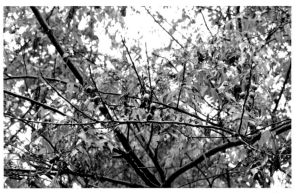
南酸枣

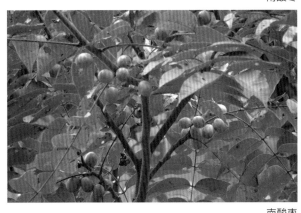
南酸枣

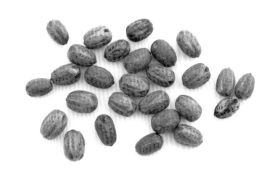
广酸枣

或棕褐色，稍有光泽，具不规则的皱褶；基部有果梗痕。果肉薄，棕褐色，质硬而脆，核近卵形，黄棕色，顶端有5个（偶有4或6个）明显的小孔，每孔各含种子2枚，无臭，味酸。以个大、肉厚、黑褐色、油润者为佳。

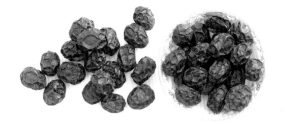
广酸枣

性味归经 | 味甘、酸。性平。

功效主治 | 清热、养心，安神。主治心热病，心脏病，心跳气短，心神不安。

用法用量 | 内服：煎汤，3～9 g；或入丸、散。

精选验方 |

1. 心脏病，尤其是"龙"热上燥者 广酸枣、槟榔各 15 g，荜茇、胡椒各 2.5 g，赞土 0.5 g，阿卡如、肉豆蔻、木香、阿魏、紫硇砂、加嘎、丁香各 0.25 g。以上十二味混匀，研细末，每日 3 次，每次 5 g。

2. 各种龙病及血痛 广酸枣、肉豆蔻、丁香各 10 g，阿卡如 15 g。均捣罗为细散，每日 3 次，每次 1～2 g。

3. 多种心脏疾病及眼突等症 广酸枣、诃子、宽筋藤各 20 g。将三味切细，煎汤，每日 2 次，每次 3 g。

广酸枣

119

海金沙

HAIJINSHA

藏 药 名 | 色其门巴。

别　　名 | 金沙藤、左转藤、竹园荽、翁布酒白色其。

来　　源 | 本品为海金沙科多年生攀缘蕨类植物海金沙 *Lygodium japonicum* (Thunb.) Sw. 的干燥成熟孢子。

识别特征 | 多年生攀缘草本。根茎细长，横走，黑褐色或栗褐色，密生有节的毛。茎无限生长；叶多数生于短枝两侧，短枝长 3 ~ 8 mm，顶端有被毛茸的休眠小芽。叶 2 型，纸质，营养叶尖三角形，2 回羽状，小羽片宽 3 ~ 8 mm，边缘有浅钝齿；孢子叶卵状三角形，羽片边缘有流苏状孢子囊穗。孢子囊梨形，环带位于小头。孢子期 5 ~ 11 月。

生境分布 | 生长于阴湿山坡灌木丛中或路边林缘。分布于广东、浙江等地。

采收加工 | 立秋前后孢子成熟时采收，过早过迟均易脱落。选晴天清晨露水未干时，割下茎叶，放在衬有纸或布的筐内，于避风处晒干。然后用手搓揉、抖动，使叶背之孢子脱落，再用细筛筛去茎叶即可。

药材鉴别 | 本品呈浅棕黄色或棕黄色粉末状。体轻，用手捻之有光滑感，置手中容易从指缝滑落。气微，味淡。

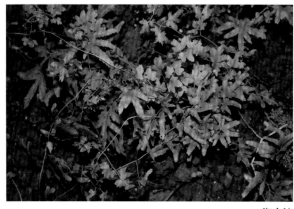

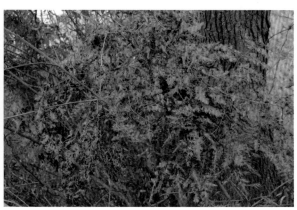

海金沙　　　　　　　　　　　　　　　　　　　　　　　　　海金沙

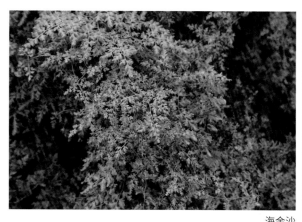

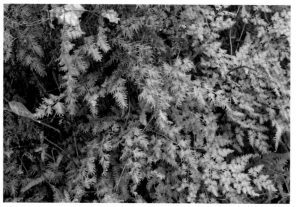

海金沙   海金沙

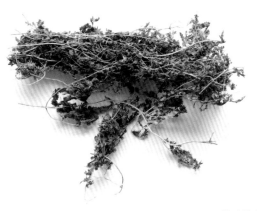

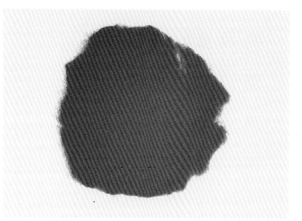

海金沙药材   海金沙饮片

性味归经 | 甘，寒。归膀胱、小肠经。

功效主治 | 利水通淋。

用法用量 | 6 ~ 12 g，煎服；宜布包。

精选验方 |

1. 胆石症 海金沙、金钱草各 30 g，柴胡、枳实、法半夏、陈皮各 10 g，鸡内金、郁金、姜黄、莪术各 15 g。水煎服，晨起空腹服 300 ml，午饭后服 300 ml。

2. 沙石淋 海金沙 10 g，琥珀 40 g，芒硝 100 g，硼砂 20 g。共研细末，每次服 5 ~ 10 g，每日 3 次。

3. 肾盂肾炎 海金沙、穿心莲各 15 g，车前草、马兰根、蒲公英、金钱草、萹蓄各 6 g，生甘草 3 g。水煎服。

4. 泌尿系感染 海金沙、车前草、金银花各 15 g，广金钱草 24 g。水煎服，每日 1 剂。

5. 麻疹并发肺炎 海金沙、大青木叶、地锦草（或金银花）、野菊花各 15 g。水煎服，每日 1 剂。

6. 尿路结石 海金沙、天胡荽、石韦、半边莲各 50 g。水煎服。

使用禁忌 | 气阴两虚、内无湿热者及孕妇慎用。

海金沙

寒水石
HANSHUISHI

藏 药 名 | 君西。

别　　名 | 堆君、多刺普、凝水石、达瓦普、参母伟坚、如巴塔亚根。

来　　源 | 本品为天然产的三方晶系碳酸钙的矿石（方解石）Calcitum 的矿石。

识别特征 | 方解石：多为规则的块状结晶，常呈近立方体状菱面体，也可为扁平的菱面体或尖锥状多面体。有棱角，白色或黄白色表面平滑，有玻璃样光泽，微透明。有完全解理，故晶体可沿三个不同方向劈开，碎片多呈带斜角扁方块。质坚硬而脆，硬度 3，比重 2.7，条痕为白色或淡灰色。断面平坦。气无、味淡。

生境分布 | 形成于沉积作用，如海盆或湖盆地中化学沉积的石膏，常与石灰岩、红色页岩、泥灰岩等成层出现。方解石分布于河南、安徽、江苏、浙江等省；红石膏分布于辽宁、吉林、内蒙古、山东、甘肃等省（区）。

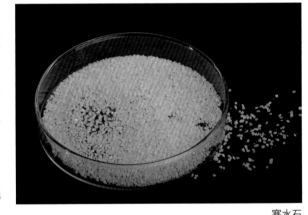

寒水石

采收加工 | 全年可采，挖出后除去泥土，拣去杂石。

药材鉴别 | 多呈规则的块状结晶，常呈斜方柱形，有棱角，无色或黄白色，透明、略透明或不透明，表面平滑，有玻璃样光泽。质坚硬，易砸碎，碎块为方形或长方形。无臭，味淡。

性味归经 | 辛、咸，寒。归心、胃、肾经。

功效主治 | 清热泻火，除烦止渴。本品性寒凉而清热，走心、胃、肾经，故可清三经之热而除烦止渴。外用尚可治丹毒烫伤。

用法用量 | 10 ～ 15 g，煎服。外用：适量。

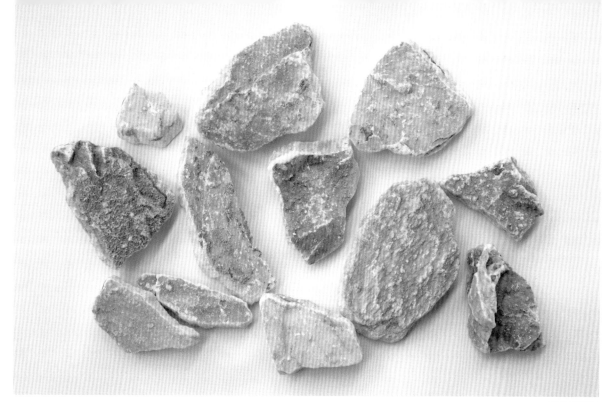

寒水石药材

精选验方 |

1. 牙齿内出血 寒水石粉、朱砂、甘草各等份。研为细末，以少许撒于出血处。

2. 水火烫伤 寒水石、石膏、炉甘石各30 g，冰片3 g。共研细末，撒于创面；或寒水石、炉甘石、赤石脂、生石膏各150 g。共研细末，梅片6 g（另研），混匀，装瓶备用。均在无菌条件下进行。用时加植物油调成糊状，涂于创面，每日早、晚换药（1%碱水洗净陈药），直至创面愈合。

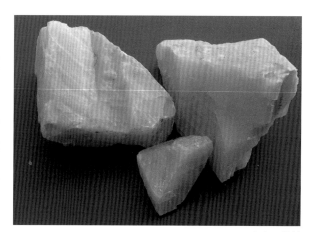

寒水石药材

3. 疖、湿疹疮面红肿者 寒水石30 g，黄连12 g，滑石18 g，冰片3 g。共研细末，用麻油或凡士林调成含量50%的软膏，外搽患处，每日1次，治愈为止。

4. 喉癌 寒水石、紫雪散、羚羊角、生石膏、升麻各30 g，玄参、水牛角各60 g，甘草20 g，沉香、木香各15 g。加工成细粉，装瓶备用。每日2次，每次3 g。

5. 急、慢性肝炎 柴胡、竹叶、黄芩各10 g，茵陈、土茯苓、滑石、凤尾草各12 g，七叶一枝花、寒水石、生石膏、双花各6 g。水煎取药汁。每日1剂，分2次服用。

6. 癫痫 寒水石12 g，钩藤、威灵仙、莲子心各9 g，天竺黄6 g，青黛3 g。共研细末，备服。每次服0.9～1.5 g，每日2～3次。

使用禁忌 | 脾胃虚寒者忌服。

寒
水
石

诃子

HEZI

藏 药 名 | 阿如热。

别　　名 | 普折、诃子肉、诃子皮、煨诃子、诃黎勒。

来　　源 | 本品为使君子科落叶乔木植物诃子 *Terminalia chebula* Retz. 的干燥成熟果实。

识别特征 | 诃子为落叶乔木，新枝绿色，被褐色短柔毛。单叶互生或近对生，革质，椭圆形或卵形，全缘，叶基两边各有1枚腺体。圆锥花序顶生，由数个穗状花序组成；花小，两性，无柄，淡黄色，萼杯状。核果，倒卵形或椭圆形，无毛，干时有5纵棱，呈黑褐色。花期6~8月，果期8~10月。

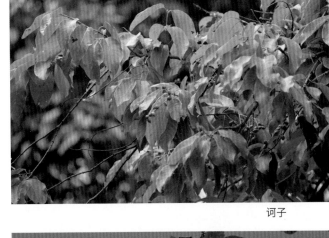

诃子

生境分布 | 生长于疏林中或阳坡林缘。分布于云南、广东、广西等地。

采收加工 | 秋末冬初果实成熟时采摘，将诃子洗净，晒干，生用或炒用。

药材鉴别 | 药用部分为果皮。诃子肉为类纺锤形或长瓢形，除去果核。长2~4 cm，直径2~2.5 cm。外表深褐色，有光泽，有5~6条纵横线及不规则皱纹，基部有圆形果梗痕。内表色浅，粗糙。质地坚实，气香味酸而涩。

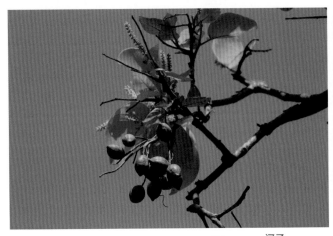

诃子

性味归经 | 苦、酸、涩，平。归肺、大肠经。

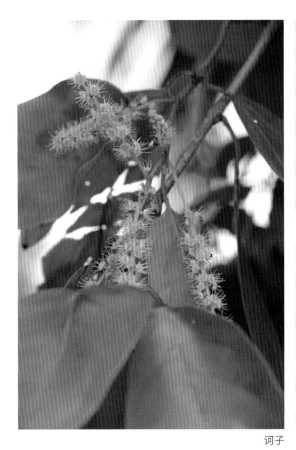

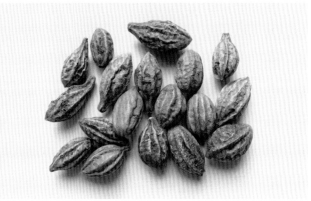

诃子药材

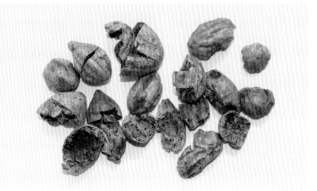

诃子

诃子饮片

功效主治 涩肠止泻,敛肺利咽。本品味苦、酸,性质平和,入肺与大肠经,酸涩收敛为功,故可敛肺止咳,涩肠止泻。又味苦,故也可下气利咽。

用法用量 3～9 g,煎服。涩肠止泻宜煨用;敛肺利咽宜生用。

精选验方

1. 大叶性肺炎 诃子肉、瓜蒌各 15 g,百部 9 g。为每日量,水煎分 2 次服。

2. 急慢性湿疹 诃子 10 g。捣烂,加水 1500 ml,小火煎至 500 ml,再加米醋 500 ml,煮沸即可,取药液浸渍或湿敷患处,每次 30 min,每日 3 次,每日 1 剂。

3. 失音 诃子肉 12 g,桔梗 15 g,甘草 5 g,射干 10 g。前三味各一半炒一半生用,和射干共水煎服。

4. 食管癌 诃子、菱角、紫藤、薏苡仁各 10 g。将菱角、紫藤、诃子、薏苡仁放入砂锅中,加水煎汤。上、下午分别服用。

5. 痢疾不止、放屁多、脉濡 诃子肉(煨)500 g。研为细末。每次取 9 g 药末,每日 3 次,用米汤送服。

使用禁忌 咳嗽、泻痢初起者不宜用。

核桃仁

HETAOREN

藏 药 名 | 达尔嘎。

别　　名 | 措其、新这儿、胡桃肉。

来　　源 | 为胡桃科植物胡桃 *Juglans regia* L. 的干燥成熟种子。

识别特征 | 落叶乔木，高 20 ~ 25 m。树皮灰白色，幼时平滑，老时浅纵裂。小枝被短腺毛，具明显的叶脉和皮孔；冬芽被芽鳞；髓部白色，薄片状。奇数羽状复叶，互生。花单性，雌雄同株，与叶同时开放，雄花序腋生，下垂，花小而密集，雄花有苞片 1，长圆形，小苞片 2，长卵形，花被片 1 ~ 4，均被腺毛，雄蕊 6 ~ 30；雌花序穗状，直立，生于幼枝顶端，通常有雌花 1 ~ 3 朵，总苞片 3 枚，长卵形，贴生于子房，花后随子房增大；花被 4 裂，裂片线形，高出总苞片；子房下位，2 枚心皮组成，花柱短，柱头 2 裂，呈羽毛状，鲜红色。果实近球形，核果状，外果皮绿色，由总苞片及花被发育而成，表面有斑点，中果皮肉质，不规则开裂，内果皮骨质，表面凹凸不平，有 2 条纵棱，先端具短尖头，内果皮壁内具空隙而有皱折，隔膜较薄，内里无空隙。花期 5 ~ 6 月，果期 9 ~ 10 月。

生境分布 | 各地均有栽培。分布于华北、东北、西北地区。

采收加工 | 9 ~ 10 月果实成熟时采收。除去果皮，敲破果核（内果皮），取出种子。

药材鉴别 | 本品为不规则的碎块。淡黄色或棕黄色。质脆，切面类白色，富油性。无臭，味甘。

性味归经 | 甘，温。归肾、肺、大肠经。

功效主治 | 补肾固精，温肺定喘，润肠通便。主治腰痛脚弱，尿频，遗尿，阳痿，遗精，久咳喘促，肠燥便秘，石淋及疮疡瘰疬。

用法用量 | 内服：9 ~ 30 g，入汤、丸、散、膏、粥等。

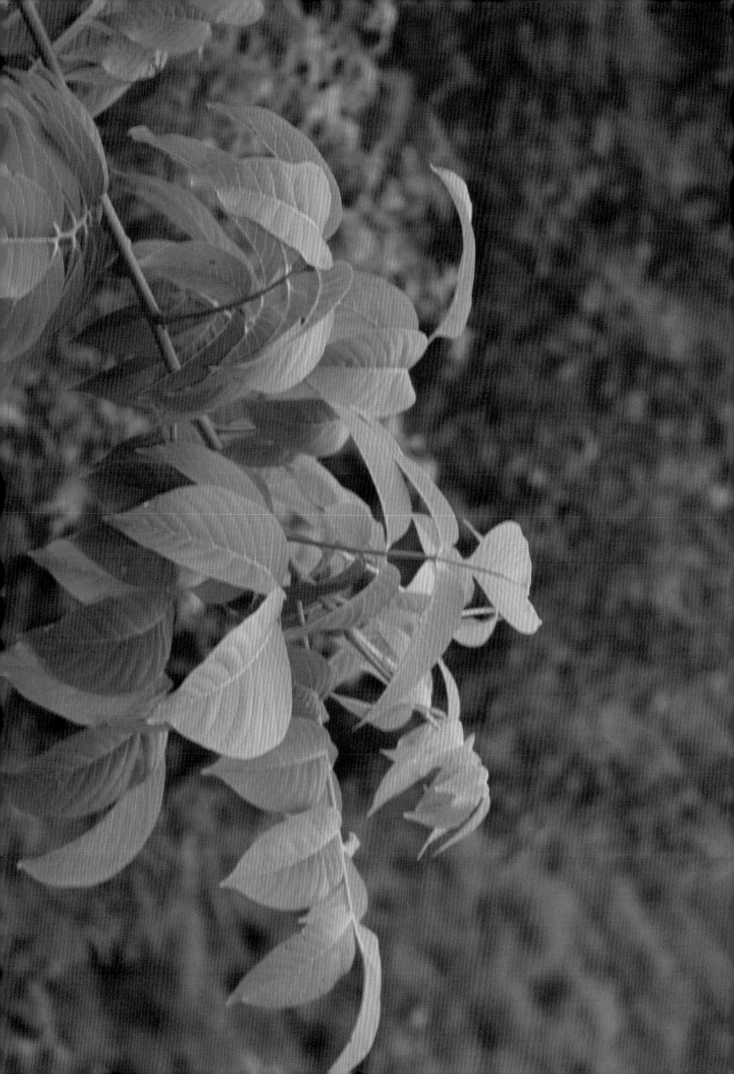

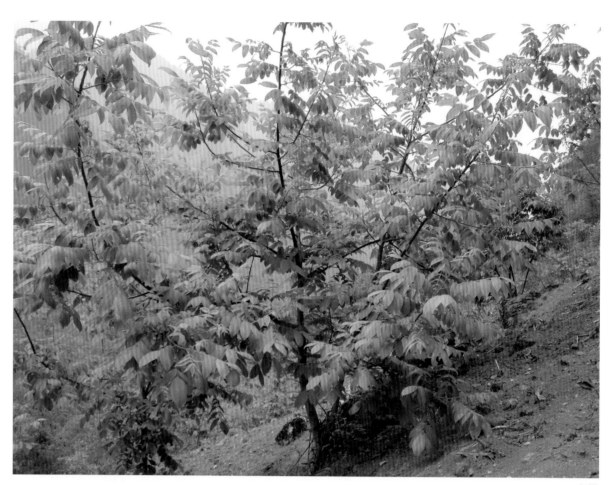

胡桃

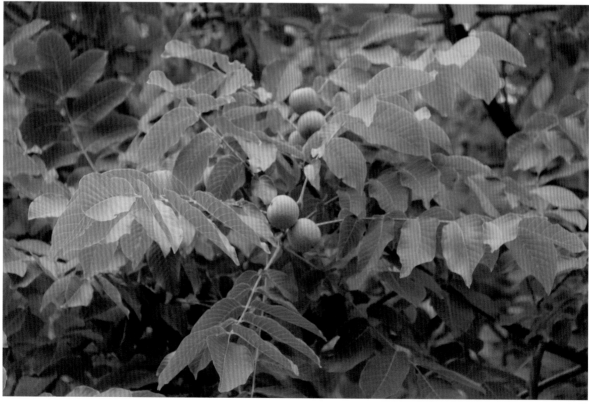

胡桃

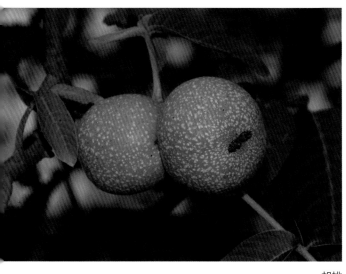
胡桃

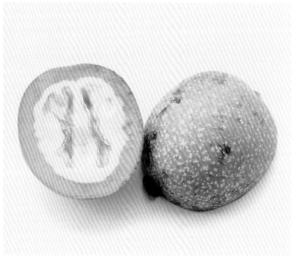
核桃药材

精选验方 |

1. 低血压症　核桃仁 20 g，陈皮 15 g，甘草 6 g。水煎取药汁，每日 2 剂，连服 3 日。

2. 肾阳虚型骨质疏松症　核桃仁、蜂蜜各 20 g，牛奶 250 ml。核桃仁洗净，晒干（或烘干）后研成粗末，备用。牛奶倒入砂锅中，用小火煮沸，调入核桃粉，再煮沸时停火，加入蜂蜜，搅匀即成。早餐时食用。

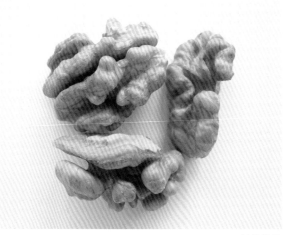
核桃饮片

3. 小儿百日咳恢复期　核桃仁 15 g，党参 9 g。加水煎取药汁，每日 1 剂，分 1 ~ 2 次食用。

4. 低血压症　核桃仁 20 g，陈皮 15 g，甘草 6 g，水煎取药汁，每日 2 剂，连服 3 日。

5. 化脓性中耳炎　核桃仁 3 个，冰片 3 g。将核桃仁挤压出油，加入冰片，调匀备用。用时洗净耳内外，拭干耳道，将药油滴于耳内。每日 1 或 2 次，5 ~ 10 日可愈。

6. 酒渣鼻　大枫子、木鳖子、樟脑粉、核桃仁、蓖麻子、水银各等份。共研成细末，以水银调成糊状，药膏即成，先清洗鼻患处，然后取二子水银膏薄薄涂上一层，晚上用药，第二天早晨洗去，隔日 1 次，连用 2 周为 1 个疗程。

7. 神经衰弱　核桃仁 12 g，丹参 15 g，佛手片 6 g，白糖 50 g。核桃仁捣烂，加白糖混合均匀；将丹参、佛手共煎汤，加入核桃白糖泥，沸煮 10 min，即成。每日 1 剂，分 2 次服用。

使用禁忌 |
肺热咳嗽、阴虚有热者忌服。

核桃仁

红景天
HONGJINGTIAN

藏 药 名 | 索罗玛布。

别　　名 | 参玛、米旺洛娃、蔷薇红景天、扫罗玛尔布。

来　　源 | 本品为景天科植物狭叶红景天 *Rhodiola kirilowii* (Regel) Maxim 或唐古特红景天 *R. Algida* (Ledeb.) Fisch Et Mey. var. 的干燥根茎。

识别特征 | 多年生草本，高 10 ~ 20 cm。根粗壮，圆锥形，肉质，褐黄色，根颈部具多数须根。根茎短，粗壮，圆柱形，被多数覆瓦状排列的鳞片状的叶。从茎顶端之叶腋抽出数条花茎，花茎上下部均有肉质叶，叶片椭圆形，边缘具粗锯齿，先端锐尖，基部楔形，几无柄。聚伞花序顶生，花红色。菁葵果。花期 4 ~ 6 月，果期 7 ~ 9 月。

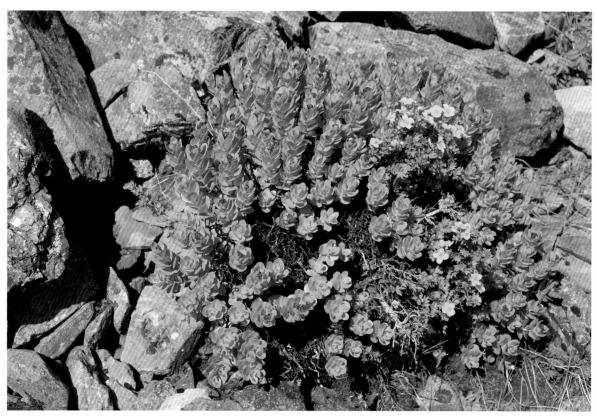

红景天

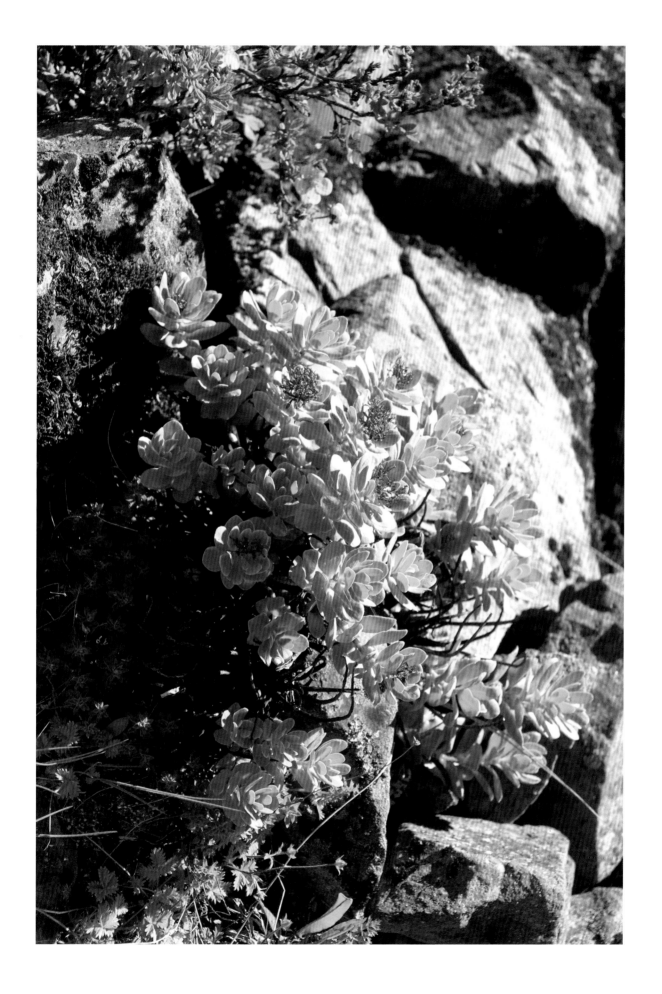

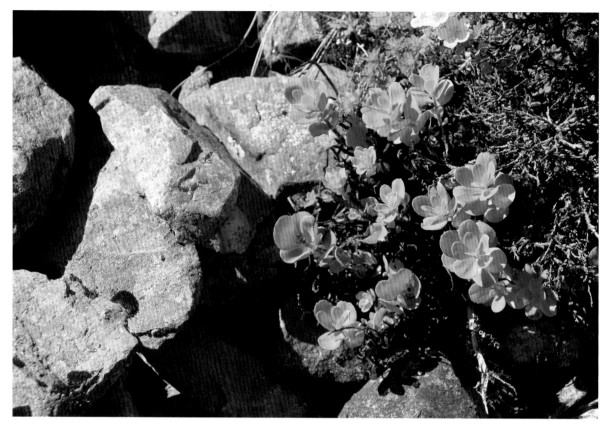

红景天

生境分布｜ 生长于高山岩石处，野生或栽培。分布于西藏、新疆、辽宁、吉林、山西、河北。

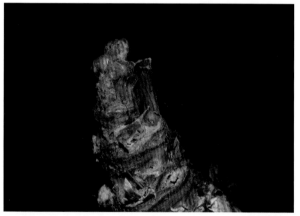

红景天药材

采收加工｜ 全草，7～9月采收，晒干。根及根茎，秋季采挖，除去粗皮，洗净，切片晒干。

药材鉴别｜ 本品根茎为圆柱形块状，直径 2.9～4.5 cm。表面棕色或褐色，粗糙有褶皱。剥开外皮有一层膜质黄色表皮且具粉红色花纹；宿存部分老花茎，花茎基部被三角形或卵形膜质鳞片；节间不规则，断面粉红色或紫红色，有一环纹，质轻，疏松。根的断面橙红色或紫红色，有时具裂隙。气芳香，味微苦涩，后甜。

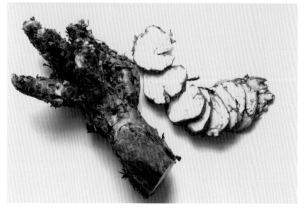

红景天药材

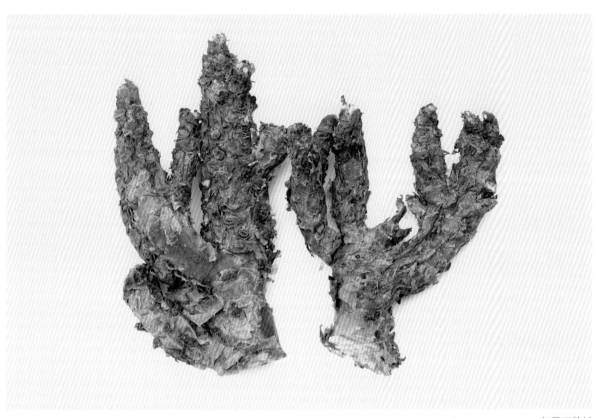

红景天药材

性味归经 甘、涩，微寒。归肺、肝、肾经。

功效主治 滋补强壮，活血止血，清热解毒。本品味甘、涩、微寒，归肺、肝、肾经，有滋补强壮、养生抗衰老作用，有活血止血、清热解毒之功。

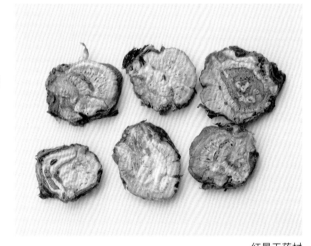

红景天药材

用法用量 内服：煎汤，3 ~ 10 g。外用：捣敷或为末调敷。

精选验方

1. 烫火伤、跌打损伤、瘀血作痛 鲜红景天适量。捣糊外敷。

2. 养生、抗老防衰 红景天 6 g，粳米 50 g。先使用红景天煎水去渣，再加米煮粥，粥成加适量的白糖调味。

3. 老年性心衰、糖尿病、神经官能症、贫血、肝脏病等 红景天 5 g。泡水代茶饮。

使用禁忌 儿童、孕妇慎用。

红糖
HONGTANG

藏 药 名 | 普尔软。

别　　名 | 新剧连、新肯糖玛、剧孜、如阿。

来　　源 | 为禾本科植物甘蔗 *Saccharum sinensis* Roxb. 茎秆液汁的加工品。

识别特征 | 多年生草本，秆直立，粗壮，坚实，高 2 ～ 4 m，径 2 ～ 5 cm，绿色、淡黄色或淡紫色，表面常被白粉。叶片阔而长，长 0.5 ～ 1 m，宽 2.5 ～ 5 cm，两面粗糙，边缘粗糙或具小锐齿，中脉粗厚，白色，鞘口有毛。圆锥花序大，长 40 ～ 80 cm，白色，生于秆顶，花序柄无毛，分枝纤细，长 10 ～ 30 cm，节间无毛，小穗长 3 ～ 4 mm，小穗柄无毛；基盘微小，被白色丝状长毛，毛长约为小穗的 2 倍。第一颖无毛，近纸质；第二颖约与第一颖等长，不孕小花中性；结实小花的外稃甚狭或缺；内稃小，披针形。春季抽穗。

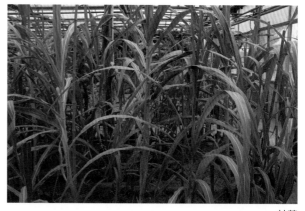

甘蔗

生境分布 | 广植于温带及热带地区。我国广东、广西、台湾、福建、湖南、四川、云南等地均有栽培。

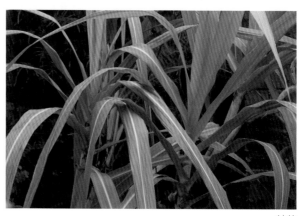

甘蔗

采收加工 | 秋后采收，砍取地上部分，削去上部梢叶及茎皮，切小段，熬煮，熬出 3 种不同的糖。熬煮甘蔗汁液时，把浮在上面的泡沫和浮渣除去，把下面状如胶乳的稀液分取出来熬制，即紫糖，其色紫，不凝结，性润，应泼去。去掉紫糖的汁液，再继续熬煮，分取上层胶乳状的稠液，即红糖（黄糖），比紫糖稠，清澈，色淡黄，质软、轻，不要倒掉。最下面的汁液，熬煮出来的糖，即为白糖。

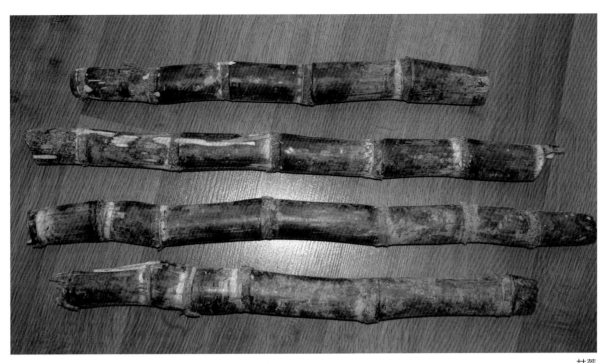

甘蔗

药材鉴别 | 本品呈褐黄色、赤褐色或黑色，因加工方法不同而形状各异，且有质坚硬的，有质软体轻等，咀嚼时有沙砾感。气微，味甘。

性味归经 | 味甘，性温。

功效主治 | 滋补壮阳，祛寒。主治"龙""赤巴"病，血病，身虚，腹泻，阳痿等症。

用法用量 | 内服：煎汤，6～9 g；或入丸、散。

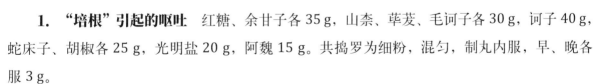

红糖

精选验方 |

1. "培根"引起的呕吐 红糖、余甘子各35 g，山奈、荜茇、毛诃子各30 g，诃子40 g，蛇床子、胡椒各25 g，光明盐20 g，阿魏15 g。共捣罗为细粉，混匀，制丸内服，早、晚各服3 g。

2. 消化不良引起的腹胀，食欲不振，呃逆，恶心等 红糖50 g，沙螺粉40 g，中尼大戟35 g，沙棘膏30 g，蛇肉4 g。共捣罗为细粉，混匀，制丸内服，每日2次，每次1.8 g。

使用禁忌 | 红糖味苦者因其甘蔗被虫蛀食，快要枯干，味苦，非正常成熟变干，因而变成红色，成了空皮，此种甘蔗熬制的红糖食后，易生肉、脂、血和"培根"，因而为劣品。一般忌食此糖，这种糖又叫作毒糖。

胡椒
HUJIAO

藏 药 名 | 颇瓦日。

别　　名 | 玛日杂、黑胡椒、那勒宪、白胡椒、朱门日布。

来　　源 | 为胡椒科植物胡椒 *Piper nigrum* L. 的干燥近成熟果实或成熟果实。

识别特征 | 常绿藤本。茎长达 5 m 多，多节，节处略膨大，幼枝略带肉质。叶互生，叶柄长 1.5 ~ 3 cm，上面有浅槽；叶革质，阔卵形或卵状长椭圆形，长 8 ~ 16 cm，宽 4 ~ 7 cm，先端尖，基部近圆形，全缘，上面深绿色，下面苍绿色，基出脉 5 ~ 7 条，在下面隆起。花单性，雌雄异株，或为杂性，成穗状花序，侧生茎节上；总花梗与叶柄等长，花穗长约 10 cm；每花有一盾状或杯状苞片，陷入花轴内，通常具侧生的小苞片；无花被；雄蕊 2，花丝短，花药 2 室；雌蕊子房圆形，1 室，无花柱，柱头 3 ~ 5 枚，有毛。浆果球形，直径 4 ~ 5 mm，稠密排列，果穗圆柱状，幼时绿色，熟时红黄色。种子小。花期 4 ~ 10 月，果期 10 月至次年 4 月。

生境分布 | 生长于荫蔽的树林中。分布于海南、广东、广西、云南等地。

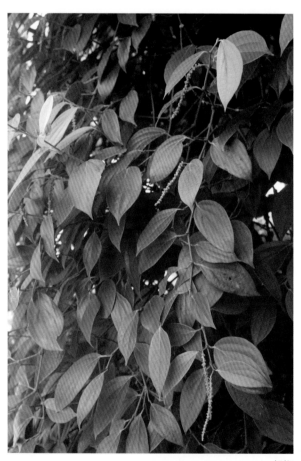

胡椒

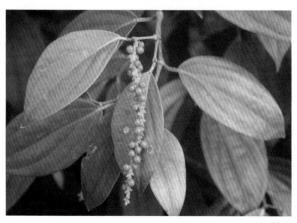

胡椒

采收加工｜ 秋末至次春果实呈暗绿色时采收，晒干，为黑胡椒；果实变红时采收，水浸，去除果肉，晒干，为白胡椒。

药材鉴别｜ 本品呈圆球形。表面灰白色，平滑，一端有一小突起，另一端有一微凹陷的圆脐，表面有浅色脉纹。质硬而脆。破开面微有粉性，黄白色，外皮薄，中间有细小空心。气芳香，味辛辣。

性味归经｜ 辛，热。归胃、大肠经。

功效主治｜ 温中止痛，下气消痰。本品辛热，温中散寒以止痛，中焦无寒则升降有序而气下痰消，故有此功。

用法用量｜ 2～4 g，煎服；0.5～1 g，研末服。外用：适量。

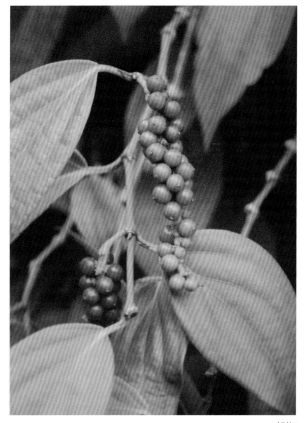

胡椒

精选验方｜

1. 婴幼儿腹泻 吴茱萸 6 g，苍术 7 g，白胡椒 2 g，肉桂、枯矾各 3 g。共为细末，分 3 等份，每次取 1 份，以醋适量调匀，置于神厥穴（脐孔），外用麝香止痛膏或胶布固定，每日换药 1 次。

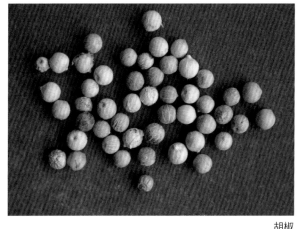

胡椒

2. 子宫脱垂 白胡椒、附片、肉桂、白芍、党参各 20 g。研末加红糖 60 g，和匀分 30 包，每日早、晚各服 1 包（服药前先饮少量酒），15 日为 1 个疗程。

3. 小儿消化不良性腹泻 白胡椒、葡萄糖粉各 1 g。研粉混匀，1 岁以下每次服 0.3～0.5 g；3 岁以上每次服 0.5～1.5 g，一般不超过 2 g，每日 3 次。连服 1～3 日为 1 个疗程。

4. 慢性气管炎 将白胡椒放入 75% 酒精中泡 30 min，取出切成 2 瓣或 4 瓣，用于穴位埋藏。

5. 感冒咳嗽 胡椒 8 粒，暖脐膏 1 张。将胡椒研碎，放在暖脐膏中央，贴于第 2 和第 3 胸椎之间，贴后局部发痒，为药物反应，不要剥去。

使用禁忌｜ 胃热或胃阴虚者忌用。

胡椒

葫芦

HULU

藏 药 名 | 嘎贝。

别　　名 | 吉瓦钦、陈葫芦、乌门朱拉、陈壶卢瓢、赛尔拉普布。

来　　源 | 为葫芦科一年生攀缘草本植物葫芦 *Lagenaria sicararia* (Molina) Standl. 的干燥果皮和种子。

识别特征 | 一年生攀缘草本，有软毛；卷须 2 裂。叶片心状卵形或肾状卵形，长 10 ~ 40 cm，宽与长近相等，稍有角裂或 3 浅裂，顶端尖锐，边缘有腺点，基部心形；叶柄长 5 ~ 30 cm，顶端有 2 腺点。花生于叶腋，雄花的花梗较叶柄长，雌花的花梗与叶柄等长或稍短；花萼长 2 ~ 3 cm，落齿锥形；花冠白色，裂片广卵形或倒卵形，长 3 ~ 4 cm，宽 2 ~ 3 cm，边缘皱曲，顶端稍凹陷或有细尖，有 5 脉；子房椭圆形，有绒毛。果实光滑，初绿色，后变白色或黄色，中间缢细，下部大于上部；种子白色，倒卵状椭圆形，顶端平截或有 2 角。花期 6 ~ 7 月，果期 7 ~ 8 月。

生境分布 | 全国大部分地区均有栽培。

采收加工 | 秋末或冬初，采取老熟果实，打碎，除去果瓢及种子，晒干。

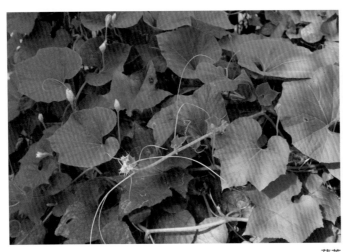

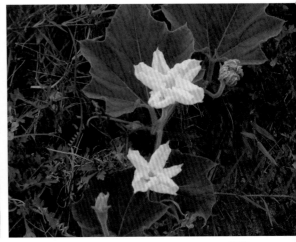

葫芦　　　　　　　　　　　　　　　　葫芦

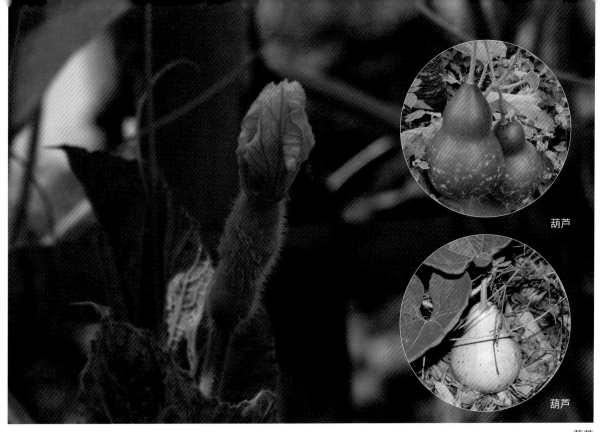

葫芦

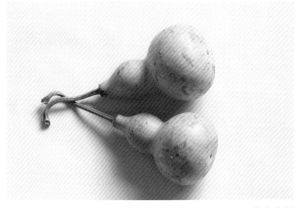

药材鉴别 | 本品呈瓢状，多碎成块片。外表面黄棕色，较光滑。内表面黄白色或灰黄色，松软。体轻，质硬，断面黄白色。气微，味淡。

葫芦药材

性味归经 | 甘，平。归肺、小肠经。

功效主治 | 利尿，消肿，散结。主治水肿，腹水，颈淋巴结结核。

用法用量 | 15～30 g，煎服。

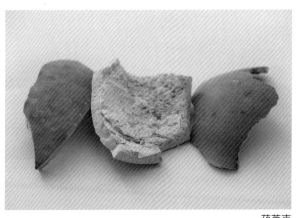

精选验方 |

1. 肾炎及心脏病水肿、脚气水肿 葫芦 15 g，粳米 100 g，冰糖 20 g。将葫芦研成细粉待用，将粳米、冰糖加水放入砂锅内，煮至米开时，加入葫芦粉，再煮片刻，至粥稠即可。

2. 重症水肿及腹水 葫芦 15～30 g。水煎服，每日 3 次。

使用禁忌 | 中寒者忌服。

葫芦壳

葫芦

琥珀

HUPO

藏 药 名 | 波炼。

别　　名 | 布西、嘎布热、血琥珀、老琥珀、琥珀屑、尼马日巴扎。

来　　源 | 为古代松科植物的树脂埋藏地下经年久转化而成的化石样物质。

识别特征 | 本品多呈不规则的粒状、块状、钟乳状及散粒状。有时内部包含着植物或昆虫的化石。颜色为黄色、棕黄色及红黄色，条痕白色或淡黄色。具松脂光泽，透明或不透明。断口贝壳状极为显著。硬度2～2.5。比重1.05～1.09。性极脆，摩擦带电。

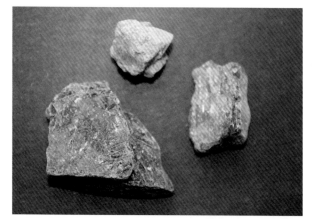

琥珀

生境分布 | 生长于黏土层、沙层、煤层及沉积岩内。分布于云南、广西、辽宁、河南、福建等地。

采收加工 | 全年可采，从地下或煤层挖出后，除去沙石、泥土等杂质，研粉用。分布于煤中者，称"煤珀"。

药材鉴别 | 本品为不规则的块状。表面血红色或黄棕色。不平坦，有光泽，质松脆，捻之易成粉末。

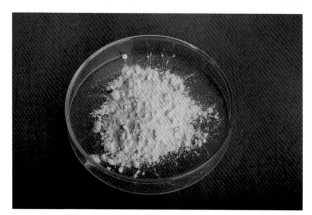

琥珀（粉）

性味归经 | 甘，平。归心、肝、膀胱经。

功效主治 | 镇惊安神，活血散瘀，利尿通淋。本品质重降下而镇惊安神，归心、肝走血分而活血散瘀，入膀胱则利尿通淋。

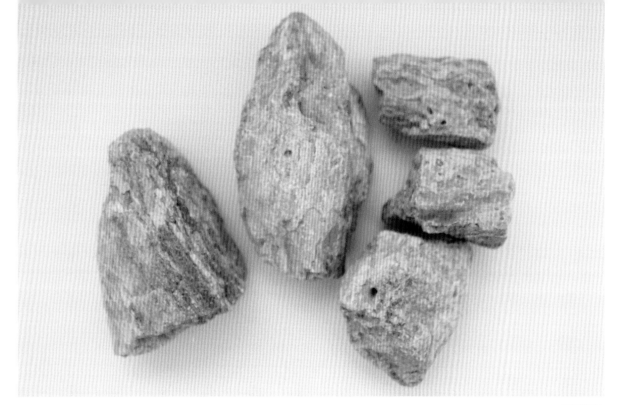

琥珀药材

用法用量 1.5 ～ 3 g，研末冲服，不入煎剂，多入丸、散用。外用：适量。

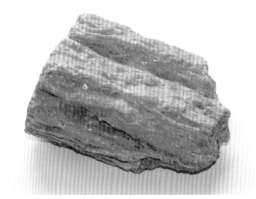

琥珀药材

精选验方

1. 心绞痛气虚血瘀型 琥珀末 2 g，人参、川芎、郁金、枳壳、决明子各 10 g，丹参、鸡血藤、石菖蒲各 15 g，黄芪 30 g，藏红花 1.5 g，三七 3 g。水煎取药汁，每日 1 剂，分 2 次服用。

2. 湿热下注型淋病 琥珀粉 3 g，甘草 6 g，栀子、黄柏、车前子、金银花、连翘、石韦、冬葵子、当归各 10 g，白花蛇舌草 30 g。水煎取药汁，每日 1 剂，分 2 次服用，药渣再煎水外洗局部。

3. 前列腺增生 琥珀、滑石各 30 g，生黄芪 100 g。生黄芪、滑石两味加水先煎，煎 2 次，取药液和匀，再将琥珀研粉兑入，即成，每日 1 剂，分 2 次空腹服下。

4. 梅毒 琥珀 18 g，钟乳石 60 g，朱砂 12 g，冰片 3 g，土茯苓 100 g。将前 4 味药研粉后分成 4 包，每次 1 包，每日 2 次，用 25g 土茯苓水煎，送服。

5. 白内障 琥珀末、生蒲黄各 15 g，磁石 60 g，朱砂 30 g，神曲 120 g。共研为细末，炼蜜为丸，每日 3 次，每次服 9 g。

使用禁忌 阴虚内热及无瘀滞者忌服。

琥珀

花椒

HUAJIAO

藏 药 名 | 叶玛。

别 名 | 杂解、川椒、卡当、蜀椒、波尔察、兴阿杂热。

来 源 | 为芸香科植物花椒 *Zanthoxylum bungeanum* Maxim. 或青椒 *Zanthoxylum schinifolium* Sieb. et Zucc. 的干燥成熟果皮。

识别特征 | 灌木或小乔木，高 3 ~ 6 m。茎枝疏生略向上斜的皮刺，基部侧扁；嫩枝被短柔毛。叶互生；单数羽状复叶，长 8 ~ 14 cm，叶轴具狭窄的翼，小叶通常 5 ~ 9 片，对生，几乎无柄，叶片卵形、椭圆形或广卵形，长 2 ~ 5 cm，宽 1.5 ~ 3 cm，先端急尖；通常微凹，基部为不等的楔形，边缘钝锯齿状，齿间具腺点，下面在中脉基部有丛生的长柔毛。伞房状圆锥花序，顶生或顶生于侧枝上，花单性，雌雄异株，花轴被短柔毛；花被片 4 ~ 8，三角状披针形；雄花具雄蕊 5 ~ 7，花药矩圆形，药隔近顶端具腺点，花丝线形，退化心皮 2，先端 2 叉裂；雌花心皮通常 3 ~ 4，子房背脊上部有突出的腺点，花柱略外弯，柱头头状，子房无柄。成熟心皮通常 2 ~ 3。果实红色至紫红色，密生疣状突起的腺点。种子 1 枚，黑色，有光泽。花期 3 ~ 5 月，果期 7 ~ 10 月。

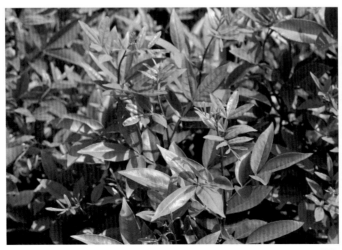

花椒

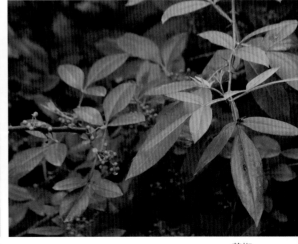

花椒

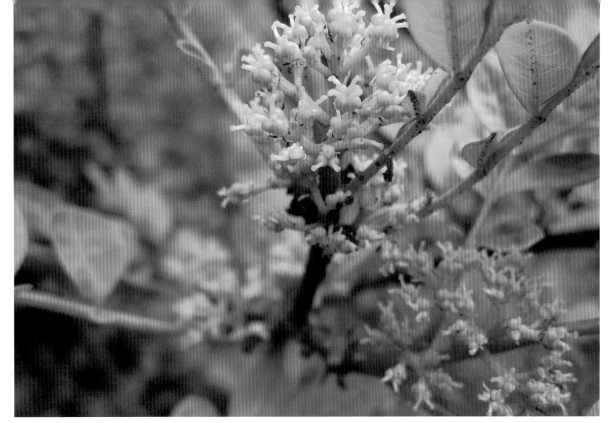

花椒

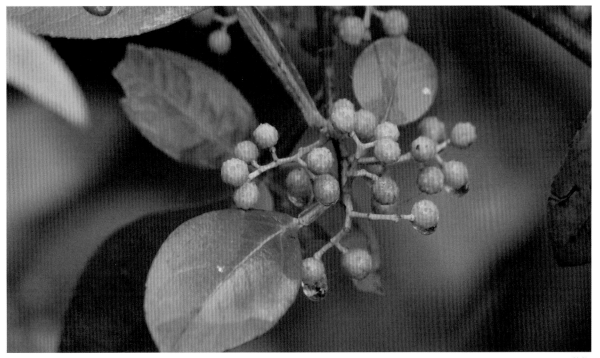

花椒

生境分布 生长于温暖湿润、土层深厚肥沃的壤土、沙壤土中。我国大部分地区有分布，但以四川产者为佳。

采收加工 秋季采收成熟果实，晒干，除去种子及杂质。

药材鉴别 本品呈卵圆形或类球形。表面黑色有光泽。种皮质坚硬，剥离后，可见乳白色的胚乳及子叶。气香，味辣。

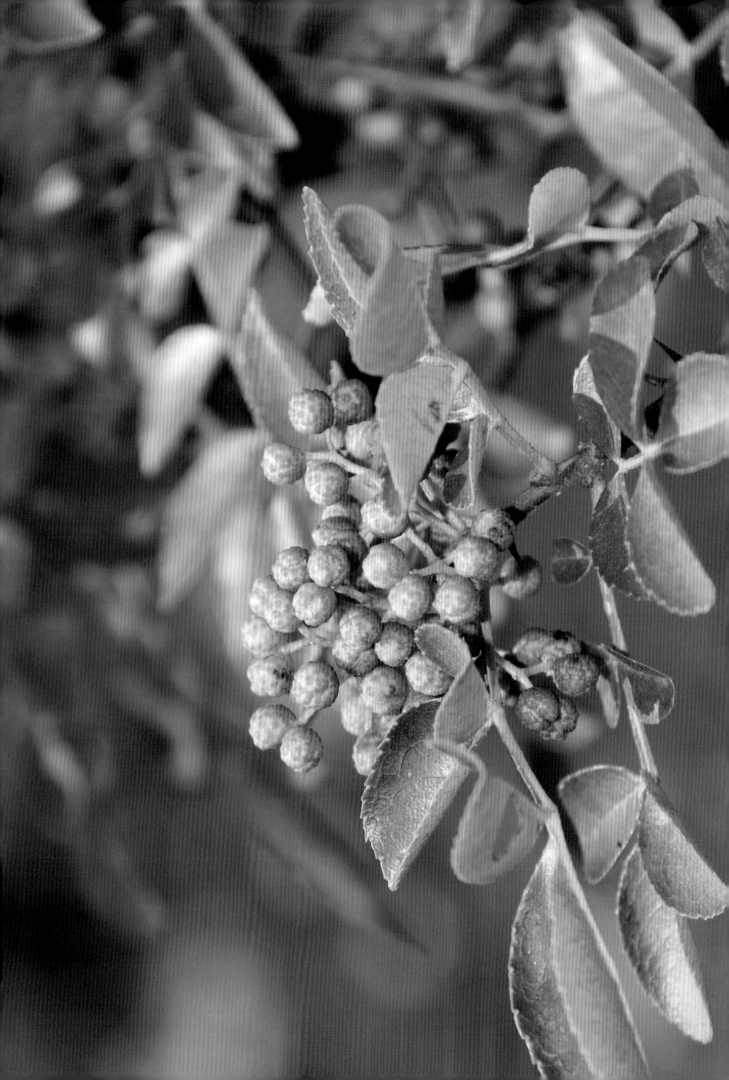

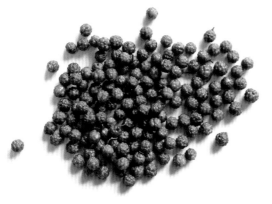
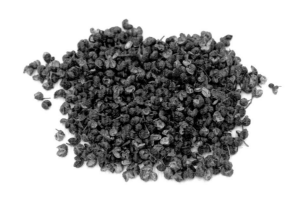

花椒药材　　　　　　　　　　　　　　　　花椒饮片

性味归经｜辛，温。归脾、胃、肾经。

功效主治｜温中止痛，杀虫，止痒。本品辛温燥散，能温中散寒止痛，兼能燥湿杀虫止痒，故有此效。

用法用量｜3～10 g，煎服。外用：适量。

精选验方｜

1. 止痛　花椒果皮制成 50% 的注射液。痛时肌肉注射或穴位注射，每次 2 ml。

2. 拔牙麻醉　花椒挥发油（提取挥发油配以苯甲醇及 60% 乙醇）。涂于患牙四周 3～5 min，待痛感消失，即可行拔牙术。

3. 回乳　花椒 6～15 g。加水 400～500 ml，浸泡后煎煮浓缩成 250 ml，然后加入红糖（白糖效果不佳）30～60 g，于断奶当日趁热 1 次服下，每日 1 次，1～3 次即可回乳。

4. 血吸虫病　花椒适量。炒研成粉装胶囊，成人每日 5 g，分 3 次服，20～25 日为 1 个疗程。

5. 蛔虫性肠梗阻　麻油 125 ml 加热后，将花椒 9～30 g（去椒目）倒入油锅煎至焦黄色，再将花椒滤去，待麻椒油微温时 1 次顿服或 2～3 h 内服下。

6. 蛲虫病　花椒 30 g。加水 1000 ml，煮沸 40～50 min，过滤。取微温滤液 25～30 ml，行保留灌肠，每日 1 次，连续 3～4 次。

7. 皮肤瘙痒　花椒 15 g，艾叶 50 g，地肤子、白鲜皮各 25 g。水煎熏洗。

8. 胆道蛔虫病　花椒 20 粒，食醋 10 g，糖少许。煎煮后去花椒，1 次服用。

9. 风湿性关节炎　花椒 50 g，辣椒 20 个。先将花椒煎水，数沸后放入辣椒煮软，取出撕开，贴患处，再用水热敷。

使用禁忌｜阴虚火旺者与孕妇忌用。

花椒

滑石
HUASHI

藏 药 名 | 哈西。

别　　名 | 库嘎、滑石粉、卡珍卡、飞滑石、哈西李。

来　　源 | 为硅酸盐类矿物滑石族滑石 Talcum，主含含水硅酸镁 $Mg_3(Si_4O_{10})(OH)_2$。

识别特征 | 为硅酸盐类矿物滑石族滑石的块状体。为不规则的扁平块状或不规则形，大小不一。全体白色、灰白色或淡黄色，层间或隙缝处常夹有灰褐色泥岩。每层由纤维状的结晶聚合体纵向集合而成。单层的块附有青灰色或黄色片状泥岩。有的半透明。质较松软，硬度 1.5 ~ 2，比重 2.3，条痕白色，易纵向断裂，手捻能碎，纵断面纤维状，显丝绢光泽。气味皆无。

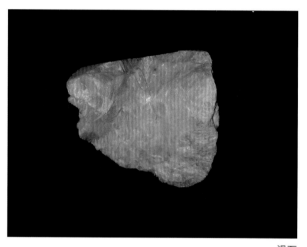

滑石

生境分布 | 多生长于变质岩、石灰岩、白云岩、菱镁矿及页岩中。分布于山东、江西、山西、辽宁等地。

采收加工 | 采得后，除去泥沙或杂石。

药材鉴别 | 本品呈不规则的碎块状。白色或黄白色，有蜡样光泽。体较重，质软细腻，置水中不崩散。无臭，无味。

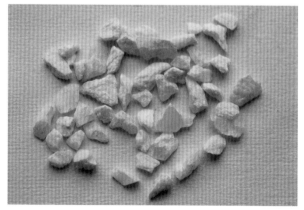

滑石药材

性味归经 | 甘、淡，寒。归胃、膀胱经。

功效主治 | 利水通淋，清解暑热，祛湿敛疮。本品甘淡渗利，寒能清热，滑能利窍，故有利水通淋、清解暑热之功。

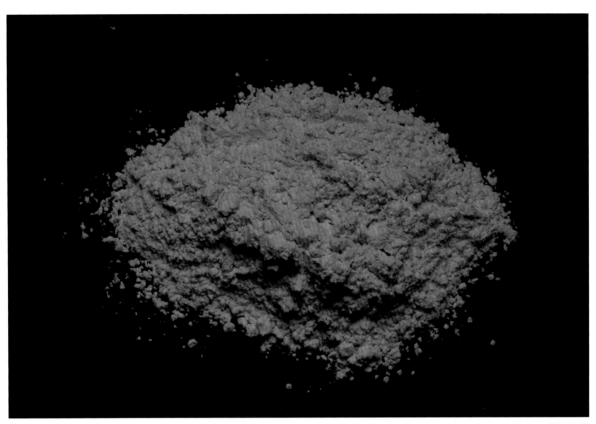

用法用量 | 煎服，10 ~ 15 g；宜布包。外用：适量。

精选验方 |

1. 反流性食管炎 滑石、黄连、甘草、枳壳、陈皮按 6：1：1：2：2 的比例。共研细末，每服 3 g，大枣 10 枚煎汤送下，每日 3 次，4 周为 1 个疗程，睡前 2 h 不进食，睡时将床头抬高 15 ~ 20 cm，避免弯腰，举重物。

2. 慢性浅表性胃炎及十二指肠炎 水飞滑石、醋制延胡索、炒白芍、甘草各等份。研末过筛，装胶囊，每丸 0.6 ~ 0.7 g，每次 5 丸，每日 3 次，饭前服。

3. 婴幼儿秋冬腹泻 滑石、车前子、黄芩各 10 g，橘红 7 g，黄连、杏仁、通草、半夏、川朴各 5 g。每日 1 剂，水煎 3 次，混合浓缩为 40 ml，1 岁以内小儿每次服 5 ml，每 6 h 服 1 次。

4. 前列腺炎 滑石、生山栀、玄参、紫苏叶、马鞭草、生大黄、川牛膝、六神曲各 12 g，生山楂 18 g，萹蓄 10 g，青皮 6 g。煎服，每日 1 剂。

5. 慢性牙周炎 滑石 18 g，甘草粉 6 g，朱砂面 3 g，雄黄、冰片各 1.5 g。共研为细末，早晚刷牙后撒患处；或以 25 g 药粉兑 60 g 生蜜，调和后早、晚涂患处。

使用禁忌 | 脾虚、热病伤津者及孕妇忌用。有报道称滑石性燥，在腹腔、直肠、阴道等处可引起肉芽肿。

黄精
HUANGJING

藏 药 名 ｜ 热尼。

别　　名 ｜ 停赤怕玛、嘎古梨、嘎巴提、如咱尼、热木夏、吾玛梅巴。

来　　源 ｜ 为百合科植物黄精 *Polygonatum sibiricum* Delar. ex Redoute 的根茎。

识别特征 ｜ 多年生草本，高 50 ~ 120 cm，全株无毛。根茎黄白色，味稍甜，肥厚而横走，直径达 3 cm，由数个或多个形如鸡头的部分连接而成为大头小尾状，生茎的一端较肥大，且向一侧分叉，茎枯后留下圆形茎痕如鸡眼，节明显，节部生少根。茎单一，稍弯曲，圆柱形。叶通常 5 枚轮生，无柄，叶片条状披针形，长 7 ~ 11 cm，宽 5 ~ 12 mm，先端卷曲，下面有灰粉，主脉平行，中央脉粗壮在下面隆起。5 ~ 6 月开白绿色花，花腋生，下垂，总花梗长 1 ~ 2 cm，其顶端通常 2 分叉，各生花 1 朵，苞片小且比花梗短或几等长。花被筒状，6 裂，雄蕊 6，花丝短，着生花被上部，浆果球形，熟时紫黑色。花期 5 ~ 6 月，果期 6 ~ 7 月。

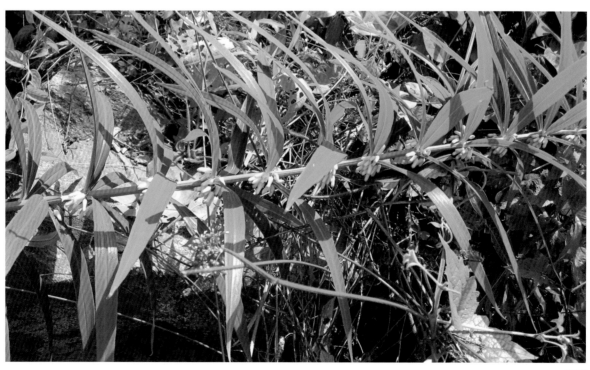

黄精

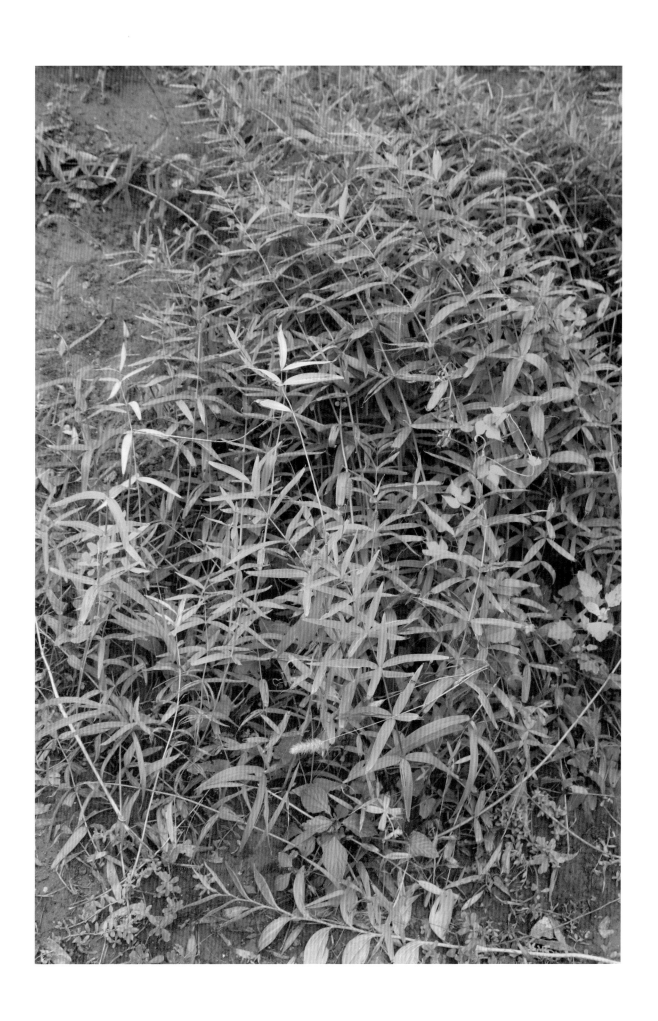

黄精

149

生境分布 生长于海拔 2300 ～ 4200 m 的田野、山坡、林区、灌丛中及河谷、溪边上。分布于西藏、青海、四川、云南、甘肃等地。

采收加工 8 ～ 10 月挖取根茎，除去地上部分及须根，洗去泥土。切片，晒干。

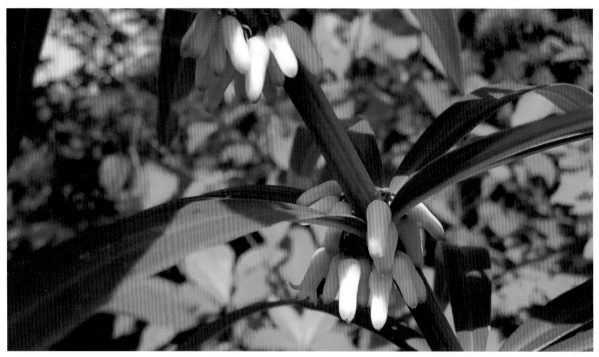

黄精

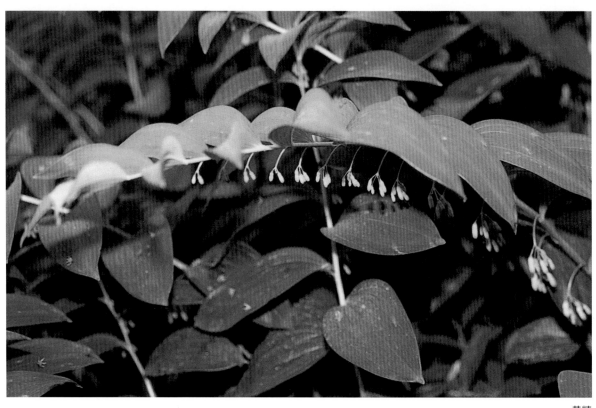

黄精

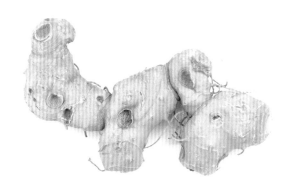

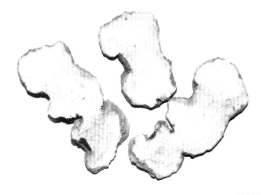

黄精药材 　　　　　　　　　　　　　　　　黄精饮片

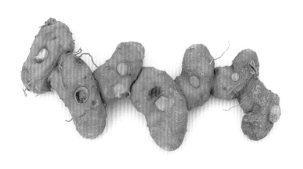

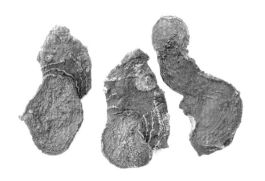

黄精（蒸制）药材 　　　　　　　　　　　　黄精（蒸制）饮片

药材鉴别 | 根茎呈肥厚肉质的结节块状，结节长可达 10 cm 以上，宽 3 ～ 6 cm，厚 2 ～ 3 cm，常数个块状结节相连。表面灰黄色或黄褐色，粗糙，结节上侧有突出的圆盘状茎痕，直径 0.8 ～ 1.5 cm。

性味归经 | 味甘、涩、苦。消化后味甘，性温，效轻、干。

功效主治 | 滋补强身，延年益寿，益肾补精，润肺。主治寒热引起的水肿，精髓内亏，衰弱无力，虚劳咳嗽。

用法用量 | 内服：煎汤，6 ～ 9 g；或入丸、散。

精选验方 |

1. 肾火亏损，精血不足，衰弱乏力，五官功能减退症 五根（黄精、天冬、西藏棱子芹、喜马拉雅紫茉莉、蒺藜）各 50 g，肉豆蔻、马尿泡种子（炒）各 20 g，帝嘎那各 25 g，蜂蜜、酥油各适量。前五味煎煮，浓缩成膏状，加蜂蜜、酥油制成膏，再加研细好的后三味药，混匀，制成酥油大丸，每日清晨服 1 丸。

2. 髋骨腰部及关节酸痛，下身重而麻木，瘙痒性和渗出性皮肤病等寒性黄水引起的疾病 七味黄精丸：黄精 25 g，滇藏方枝柏、杜鹃花各 20 g，藏木通 15 g，寒水石（煅）、哲嘎种子各 50 g。同研成细粉，过筛，混匀，再用沙棘膏 40 g，加水适量溶解，制成水泛丸，内服，每日 2 次，每次 1.2 g。

黄
精

黄葵
HUANGKUI

藏 药 名｜索玛拉杂。

别　　名｜达瓦哦、达瓦若茂、鲁纳合、达卜桑、达瓦居玛。

来　　源｜为锦葵科植物黄蜀葵 *Abelmoschus manihot*（L.）Medic 的种子。

识别特征｜一年生或多年生草本，高 1 ～ 2 m。全株疏被长硬毛。叶互生，掌状 5 ～ 9 深裂，直径 15 ～ 30 cm，裂片长圆状披针形，长 8 ～ 18 cm，宽 1 ～ 6 cm，具粗钝锯齿，先端渐尖，基部心形或近戟形，两面疏被长硬毛，叶柄长 6 ～ 18 cm，疏被硬毛；托叶披针形。花单生，常生于枝端；花梗长 2 ～ 3 cm，小苞片 4 ～ 10，卵状披针形，宿存，长 15 ～ 25 mm，疏被长硬毛。花黄色，中央蓝紫色，直径 7 ～ 12 cm，花萼佛焰苞状，长 2 ～ 3 cm，5 裂，几全缘，被柔毛，果时脱落；花瓣倒卵形；雄蕊长 1.5 ～ 2 cm，花药近无柄；子房 5 室，花柱 1，先端 5 裂，柱头匙状盘形，紫黑色。蒴果卵状椭圆形，长 4 ～ 5 cm，直径 2.5 ～ 3 cm，被硬毛，种子多数，肾形，有麝香味，被柔毛组成的条纹多条。

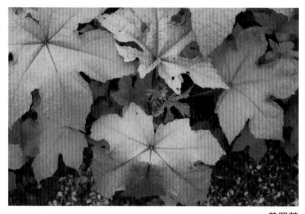

黄蜀葵

生境分布｜生长于山谷、沟边草丛中。除西北、华北、东北外，全国各省区均有分布。

采收加工｜9 月份果实成熟时采果，取种子晒干备用。

药材鉴别｜呈肾形，有纵裂乳头状突起，揉之微有麝香味。

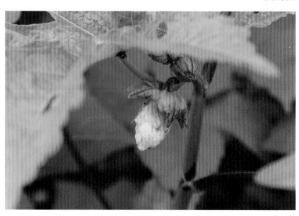

黄蜀葵

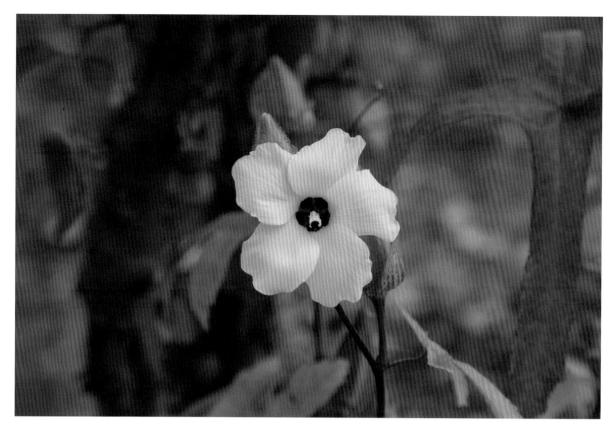

黄蜀葵

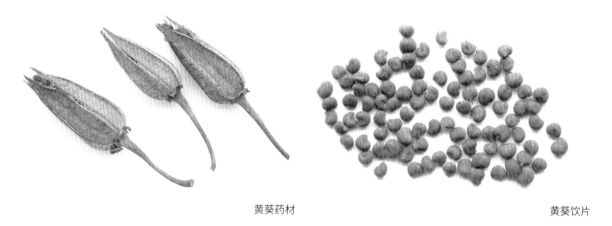

黄葵药材

黄葵饮片

性味归经 味苦，消化后味苦，性凉，效糙。

功效主治 祛虫病，敛黄水。主治皮肤病，黄水病，麻风病。

用法用量 内服：煎汤，3～6g；或入丸、散。外用：适量，研末撒或调敷。

精选验方

1. 黄水病 黄葵、石菖蒲各2g，赞十、红十、阳起石、紫石英各0.5g，诃子、毛诃子、胡洪连各1g，乳香、草决明各1.5g。捣罗为细散，在患处擦拭调敷。

2. 营养不良、皮肤病及秃头症 黄葵、余甘子各15g。捣罗为细散，再入40g猪腿骨毛骨髓，每日擦拭2次。

黄葵

黄连
HUANGLIAN

藏 药 名 ｜ 娘孜折。

别　　名 ｜ 娘折、普懂、王连、川连、敦布赛保、赛尔保车冈。

来　　源 ｜ 为毛茛科多年生草本植物黄连 *Coptis chinensis* Franch. 和三角叶黄连 *Coptis deltoidea* C. Y. Cheng et Hsiao 的根茎。

识别特征 ｜ 多年生草本，高 15 ~ 25 cm。根茎黄色，成簇生长。叶基生，具长柄，叶片稍带革质，卵状三角形，三全裂，中央裂片稍呈菱形，具柄，长为宽的 1.5 ~ 2 倍，羽状深裂，边缘具锐锯齿；侧生裂片斜卵形，比中央裂片短，叶面沿脉被短柔毛。花葶 1 ~ 2，二歧或多歧聚伞花序，有花 3 ~ 8 朵，萼片 5，黄绿色，长椭圆状卵形或披针形，长 9 ~ 12.5 mm；花瓣线形或线状披针形，长 5 ~ 7 mm，中央有蜜槽；雄蕊多数，外轮比花瓣略短；心皮 8 ~ 12。蓇葖果具柄。三角叶黄连，与上种不同点为：叶的裂片均具十分明显的小柄，中央裂片三角状卵形，4 ~ 6 对羽状深裂，2 回裂片彼此密接；雄蕊长为花瓣之半，种子不育。花期 2 ~ 4 月，果期 3 ~ 6 月。

生境分布 ｜ 生长于海拔 1000 ~ 1900 m 的山谷、凉湿荫蔽密林中。黄连多系栽培。分布于我国中部及南部各省。四川、云南产量较大。

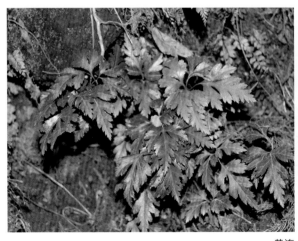
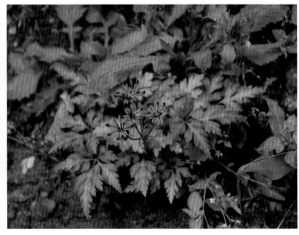

黄连　　　　　　　　　　　　　　　　　　　　　　　　　　　　　黄连

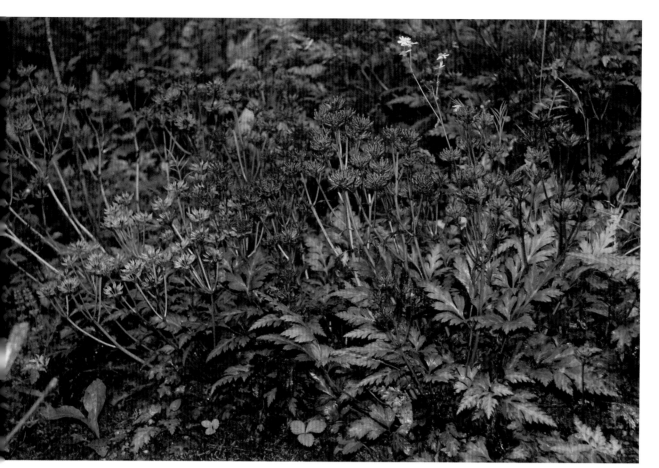

黄连

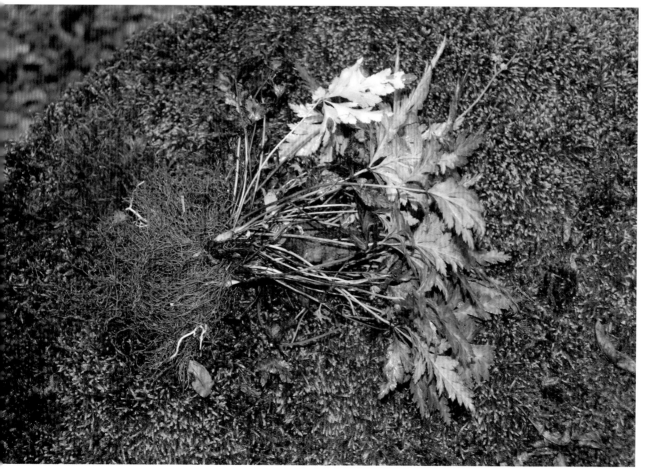

黄连

黄
连

采收加工 | 秋季采挖，除去苗叶、须根及泥沙，干燥，去除残留须根。生用或炒用。

药材鉴别 | 本品呈不规则的薄片。外皮暗黄色，粗糙，有细小的须根。切面或碎断面皮部棕色或暗棕色，木部鲜黄色或红黄色，具放射状纹理，髓部红棕色，有时中央有空隙。质地坚实，不易折。气微，味极苦。

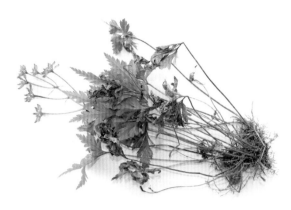

黄连药材

性味归经 | 苦，寒。归心、肝、胃、大肠经。

功效主治 | 清热燥湿，泻火解毒。主治湿热痞满，呕吐吞酸，泻痢，黄疸，高热神昏，心火亢盛，心烦不寐，血热吐衄，目赤，牙痛，消渴，痈肿疔疮；外治湿疹，湿疮，耳道流脓。酒黄连善清上焦火热，主治目赤，口疮。姜黄连清胃和胃止呕，主治寒热互结，湿热中阻，痞满呕吐。萸黄连舒肝和胃止呕，主治肝胃不和，呕吐吞酸。

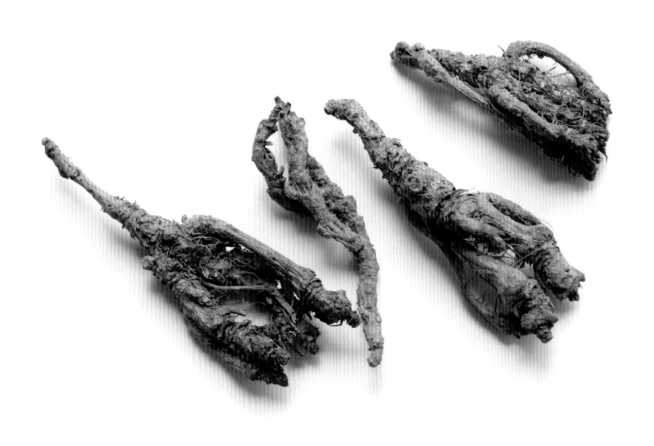

黄连药材

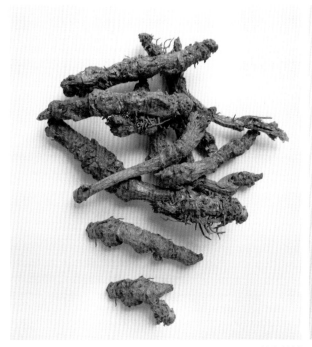
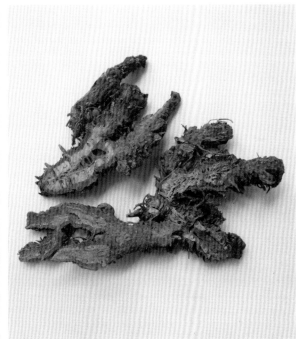

黄连药材   黄连饮片

用法用量 煎服，2～10 g；或1～1.5 g，入丸、散。外用：适量。炒用制其寒性，姜汁炒清胃止呕，酒炒清上焦火，吴茱萸炒清肝胆火。

精选验方

1. 痔疮 黄连100 g。煎膏，加入等份芒硝、冰片5 g，痔疮敷上即消。

2. 黄疸 黄连5 g，茵陈15 g，栀子10 g。水煎服。

3. 痈疮，湿疮，耳道流脓 黄连适量。研细末，茶油调涂患处。

4. 颈痈，背痈 黄连、黄芩、炙甘草各6 g，栀子、枳实、柴胡、赤芍、金银花各9 g。水煎取药汁。

5. 心肾不交失眠 黄连、肉桂各5 g，半夏、炙甘草各20 g。水煎服。

6. 肺炎咳喘 黄连、甘草各6 g，金银花、沙参、芦根、枇杷叶、薏苡仁各30 g，天冬、百合各12 g，橘皮10 g，焦三仙各9 g，三七粉3 g。水煎取药汁，每日1剂，分2次服用。

7. 浸润型肺结核 黄连19 g，蛤蚧13 g，白及40 g，百部10 g，枯矾8 g。共研细末，水泛为丸，阴干后备用，每次10 g，每日3次，温开水送服，儿童量酌减。

使用禁忌 苦寒易伤脾胃，故脾胃虚寒者慎用。

火绒草

HUORONGCAO

藏 药 名 | 扎托巴。

别　　名 | 扎瓦尔托苦。

来　　源 | 为菊科植物火绒草 *Leontopodium leontopodioides*（Willd.）Beauv. 的地上部分。

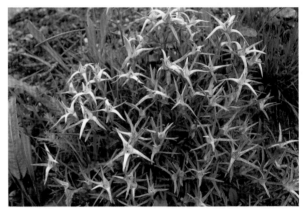

火绒草

识 别 特 征 | 多年生草本，高 10 ~ 25 cm，全株密被灰白色绵毛。根茎粗，有分枝，茎丛生，有花茎和不育茎，直立或斜升。叶互生，长圆形或线状披针形，长 1.5 ~ 3 cm，宽 2 ~ 6 mm，先端急尖，具小尖头，全缘，基部楔形，两面被毛，表面较疏，呈灰绿色，背面较密，呈灰白色。头状花序 3 ~ 5 个集生于茎顶，其下围生 2 ~ 4 个苞叶，苞叶披针形或椭圆形，通常直立，两面密生绵毛；总苞半球形，总苞片 2 ~ 3 层，长圆状披针形，上部褐色，干膜质；雌雄异株或头状花序杂性，边缘有少数雌花，雌花细管状，

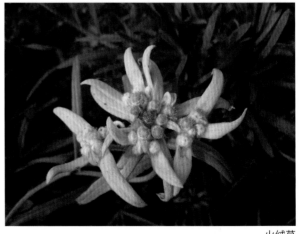

火绒草

中央为雄花；结实，长 2 ~ 3 mm，花冠基部略膨大，两性花管状，不结实，长约 3 mm，檐部膨大。瘦果长圆形，被短柔毛；冠毛白色，1 层，粗毛状，长约 5 mm。花、果期 7 ~ 8 月。

生境分布 | 生长于海拔 2200 ~ 3700 m 的山坡、草甸、干河滩等处。分布于西藏各地，我国西南、西北、华北、东北等地也有分布。

采收加工 | 花期采集地上部分，洗净，晒干。

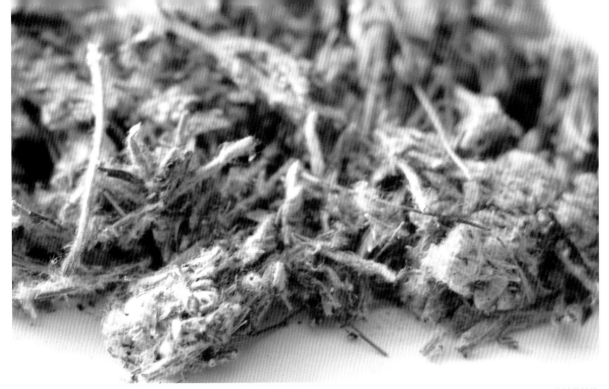

火绒草饮片

药材鉴别 | 本品须根众多，表面褐色，内为斑白色。根状茎分枝短缩，茎圆柱形，质脆，密被灰白色绵毛。叶多反卷皱缩，完整叶展开后呈长圆形或线状披针形，长 1.5 ～ 3 cm，宽 2 ～ 6 mm，顶端有明显的尖头，两面被毛，表面较疏呈灰绿色，背面较密呈灰白色，苞叶披针形或椭圆形，与茎上部叶近等长，两面密生绵毛。头状花序多密集，冠毛白色。气微，味微苦。

性味归经 | 味涩，性平。

功效主治 | 清热解毒，止血。主治流感，瘟疫，淋巴腺炎，矿物药中毒，出血等症。

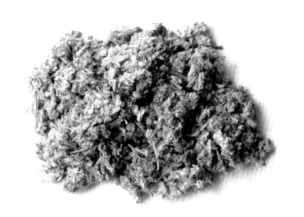

火绒草饮片

用法用量 | 内服：煎汤，3g，或入丸、散。

精选验方 |

1. 矿石和青单中毒 火绒草、西河柳叶、紫菀、蒲公英根各等份。研末，混匀，制散，内服，早、晚各服 3 g。

2. 穿洞性溃疡及淋巴腺炎 火绒草、婆婆纳、山矾叶、宽筋藤、力嘎都、轮叶棘豆各 50g。以上六味捣罗为粗粉，水煎内服，每日 1 次，每次 3g。

3. 淋巴结红肿、发热、疼痛等 五味火绒草散：火绒草、山矾叶、小檗中皮各 30g，洪连、轮味棘豆各 35g。以上五味研细，过筛，混匀，制散内服，早、晚各服 3g。

藿香
HUOXIANG

藏 药 名 | 萨齐阿亚。

别　　名 | 萨扎、萨恰木、山茄香、帕都巴、阿亚萨翠。

来　　源 | 为唇形科多年生草本植物藿香 *Agastache rugosa* （Fisch. et Mey.）O. Ktze. 的干燥地上部分。

识别特征 | 多年生草本，高达 1 m，茎直立，上部多分枝，老枝粗壮，近圆形；幼枝方形，密被灰黄色柔毛。叶对生，圆形至宽卵形，长 2 ~ 10 cm，宽 2.5 ~ 7 cm，先端短尖或钝，基部楔形或心形，边缘有粗钝齿或有时分裂，两面均被毛，脉上尤多；叶柄长 1 ~ 6 cm，有毛。轮伞花序密集成假穗状花序，密被短柔毛；花萼筒状，花冠紫色，前裂片向前伸。小坚果近球形，稍压扁。花期 6 ~ 9 月，果期 9 ~ 11 月。

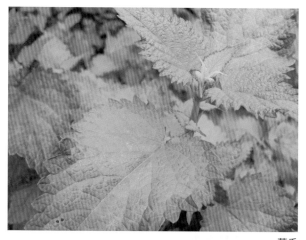

藿香

生境分布 | 生长于向阳山坡。分布于广东、海南，有广东广藿香及海南广藿香之分。

采收加工 | 每年可采收 2 次，第一次在 5 ~ 6 月间枝叶茂盛时采收，第二次在 9 ~ 10 月间采收，日晒夜闷，反复至干。

药材鉴别 | 本品常对折或切断扎成束。茎方柱形，多分枝，四角有棱脊，四面平坦或凹入成宽沟状；表面暗绿色，有纵皱纹，稀有毛茸；节明显，常有叶柄脱落的疤痕；老茎坚硬、质脆，易折断，断面白色，髓部

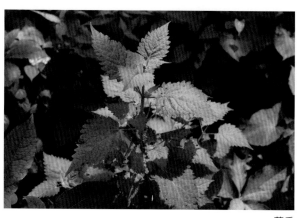

藿香

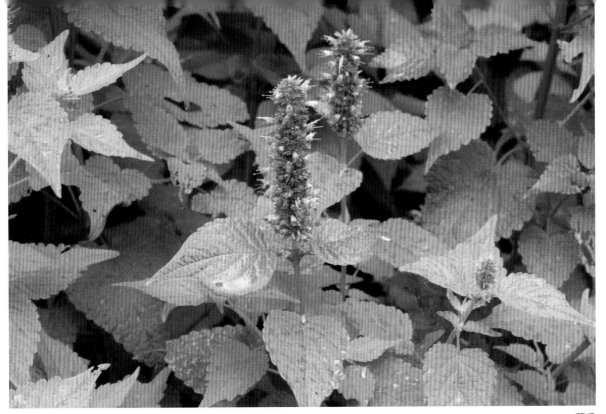

藿香

中空。叶对生；叶片深绿色，多皱缩或破碎，完整者展平后呈卵形，先端尖或短渐尖，基部圆形或心形，边缘有钝锯齿，上表面深绿色，下表面浅绿色，两面微具茸毛。茎顶端有时有穗状轮伞花序，呈土棕色。气芳香，味淡而微凉。

性味归经 | 辛，微温。归脾、胃、肺经。

功效主治 | 快气，和中，辟秽，祛湿。主治感冒暑湿，寒热，头痛，胸脘痞闷，呕吐泄泻，疟疾，痢疾，口臭。

用法用量 | 5 ~ 10 g，煎服。鲜品加倍。

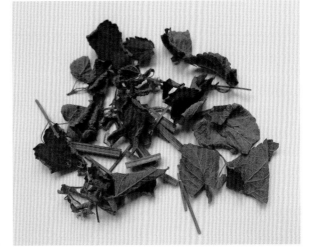

藿香

精选验方 |

1. 急性胃肠炎　藿香、厚朴、陈皮各6 g，苍术、清半夏各9 g，甘草3 g。水煎服。

2. 寻常疣　每日用鲜藿香叶2 ~ 3片。擦揉患处3 ~ 5 min。

3. 婴幼儿腹泻　丁香、胡椒各等份。研成细末，装瓶备用，每次用1 - 2 g放入小杯内，再用藿香正气水调成稀糊状外敷于肚脐内，胶布固定，每日换药1次，连用2 ~ 3日即愈。

4. 口臭　藿香5 ~ 10 g。洗净后煎汤取汁，频频含漱，能香口去臭。

使用禁忌 | 本品性偏辛散，故暑热之症以及阴虚火旺、舌燥光滑、津液不布者，不宜应用。入煎剂宜后下，不宜久煎。

荠菜

JICAI

藏 药 名 | 索嘎哇。

别　　名 | 荠、曲森玛、护生草、清明菜、查尔摸。

来　　源 | 为十字花科植物荠菜 *Capsella bursa-pastoris*（L.）Medic.的全草。

识别特征 | 一年或两年生草本植物,高20～50 cm。茎直立,有分枝,稍有分枝毛或单毛。基生叶丛生,呈莲座状,具长叶柄,达5～40 mm；叶片大头羽状分裂,长可达12 cm,宽可达2.5 cm。顶生裂片较大,卵形或长卵形,长5～30 mm,侧生者宽2～20 mm,裂片3～8对,较小,狭长,呈圆形或卵形,先端渐尖,浅裂或具有不规则锯齿；茎生叶狭披针形,长1～2 cm,宽2～15 mm,基部箭形抱茎,边缘有缺刻或锯齿,两面有细毛或无毛。总状花序顶生或腋生,果期延长达20 cm；萼片长圆形；花瓣白色,匙形或卵形,长2～3 mm,有短爪。短角果倒卵状三角形或倒心状三角形,长5～8 mm,宽4～7 mm,扁平,无毛,先端稍凹,裂片具网脉,花柱长约0.5 mm。种子2行,呈椭圆形,浅褐色。花、果期4～6月。

生境分布 | 生长于田边、路旁。全国各地均有分布或栽培。

采收加工 | 3～5月采收,除去枯叶、杂质,洗净,晒干。

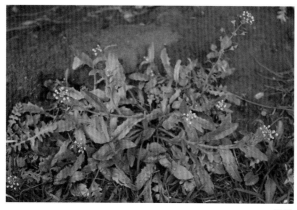
荠菜

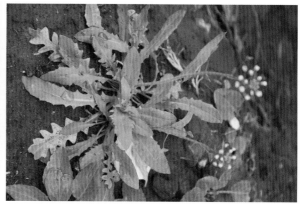
荠菜

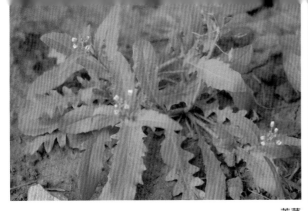
荠菜

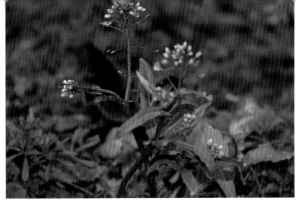
荠菜

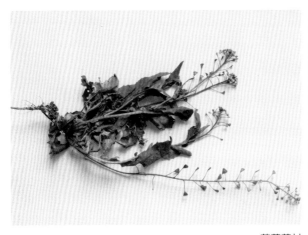
荠菜药材

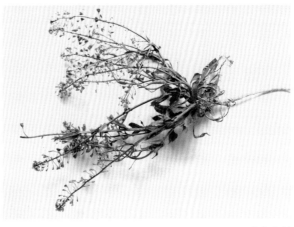
荠菜药材

药材鉴别 主根圆柱形或圆锥形，有的有分枝，长4～10 cm。表面类白色或淡褐色，有众多须状侧根。茎纤细，黄绿色，易折断。根出叶羽状裂，多卷缩，展平后呈披针形，顶端裂片较大，边缘具粗齿；表面灰绿色或枯黄色，有的棕褐色，纸质，易碎；茎生叶长圆形或线状披针形，基部耳状抱茎。果实倒三角形，扁平，顶端微凹，具残存短花柱。种子细小倒卵圆形，着生在假隔膜上，成2行排列。搓之有清香气，味淡。

性味归经 味甜、淡，性微冷。归热经。

功效主治 凉肝止血，平肝明目，清热利湿。主治吐血，衄血，咯血，尿血，崩漏，目赤疼痛，眼底出血，高血压病，赤白痢疾，肾炎水肿，乳糜尿。

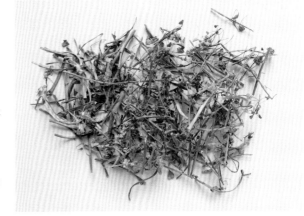
荠菜药材

用法用量 内服：煎汤，15～30 g，鲜品60～120 g；或入丸、散。外用：适量，捣汁点眼。

精选验方

1. **内伤吐血** 荠菜、蜜枣各30 g。水煎服。

2. **崩漏及月经过多** 荠菜、龙芽草各30 g。水煎服。

3. **肺热咳嗽** 荠菜全草适量。鸡蛋煮吃。

4. **肝阳头昏目痛** 荠菜9 g，菊花、桑叶、草决明各6 g。水煎服。

荠菜

蒺藜

JILI

藏 药 名 | 色麻。

别　　名 | 日嘎、萨刺玛、白蒺藜、热古乌、蒺藜子、智甘达。

来　　源 | 为蒺藜科一年生或多年生草本植物蒺藜 *Tribulus terrestris* L. 的成熟果实。

识别特征 | 一年生或多年生草本，全株密被灰白色柔毛。茎匍匐，由基部生出多数分枝，枝长 30 ～ 60 cm，表面有纵纹。双数羽状复叶，对生，叶连柄长 2.5 ～ 6 cm；托叶对生，形小，卵形或卵状披针形；小叶 5 ～ 7 对，具短柄或几无柄，小叶片长椭圆形，长 5 ～ 16 mm，宽 2 ～ 6 mm，先端短尖或急尖，基部常偏斜，上面仅中脉及边缘疏生细柔毛，下面毛较密。花单生叶腋间，直径 8 ～ 20 mm，花梗丝状；萼片 5，卵状披针形，边缘膜质透明；花瓣 5，黄色，倒广卵形；花盘环状；雄蕊 10，生于花盘基部，其中 5 枚较长且与花瓣对生，在基部的外侧各有 1 小腺体，花药椭圆形，花丝丝状；子房上位，卵形，通常 5 室。花柱短，圆柱形，柱头 5，线形。果五角形，直径约 1 cm，由 5 个果瓣组成，成熟时分离，每果瓣呈斧形，两端有硬尖刺各 1 对，先端隆起，具细短刺。每分果有种子 2 ～ 3 枚。花期 5 ～ 7 月，果期 7 ～ 9 月。

生境分布 | 生长于沙丘、路旁。分布于河南、河北、山东、安徽等地。

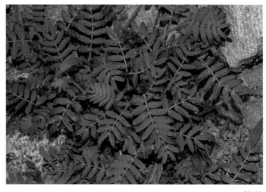

蒺藜

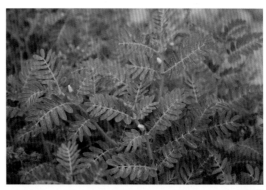

蒺藜

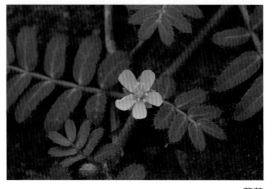

蒺藜

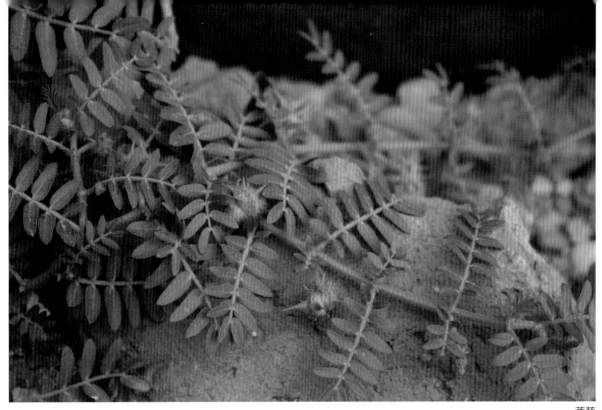

蒺藜

采收加工 秋季果实成熟时采割植株，晒干，打下果实，碾去硬刺，簸净杂质。

药材鉴别 本品呈放射状五棱形。表面绿白色或灰白色，背部隆起，有许多网纹及小刺。质坚硬，破面可见白色而有油性的种仁。无臭，味苦、辛。

性味归经 苦、辛，平。归肝经。

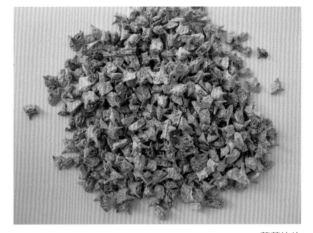

蒺藜饮片

功效主治 平肝疏肝，祛风明目。本品苦泄辛散，主入肝经，能平肝阳、解肝郁，兼能疏散肌肤及肝经风热，故有平肝疏肝、祛风明目之效。

用法用量 6~15 g，煎服。外用：适量。

精选验方

1. 白癜风 刺蒺藜、补骨脂、白鲜皮、生地黄各 15 g，白芷、菟丝子、赤芍、防风各 10 g，僵蚕 6 g，红花 6~10 g，丹参 15~20 g。水煎服，每日或隔日 1 剂。

2. 肝虚视物模糊 刺蒺藜、女贞子、枸杞子、生地黄、菊花各 10 g。水煎服，每日 1 剂。

使用禁忌 孕妇慎用。

姜黄
JIANGHUANG

藏 药 名 ｜ 永哇。

别　　名 ｜ 嘎思、恩布、广姜黄、讲别朵、色姜黄、片子姜黄。

来　　源 ｜ 为姜科多年生草本植物姜黄 *Curcuma longa* L. 的干燥根茎。

识别特征 ｜ 多年生宿根草本。根粗壮，末端膨大呈长卵形或纺锤状块根，灰褐色。根茎卵形，内面黄色，侧根茎圆柱状，红黄色。叶基生；叶片椭圆形或较狭，长 20 ～ 45 cm，宽 6 ～ 15 cm，先端渐尖，基部渐狭；叶柄长约为叶片之半，有时几与叶片等长；叶鞘宽，约与叶柄等长。穗状花序稠密，长 13 ～ 19 cm；总花梗长 20 ～ 30 cm；苞片阔卵圆形，每苞片内含小花数朵，顶端苞片卵形或狭卵形，腋内无花；萼 3 钝齿；花冠管上部漏斗状，3 裂；雄蕊药隔矩形，花丝扁阔，侧生退化，雄蕊长卵圆形；雌蕊 1，子房下位，花柱丝状，基部具 2 棒状体，柱头 2 唇状。蒴果膜质，球形，3 瓣裂。种子卵状长圆形，具假种皮。花期 8 月。

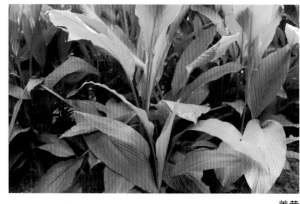

姜黄

生境分布 ｜ 生长于排水良好、土层深厚、疏松肥沃的砂质壤土。分布于四川、福建等地。

采收加工 ｜ 冬季茎叶枯萎时采挖，煮或蒸至透心，晒干，除去须根，切厚片，生用。

药材鉴别 ｜ 本品为不规则或类圆形的厚片。外皮深黄色，棕色纹理，粗糙，有时可见环节。切面棕黄色或金黄色，角质样，皮心易离，内皮层环纹明显，维管束呈点状散在。气香特异，味苦、辛。

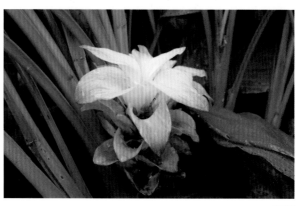

姜黄

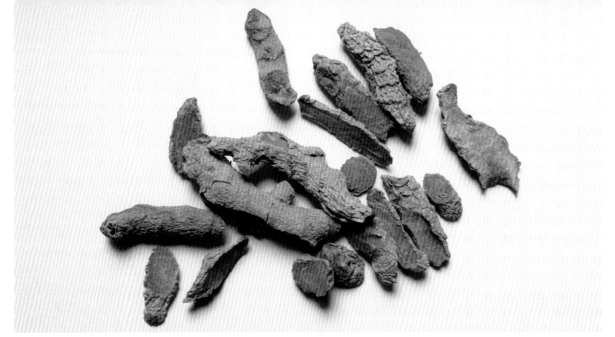

姜黄饮片

性味归经 | 辛、苦，温。归肝、脾经。

功效主治 | 活血行气，通经止痛。姜黄辛苦而温，归肝、脾经，走气分又入血分，辛温相合可内行气血，苦温相合可活血通经，故有此功。

用法用量 | 生用。内服：煎汤，3 ~ 10 g；或入丸、散。外用：适量，研末调敷。

精选验方 |

1. 心绞痛 口服姜黄浸膏片或服姜黄散（与当归、木香和乌药配伍），可缓解心腹痛。

2. 高脂血症 口服姜黄浸膏片（每片相当于生药 3.5 g）5 片。每日 3 次。

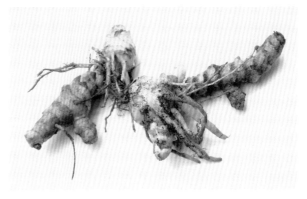

姜黄药材

3. 胆囊炎，肝胆结石，上腹痛 姜黄、郁金各 9 g，茵陈 15 g，黄连、肉桂各 3 g，元胡 6 g。水煎服。

4. 跌打损伤及体表脓肿疼痛属阳证者 姜黄、大黄、黄柏、陈皮、白芷、天南星、苍术、厚朴、花粉、甘草各适量。研末外敷。

5. 风湿肩臂关节肌肉疼痛及腰痛 姜黄、羌活、白术、当归、赤芍、海桐皮、甘草各适量。水煎服。

6. 产后腹痛 姜黄 1 ~ 6 g。研末或煎汤分服。

7. 闭经、痛经对于血瘀者 姜黄、莪术、川芎、当归、白芍、延胡索、牡丹皮、红花、肉桂各适量。同配用，如《证治准绳》姜黄散。

使用禁忌 | 孕妇慎服。

金

JIN

藏 药 名 | 塞尔。

别 名 | 喀拓桑布、吉娃均绝、塞尔梅朵、加确、仁青且、伟起巴。

来 源 | 为自然元素类矿物自然金 Native Gold。

原 矿 物 | 自然金呈金黄色块状、颗粒状及其他不规则状的集合体，在砂矿床中常可见到结集很大的自然金块。在原生金矿中则为很细小的微粒分散在矿石中，明金较少见。自然金具有很强的金属光泽，天然产出者相对密度较低，多在 15.6 ～ 19.3 g/cm³，硬度 2.5 ～ 3。无解理，属等轴晶系矿物，在反光镜下呈金黄色光亮，反射率很高，在 541nm 的单色光下测得其反射率为 71.6，含量越高反射率也就越高。

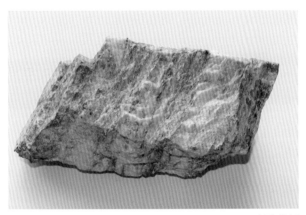

金矿药材

产地分布 | 主产于西藏那曲、阿里、昌都等地。分布于青海、甘肃、四川等地。

药材鉴别 | 通常呈分散粒状或不规则树枝状集合体，偶见大的块状，金黄色，随成分中含银量的增高逐渐为淡黄色，条痕金黄色。金属光泽，随金含量的增高而加强，硬度 2.5 ～ 3。具强延展性。无解理，纯金密度 19.3 g/cm³，熔点 1060 ℃。

功效主治 | 延年益寿，解毒，绝育。主治体虚，各种珍宝中毒，增强"坐台""常觉"等贵重药的疗效，也是珍宝药不可缺少的毒八金属之一。

用法用量 | 内服：适量，一般不单用，多入丸、散。

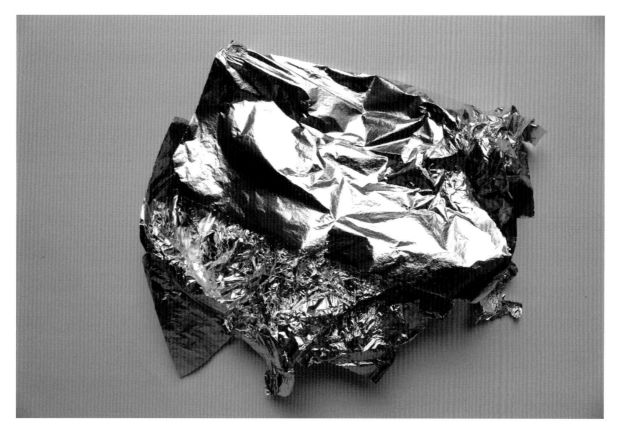

金箔药材

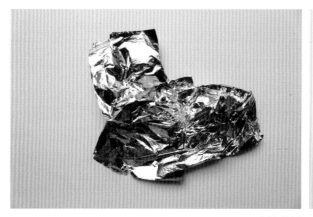

金箔药材

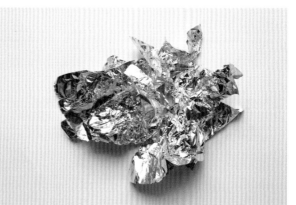

金箔药材

精选验方 |

1. 合毒引起的中毒 黄金（煅）、绿松石、珍珠、珊瑚、紫檀香各9g，白檀香、多亦、石灰华各15g，红花21g，绿绒蒿24g。以上十味研细，制散，早、晚各服2.5g。

2. 绝育（用于妇科绝育） 金灰12g，羚羊角（砂烫后）、碱花、蛇肉（去毒）各6g，紫草茸、黑墨汁、轮叶棘豆、犏牛脊髓、驴子脊髓各9g，硇砂3g。以上十味研成细粉，过筛，混匀，即得，本品为淡灰色的粉末，味涩微苦，每日内服1次，每次1～1.25g。

金露梅

JINLUMEI

藏 药 名| 班那尔。

另　　名| 班耐。

来　　源| 为蔷薇科植物金露梅 *Potentilla fruticosa* L. 的带花、叶的小枝。

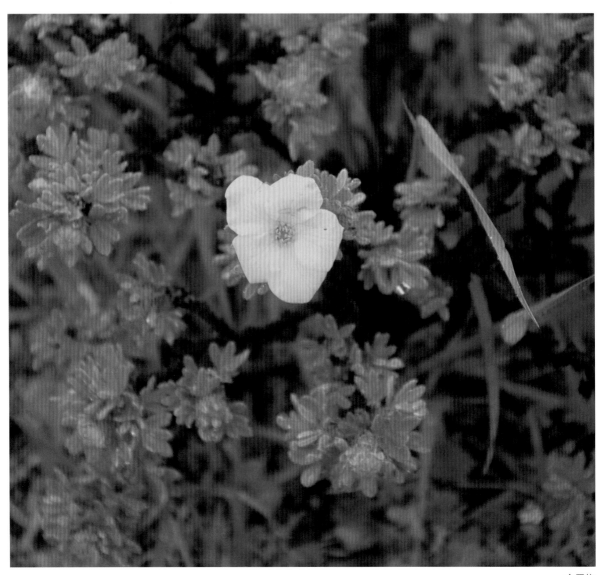

金露梅

识别特征| 灌木，高 30 ～ 130 cm，多分枝。皮灰褐色，片状剥落，小枝红褐色，被长柔毛，羽状复叶，小叶 3 ～ 7，通常 5，长椭圆形、长圆状卵形或倒披针形，长 7 ～ 25 mm，宽 4 ～ 10 mm，先端微凸，基部楔形，全缘，边缘平坦或稍反卷，两面被毛。叶柄短，被柔毛，与小叶片接合处有关节，花单生叶腋或数朵成伞房状花序，花梗长 6 ～ 12 mm，被绢毛。花黄色，直径 1.5 ～ 3 cm，萼片 5，披针状卵形，副萼片 5，线状披针形，二者几等长，外面被长柔毛和绢毛，花瓣 5，宽倒卵形或近卵形，比萼片长 1 倍。瘦果多数，近卵形，密被长柔毛，褐棕色。花期 6 ～ 8 月。

生境分布| 生长于海拔 4800 m 以下的高山灌木丛或高山草甸及山坡、路旁等处。分布于西藏、四川、云南、河南、山东及西北、东北、华北等地。

药材鉴别| 本品为带叶、花的小枝，小枝红褐色或灰褐色，被长柔毛。叶多皱缩，小叶呈羽状排列，通常 5，长圆形或卵状披针形，两面被疏绢毛。花皱缩，黄色，花瓣掰开后为宽倒卵形，副萼披针形与萼片近等长，外被疏绢毛。花柱棒状，柱头扩大，花药椭圆形，红褐色，四周具黄色边，味甘，气清香。

性味归经| 味甘、涩，性平。

功效主治| 理气，敛黄水。主治妇女乳房肿痛，肺病及消化不良等症。

用法用量| 内服：煎汤，3 ～ 6 g；或入丸、散。外用：适量，调敷。

精选验方|

1. 乳腺肿胀 金露梅、岩羊箭毛各 100 g，狮子骨 50 g。以上三味在炒锅中煅成灰，将灰分为两半，一半以广木香浸液泛丸，此丸以狮子骨的煎汤服下，另一半与陈猪油相配外用。

2. 妇女乳房肿胀 金露梅（煅灰）、婆婆纳、锦葵叶各 40 g，白花秦艽 50 g，诃子 35 g。共研为末，早、晚各服 3 g，以开水送入。

卷柏
JUANBAI

藏 药 名 | 莪区森得尔莫。

别　　名 | 万年松、霹小聪、生卷柏、卷柏炭、巴哇拉巴。

来　　源 | 本品为卷柏科植物卷柏 *Selaginella tamariscina* (Beauv.) Spring 的全草。

识别特征 | 多年生隐花植物，常绿不凋。茎高数寸至尺许，枝多，叶如鳞状，略如扁柏之叶。此物遇干燥，则枝卷如拳状，遇湿润则开展。本植物生活力甚耐久，拔取置日光下，晒至干萎后，移置阴湿处，洒以水即活，故有"九死还魂草"之名。

生境分布 | 生长于山地岩壁上，分布于广东、广西、福建、江西、浙江、湖南、河北、辽宁等地。

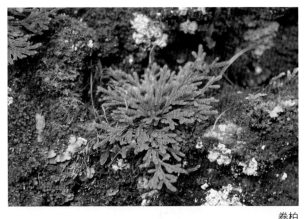

卷柏

采收加工 | 春、秋两季均可采收，但以春季采者为佳。采后剪去须根，酌留少许根茎，去净泥土，晒干。

药材鉴别 | 本品卷缩似拳状。黄绿色或绿色，向内卷曲。枝丛生，形扁而有分枝，枝上密生鳞片状小叶。叶片近卵形。无叶柄。全草基部丛生很多须根，浅黄棕色或棕黑色。质脆易折。无臭，味淡。

性味归经 | 辛，平。归肝、心经。

功效主治 | 化瘀止血。本品味辛行散，炒炭涩止，故生用偏于活血化瘀，炒炭后止血作用佳，有化瘀止血之效。

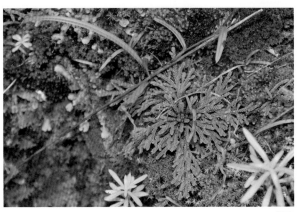

卷柏

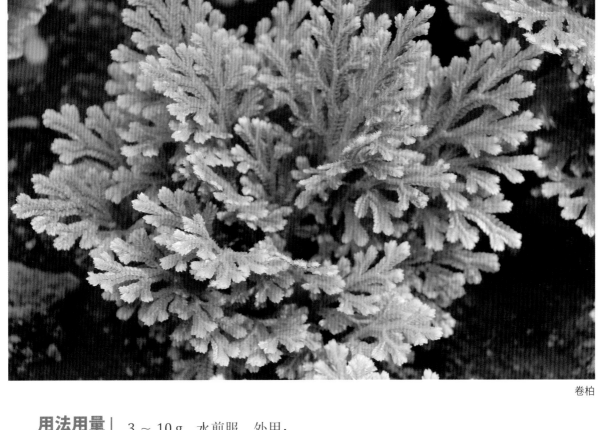

卷柏

用法用量 | 3 ~ 10 g，水煎服。外用：适量，捣敷或研末撒。

精选验方 |

1. 消化性溃疡 卷柏 60 g，猪肚 1 个。先将卷柏切碎，共炖猪肚，煮熟备用。1 个猪肚分 3 次吃，每日 1 个，连用 2 ~ 3 日。

2. 跌打损伤，局部疼痛 鲜卷柏每次 50 g（干品 25 g）。每日 1 次，水煎服。

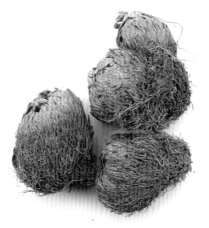

卷柏

3. 婴儿断脐止血 卷柏叶适量。洗净，烘干研末，高压消毒后，贮瓶固封。在血管钳的帮助下断脐，断端撒上药粉 0.5 ~ 1.0 g，1 ~ 3 min 后松开血管钳，即能达到止血的目的。

4. 宫缩无力，产后流血 卷柏 15 g。开水浸泡后，去渣 1 次服。

5. 哮喘 垫状卷柏、马鞭草各 25 g。水煎服，冰糖为引。

6. 癫痫 垫状卷柏、冰糖各 100 g，淡竹叶卷心 50 g。水煎服。

7. 吐血、便血、尿血 垫状卷柏（炒焦）、仙鹤草各 50 g。水煎服。

8. 汤火伤 鲜卷柏适量。捣烂敷。

9. 肠毒下血 卷柏、嫩黄芪各等份。为末，米饮调，每服 15 g。

10. 血崩、白带 卷柏 25 g。水煎服。

使用禁忌 | 孕妇忌服。

决明子
JUEMINGZI

藏 药 名 ｜ 贴嘎多吉。

别　　名 ｜ 吓日、误志、草决明、生决明、炒决明。

来　　源 ｜ 为豆科一年生草本植物决明 *Cassia obtusifolia* L. 的干燥成熟种子。

识别特征 ｜ 决明：一年生半灌木状草本；高 1～2 m，上部多分枝，全体被短柔毛。双数羽状复叶互生，有小叶 2～4 对，在下面两小叶之间的叶轴上有长形暗红色腺体；小叶片倒卵形或倒卵状短圆形，长 1.5～6.5 cm，宽 1～3 cm，先端圆形，有小突尖，基部楔形，两侧不对称，全缘。幼时两面疏生柔毛。花成对腋生，小花梗长 1～2.3 cm；萼片 5，分离；花瓣 5，黄色，倒卵形，长约 12 mm，具短爪，最上瓣先端有凹，基部渐窄；发育雄蕊 7，3 枚退化。子房细长弯曲，柱头头状。荚果 4 棱柱状，略扁，稍弯曲，长 15～24 cm，果柄长 2～4 cm。种子多数，菱状方形，淡褐色或绿棕色，有光泽，两侧面各有一条线形浅色斜凹纹。花期 6～8 月，果期 9～10 月。

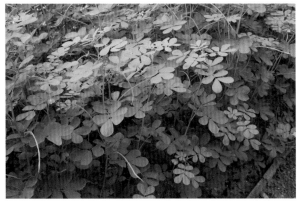

决明（决明子）

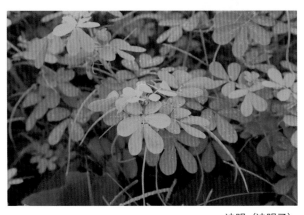

决明（决明子）

生境分布 ｜ 生长于村边、路旁和旷野等处。分布于安徽、广西、四川、浙江、广东等省（区），南北各地均有栽培。

采收加工 ｜ 秋季果实成熟后，将全株割下或摘下果荚晒干，打出种子，扬净荚壳及杂质，再晒干。

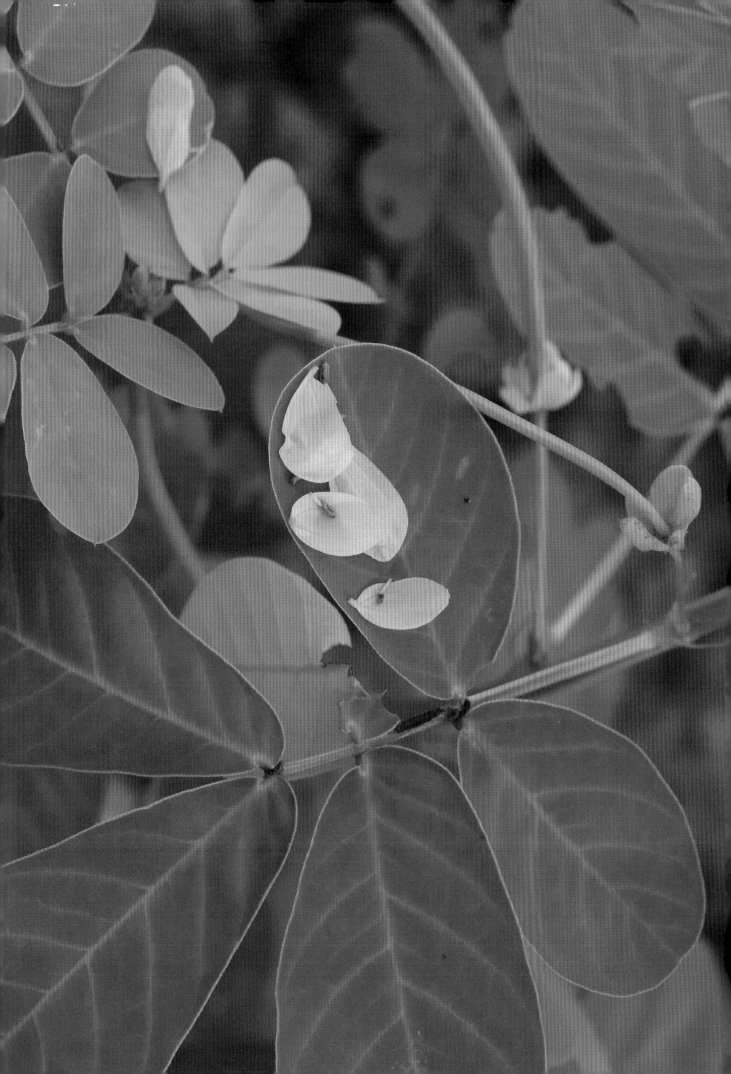

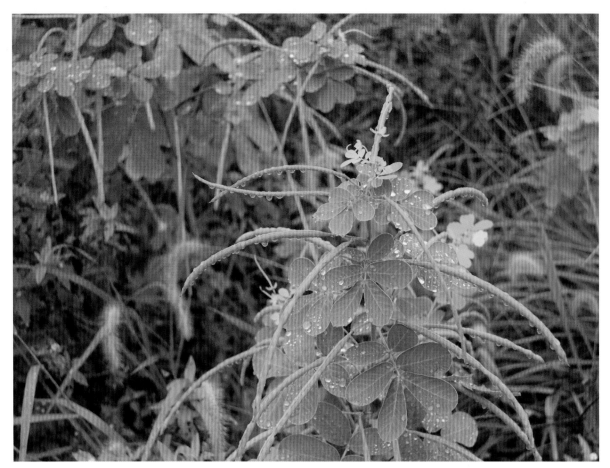

决明（决明子）

药材鉴别 本品呈棱方形或短圆柱形，两端平行倾斜，形似马蹄，长3～7 mm，宽2～4 mm。表面绿棕色或暗棕色，平滑有光泽，有突起的棱线和凹纹。种皮薄。质坚硬。气微，味微苦。口嚼稍有豆腥味。入水中浸泡时，由一处胀裂，手摸有黏性。

性味归经 甘、苦、咸，微寒。归肝、肾、大肠经。

功效主治 清肝明目，润肠通便。本品苦寒可降泄肝经郁热，清肝明目作用好，为眼科常用药；味甘质润而有润肠通便之功。

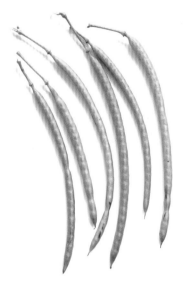

决明子材药

用法用量 10～15 g，煎服。

精选验方

1. 急性结膜炎 决明子、菊花、蝉蜕、青葙子各15 g。水煎服。

2. 夜盲症 决明子、枸杞子各9 g，猪肝适量。水煎，食肝服汤。

3. 雀目 决明子100 g，地肤子50 g。上药捣细罗为散，每于食后，以清粥饮调。

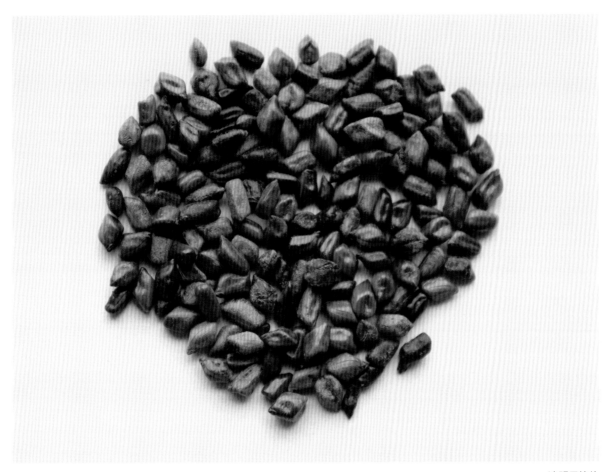

决明子饮片

4. 习惯性便秘 决明子、郁李仁各 18 g。沸水冲泡代茶饮。

5. 外感风寒头痛 决明子 50 g。用火炒后研成细粉，然后用凉开水调和，涂在头部两侧太阳穴处。

6. 口腔炎 决明子 20 g。煎汤，一直到剩一半的量为止，待冷却后，用来漱口。

7. 妊娠合并高血压综合征 决明子、夏枯草、白糖各 15 g，菊花 10 g。水煎取汁，加入白糖，煮沸即可，随量饮用。

8. 肝郁气滞型脂肪肝 决明子 20 g，陈皮 10 g。切碎，放入砂锅，加水浓煎 2 次，每次 20 min，过滤，合并 2 次滤汁，再用小火煨煮至 300 g 即成，代茶饮，可连续冲泡 3 ～ 5 次，当日饮完。

9. 热结肠燥型肛裂 决明子 30 g，黄连 3 g，绿茶 2 g。放入大号杯中，用沸水冲泡，加盖焖 10 min 即成，代茶频饮，可冲泡 3 ～ 5 次，当日饮完。

10. 肥胖症 决明子、泽泻各 12 g，番泻叶 1.5 g。水煎取药汁，每日 1 剂，分 2 次服用。

使用禁忌 | 气虚便溏者慎用。

榼藤子

KETENGZI

藏 药 名 | 庆若肖夏。

别　　名 | 帕开、夏木那、夏龙卡、苏卡巴拉、帕开大布。

来　　源 | 为豆科植物榼藤子 *Entada phaseoloides*（L.）Merr. 的种子。

识别特征 | 常绿藤本。二回羽状复叶,叶轴顶端有卷须,羽片4～6个,各有小叶6～8枚,小叶椭圆矩形,长3～8.5 cm,宽1.5～4 cm,两侧不等,先端圆,基部楔形,革质。花白色,芳香,穗状花序腋生,或列为圆锥状,苞片线形,外有短柔毛,萼阔钟状,萼齿5,远离,长约2 mm,花瓣5,矩形,长约3 mm,雄蕊10,花丝丝状,子房有短柄,花柱丝状,柱头凹下。荚果扁,木质,无毛,长30～100 cm,宽8～12 cm,10～30节,每节有种子1粒。种子扁,近圆形,直径4～5 cm。花期3～4月,果熟期8月下旬。

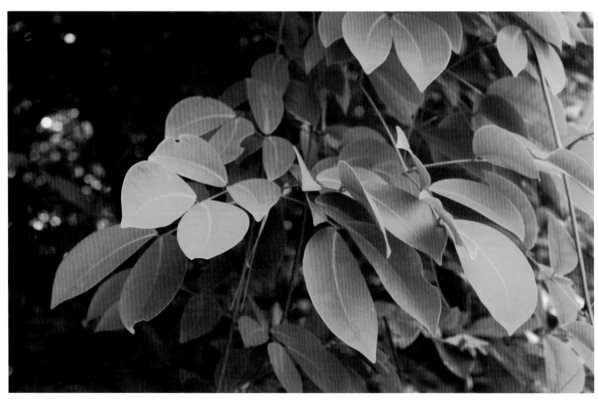

榼藤子

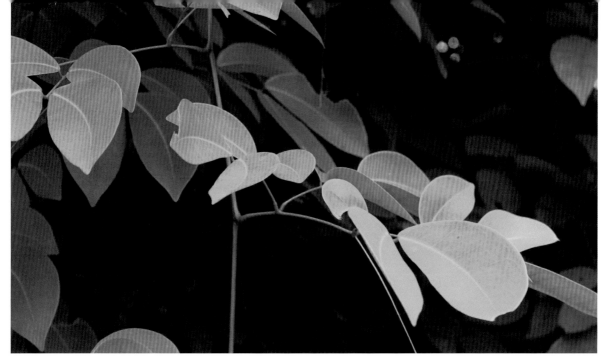

榼藤子

生境分布 | 生长于海拔 600 ~ 1600 m 的山坡灌丛和林中。分布于西藏墨脱、察隅等地。云南、广西、广东、台湾等地也有分布。

采收加工 | 9 ~ 10 月荚果成熟时，采荚果晒干，取出种子，切成两半，去掉外皮，晾干备用。

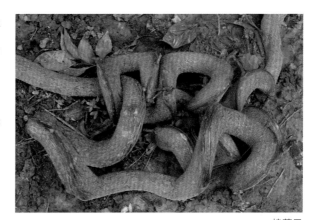

榼藤子

药材鉴别 | 种子呈扁圆形或扁椭圆形，直径 3 ~ 5 cm，厚 1 cm，表面棕褐色，有光泽，常被棕黄色粉状物，除去后可见细密的网纹。一侧有略凸出的种脐。种皮坚硬，种仁灰白色或乳白色，子叶 2 枚，厚 3 ~ 4 mm，近种脐处有细小的胚。气微，味淡，嚼之有豆腥味。

性味归经 | 味甘，消化后味甘，性温，效轻而干。

功效主治 | 清肝热，解毒，补肾。主治白脉病，肝病，中毒症，肾病。

用法用量 | 内服：煎汤，2.5g；或入丸、散。

精选验方 |

1. 寒性引起的"白脉"病 榼藤子、石灰华、广木香、红花各 50 g，肉豆蔻、丁香各 5 g，草果 30 g，豆蔻 35 g，诃子 75 g，麝香 1.5 g。同研成细粉，过筛，早、晚各服 2.5 g。

2. 中毒性肝病 榼藤子、降香各 35 g，渣驯膏、唐古特青兰各 25 g。共同粉碎成粗粉，煎汤后内服。

3. 各种中毒肝病 榼藤子、液驯膏各 30 g。二者碎成粗粉，煎汤内服。

榼藤子

179

宽筋藤
KUANJINTENG

藏 药 名 | 勒折。

别 名 | 勒哲、堆紫、结给、窍给旅、勒结巴。

来 源 | 为防己科植物中华青牛胆 *Tinospora sinensis* （Lour.） Merr. 的茎枝。

识别特征 | 多年生攀缘藤本。茎皮木栓化，光滑无毛。叶片心形，无毛，直径 5 ~ 10 cm，先端急尖或渐尖；叶柄长 3.5 ~ 7.5 cm。总状花序长超过叶，在老茎上腋生或顶生；苞片钻形；花白色，单性，雌雄异株，雄花序几个簇生，雄花萼片 6，花瓣 6，楔形，雄蕊 6，花丝分离，花药长圆形；雌花序单生，雌花与雄花相似，不育雄蕊 6，棍棒状，心皮 3，豌豆形，柱头舌状盾形，核果 1 ~ 3，近球形，红色。

生境分布 | 生长于海拔 900 m 的山坡、树林。分布于我国西藏的墨脱、波密及广东、海南、广西、云南等地。

采收加工 | 3 ~ 4 月份采收茎枝，剥除表皮，置阴凉处干燥。

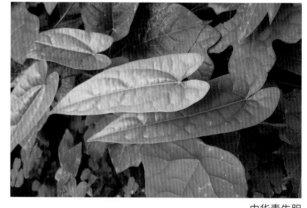
中华青牛胆

药材鉴别 | 本品圆柱形，略扭曲，长短不一，直径 0.5 ~ 2 cm，表面灰黄色或黄色，较光滑或具皱纹，有明显的皮孔和叶痕，质硬，可折断，断面灰白色，木部呈放射状纹理，可见众多细小的圆孔，剖开扭曲的茎枝，可见木部从射线部分分裂呈折纸扇的扇骨状张开样，气微，味微苦。

性味归经 | 味甘、苦、涩，消化后味甘，性凉，效润。

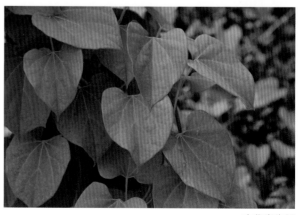
中华青牛胆

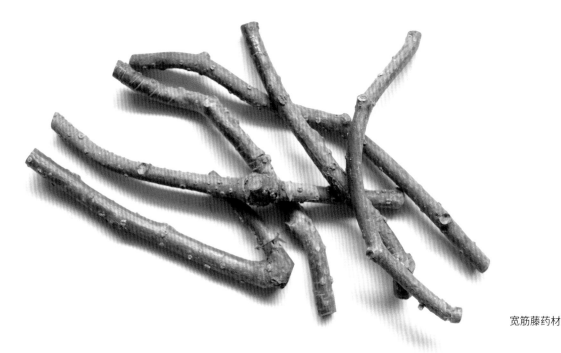

宽筋藤药材

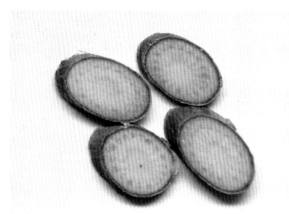

宽筋藤药材

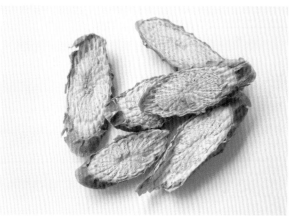

宽筋藤饮片

功效主治 清热，祛风。主治风热不合症，"龙""赤巴""培根"三者聚合所致热症，对虚热及痛风病有良效。

用法用量 内服：研粗粉，2 ~ 6 g。

精选验方

1. 痛风病 宽筋藤 15 g，五灵脂 25 g，诃子 5 g。共研成粗粉，煎汤，每日 3 次，每次 2.5 g。

2. 关节炎引起的腰肾疼痛 十味诃子散中加驴血与宽筋藤各 2.5 g。其中驴血与宽筋藤单独研粉，并加适量的水泛制丸，早、晚各服 4 ~ 5 丸。

3. 高血压引起身上刺痛、虚热、风热混合症等 七味比本丸：宽筋藤、大蒜炭粉、悬钩木各 25 g，藏茴香、安息香、诃子各 10 g，沉香 15 g。混合后粉碎成细粉，过筛，水泛丸，内服，每日 2 次，每次 2.5 ~ 3 g。

宽筋藤

腊肠树

LACHANG SHU

藏 药 名 | 同嘎。

别　　名 | 该妮嘎热、奶夏嘎热、菌新给杰布。

来　　源 | 为豆科植物腊肠树 *Cassia fistula* L. 的干燥成熟果实。

识别特征 | 乔木，高达 15 m。叶互生，偶数羽状复叶，长达 25 ～ 40 cm，小叶 4 ～ 8 对，亚革质，对生，卵状或卵状椭圆形，长 5 ～ 12.5 cm，宽 3.5 ～ 7.5 cm，先端渐尖，全缘，下面淡白而被丝状茸毛，脉明显。总状花序腋生下垂，长 30 cm 或更长，小花梗长 4 ～ 6 cm；等片 5，长卵形，早落，花冠鲜黄色，直径约 40 mm，花瓣 5，雄蕊 10，下面 1 ～ 3 雄蕊的花药较大，雌蕊 1。荚果圆柱状，长 30 ～ 60 cm，直径 1 ～ 2 cm，黑褐色，下垂，有 3 条槽纹。种子间有横隔，不开裂。花期 5 ～ 6 月，果期 6 ～ 7 月。

生境分布 | 生长于海拔 1500 m 以下林边或山坡。分布于广西、广东、云南等地。

采收加工 | 果熟时采果，除去杂质，晾干。

药材鉴别 | 果实呈圆柱形，顶端尖，基部有短果柄。表面暗褐色或黑褐色，平滑而带光泽，具不甚明显的环形浅槽，腹背两缝线明显，质坚，可折断，断面具黄棕色横隔，每隔间各具种子 1 粒，种子呈卵圆形而稍扁，黄棕色或暗红棕色，光滑，两侧具略隆起的皱纹。上下有浅纵沟。质坚硬，遇热水产生透明易剥离的胶质薄膜，胚乳发达角质样。果肉气特异，味甘、苦、涩、酸。

性味归经 | 味甘，性凉。

功效主治 | 清肝热，攻下，解毒，消肿。主治新旧肝热，便秘，四肢肿胀，"培根木布"及树类中毒症。

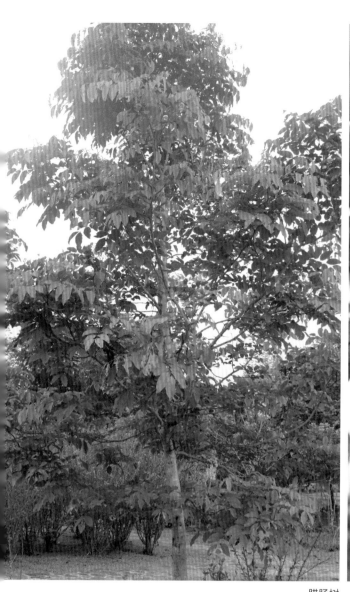

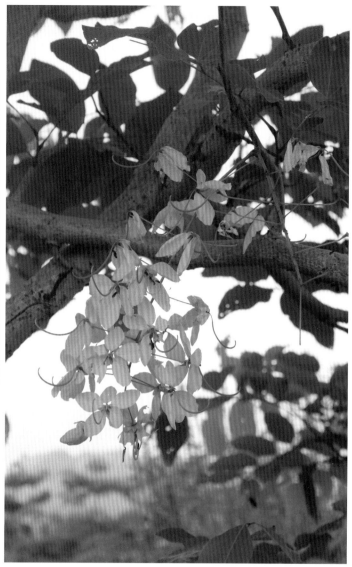

腊肠树 腊肠树

用法用量 内服：研末，3～6 g；或入丸、散，

精选验方

1. 生胃火，治各种胃病 腊肠树 25 g，诃子 15 g，硇砂 5 g，蛇床子 20 g，荜茇 10 g。共研成细粉，混匀，制散，早、晚各服 2.5 g。

2. "勒布根"类肝病 腊肠树、洪连、高山大黄、小檗皮各 15 g，中尼大戟、大戟、春布各 10 g，瑞香狼毒 7.5 g，诃子 20 g。共研成细粉，混匀，制散，早、晚各服 1.5 g。

3. 消化不良，胃肠胀痛，上吐下泻，音哑，中毒引起的肤色变褐色，身体虚弱等 八味同嘎流浸膏：腊肠树、诃子、高山大黄各 20 g，大戟膏、小檗皮、黄葵、龙胆花、草莓各 15 g。共研成粗粉，混匀，加 3 倍量水，煎煮约 30 min，过滤，药渣再加 3 倍量水，煎煮约 30 min，过滤，去掉药渣，两次滤液合并，水浴上煎煮浓缩成流浸膏，每日 2 次，每次服 10 ml。

腊肠树

蓝布裙

LANBUQUN

藏 药 名 | 乃玛加尔玛。

别　　名 | 乃玛。

来　　源 | 为紫草科植物倒提壶 *Cynoglossum amabile* Stapf et Drumm. 的全草。

识别特征 | 多年生草本，茎高 20～50 cm。基生叶具长柄，长圆形或长圆披针形，长 5～20 cm，宽 1.5～4 cm，两面密生短柔毛，茎生叶无柄或具短柄，长 2～7 cm。聚伞花序单一或锐角分叉，无苞片，花梗长 2～3 mm，花萼长 2.5～3.5 mm，外面密生短柔毛，花冠蓝色，漏斗状，长 5～6 mm，檐部直径 8～16 mm，裂片圆形，长约 2.5 mm，附属物梯形，花丝着生花筒中部，花药长圆形，长约 1 mm，花柱线形，与花萼近等长。小坚果卵形，长 3～4 mm，密生锚状刺。花、果期 3～10 月。

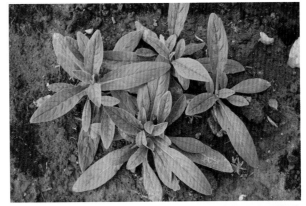

倒提壶

生境分布 | 生长于山坡草地、山地灌丛、干旱路边及针叶林缘。分布于西藏各地，青海、甘肃、云南、四川等地也有分布。

采收加工 | 8 月采全草，洗净，晾干，备用。

药材鉴别 | 本品根黑色，单一。地上部分密被柔毛，茎中空。叶皱缩破碎，完整者湿展后呈长圆形或长圆披针形，长 2～20 cm，宽 1.5～4 cm，具长柄或无柄。花蓝色漏斗状，5 裂。小坚果 4，卵形，长 3～4 mm，密生锚状刺。气微，味苦。

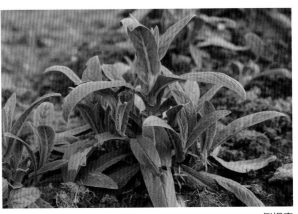

倒提壶

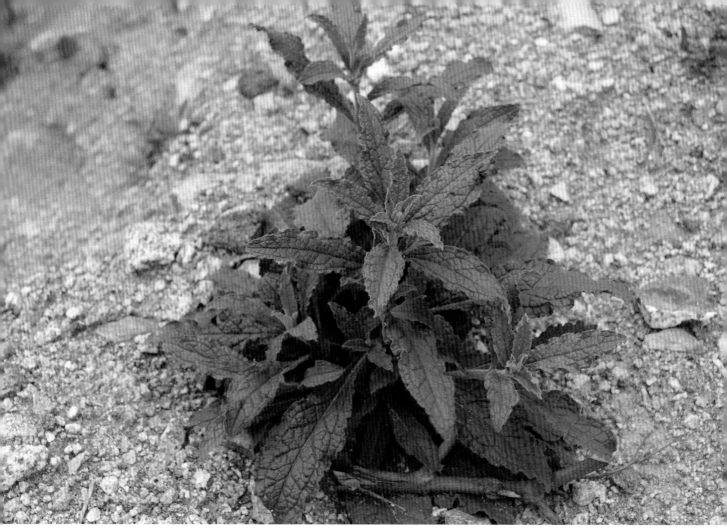

倒提壶

性味归经 味苦、甘，性平。

功效主治 排脓消肿，散瘀止血。主治创伤化脓，骨折，四肢肿痛。

用法用量 内服：煎汤，3 g；或入丸、散。外用：适量，研末调敷。

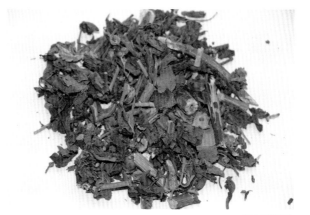

蓝布裙饮片

精选验方

1. 脑部创伤，黄水症 蓝布裙 250 g，火硝 25 g，硇砂、强巴 50 g，珍珠母 20 g，熊胆 2.5 g，多刺绿绒蒿 200 g，贝母 150 g。共研成细粉，过筛，制散，早、晚各服 3 g。

2. 跌打损伤之关节积黄水 蓝布裙、乃玛门布、乃玛吉尔玛、黑萼棘豆各 50 g，石灰 35 g，西藏猫乳 40 g。共同研成粗粉，加适量水煎煮，浓缩成糊状，敷患处。

3. 掌骨、踝骨创伤，肿胀化脓，流脓不愈等 二味酒糟搽剂：蓝布裙、青稞酒糟（干）各 50 g。共研成细粉，过筛，混匀，加酸奶适量，混匀成糊状，搽于患处，外搽，每日适量。

蓝布裙

蓝钟花

LANZHONGHUA

藏 药 名 | 翁布。

别　　名 | 右辛、俄阿杂热、割毒、休心巴结辛。

来　　源 | 为桔梗科植物美丽蓝钟花 *Cyananthus formosus* Diels. 的全草。

识别特征 | 多年生草本，高 10 ～ 20 cm。茎基密生条形鳞片，并出十数茎，平卧或斜生，疏生短柔毛。叶互生，小，菱状扇形或菱状卵形，长 4 ～ 9 mm，宽 2 ～ 6 mm，缘反卷，常具少数钝齿，上面疏生柔毛，下面密。花较大，单生枝端，萼长 11 ～ 12 mm，外被淡褐色黄毛，5 裂，三角形，长 4 ～ 5 mm；花冠深蓝色，外面无毛，内面喉部被密毛，冠长 30 mm，筒长 14 ～ 18 mm，裂片 5；雄蕊 5，子房上位。花期 8 ～ 9 月。

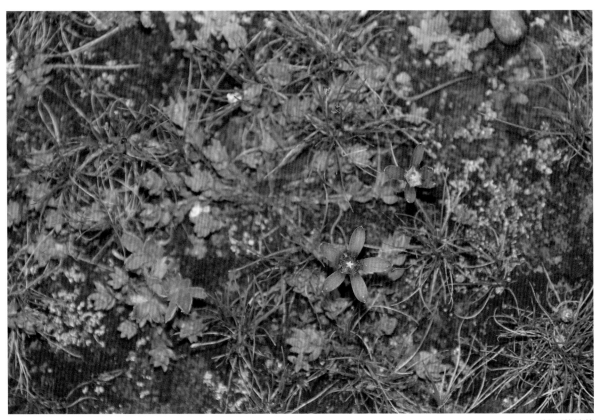

美丽蓝钟花

生境分布 | 生长于海拔 2800 ~ 4100 m 的山坡草地、林间沙石地。分布于云南西北部、四川西南部等地。

采收加工 | 8 ~ 9 月采收全草，轻度砸碎，阴干。

药材鉴别 | 本品多皱缩，折断。直根细长。茎丛生，疏被短柔毛，有的茎下部有鳞状叶，叶完整者展开后呈菱形、菱状扇形或菱状卵形，先端钝，基部宽楔形，突变狭成柄，边缘有少数钝齿，两面被毛。花紫黑色，棒槌状，花萼淡绿色，5 裂，外被淡褐黄色短毛，花冠筒长，先端 5 裂，外面无毛，内面和喉部有密毛。气微，味微苦涩。

性味归经 | 味甘、辛，消化后味甘；性温，有轻度毒性。

功效主治 | 敛黄水，缓泻。主治胆病，黄水病，下引诸病。

用法用量 | 内服：煎汤，2 ~ 3 g；或入丸、散。外用：适量，研粉撒或调敷。

精选验方 |

1. 四肢关节等部位肿胀　蓝钟花 25 g，船形乌头、草乌各 50 g，盐适量。共同配制成膏，涂于患处，每日 1 次。

2. 黄水散于肌　蓝钟花 35 g，虎掌草 20 g，酸奶适量。前两味研末加入酸奶，调成膏状，涂于患处。

3. 皮肤病，皮肉发痒及刺痛　蓝钟花 40 g，高山大戟 25 g，沙棘 30 g，亚大黄、蒂达、黄葵各 20 g。共研成粗粉，煎汤服用。

4. 各类黄水病和食物中毒等　下引丸：蓝钟花、诃子各 20 g，亚大黄、齿叶铁仔、草决明、大黄、黄葵、巴久膏各 15 g，大戟、瑞香狼毒、乳香各 10 g。混合后研成细粉，过筛，用水泛成丸，干燥后内服，每日 2 次，每次 1 ~ 2 g。

使用禁忌 | 有轻度的毒性，饭后服用。

狼
LANG

藏 药 名 | 江给。

别　　名 | 江、粕良措、鹅吉。

来　　源 | 为犬科动物狼 *Canis lupus* Linnaeus 的肉、舌、喉、胃、粪等。

识别特征 | 外形与家犬相似，但稍大。吻较大稍尖。耳直立。尾较长，尾毛蓬松而不弯卷。躯体匀称强壮，四肢有力适于奔跑。头部灰色，额顶和上唇灰褐色，体背灰白或浅黄灰色，其间杂有少许黑色。体侧和四肢外侧的毛色较背部略浅，为淡棕或棕灰。腹部为土黄色。尾与背同色。

生境分布 | 栖息范围非常广泛，在青藏地区的高原草原、高山草甸、高寒荒漠草原以及农区一带均有活动。一般为单只或 2 ~ 3 头在一起，秋、冬二季往往集成较大的群体。善奔跑。性残忍，机警、多疑。嗅觉敏锐，视、听觉也特别发达。主要以追逐的方式捕食猎物，猎食对象有岩羊、盘羊、藏羚、原羚、兔、旱獭，甚至残杀牧畜。冬末春初配种，怀孕期约 2 个月，每胎仔数可达 6 ~ 7 个。分布于全国大部分地区。

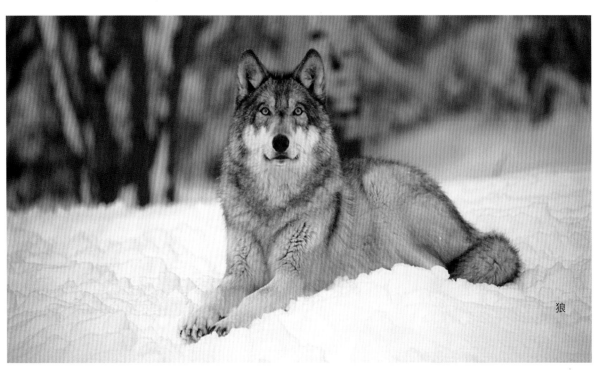

狼

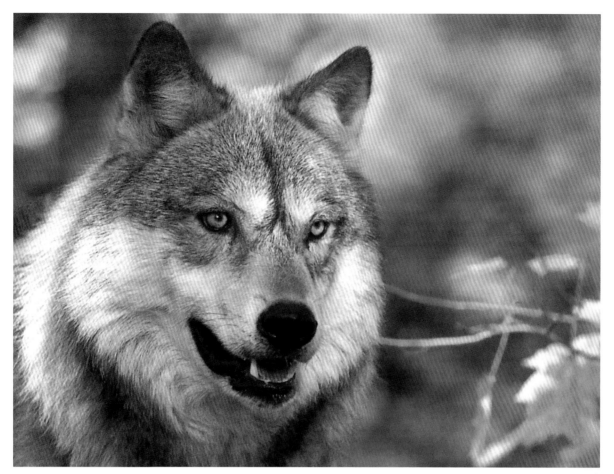

狼

采收加工 | 捕杀狼后，取其肉煮熟，晒干，研细。将狼舌、喉晾干，研细。取狼胃密闭烧炭，研细。取干燥粪，放入陶瓷缸中密闭，加火烧成炭，取出放凉备用。

药材鉴别 | 狼舌为长柱状，稍弯曲，长约 12 cm，宽约 4 cm，厚 1 ~ 2 cm，舌尖钝圆，舌根稍宽厚，切面椭圆形，可见细纹理，表面棕黑色，有细皱纹；质韧，不易折断。气微腥，味淡。

性味归经 | 舌味甘，性凉；胃味甘，性温；喉味涩，咸。

功效主治 | 肉：消食化滞。主治寒气引起的肌肉肿胀。舌：主治舌疹红肿，白喉，化脓性扁桃体炎。胃：主治积食。喉头：主治瘿瘤。粪：主治肿胀。

用法用量 | 内服：肉、舌、胃、喉煮食，适量，研末，1 ~ 3 g。外用：粪适量，涂熬。

精选验方 |

1. 瘟疫，喉蛾，舌肿等症 狼舌、旋毒、安息香、诃子各 20 g，广木香 5 g，石菖蒲 30 g，麝香 1.5 g，光明盐 15 g。共研细末，早、晚各服 3 g。

2. 喉蛾引起的发烧、舌头疼痛、咽喉红肿、食物难咽等 七味马尿泡散：狼舌、马尿泡、羌活各 30 g，半荷包紫堇 35 g，轮叶棘豆 25 g，垂头菊 40 g，麝香 3 g。以上七味，除麝香另研外，其余混合研成细粉，过筛，将麝香与以上细粉配研，混匀，制散内服，每日 2 次，每次 1.5 g。

狼

藜

LI

藏 药 名 奈吾。

别　　名 奈然、奈归、灰灰菜、菩奈吾翁布。

来　　源 为藜科植物藜 *Chenopodium album* L. 的地上部分。

识别特征 一年生草本，高 20 ~ 40 cm。茎直立或斜升，具绿色或紫红色条棱，多分枝，枝条斜升或开展，叶片菱状卵形或宽披针形，长 2 ~ 4 cm，宽 1.5 ~ 3 cm，先端钝或急尖，基部楔形或宽楔形，上面深绿色，幼时常有带紫红色的粉粒，背面密被白色糠皮状白粉，边缘常带紫红色，具不整齐疏浅齿，叶柄与叶片近等长或稍短。花两性，数朵集成团伞花簇，花族于枝条上部排成穗状或穗状圆锥状花序，花被裂片 5，宽卵形或椭圆形，背部具纵隆脊，有粉粒，基部连合，雄蕊 5，花药伸出花被，子房球形，顶部稍扁，花柱不明显，柱头 2，丝状。胞果扁球形，果皮薄膜质与种子贴生。种子扁球形，直径 1.2 ~ 1.5 mm，黑色，有光泽，表面有浅纹，胚环形。花期 6 ~ 8 月，果期 8 ~ 10 月。

生境分布 生长于海拔 2200 ~ 4200 m 的田边、路旁及河滩。分布于西藏各地、青海、甘肃及内地。

采收加工 盛花期采集全草，洗净、晾干。

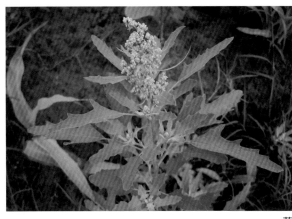

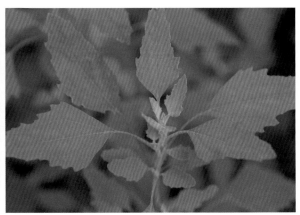

藜　　　　　　　　　　　　　　　　　　　藜

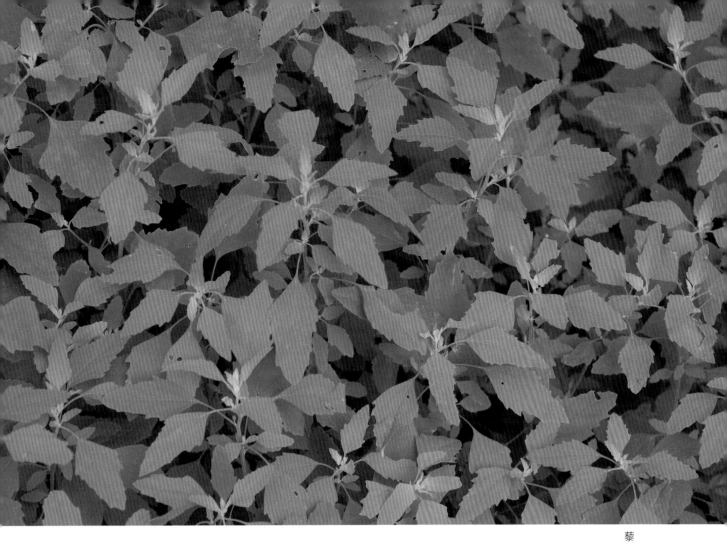

藜

药材鉴别 | 根细长圆柱形,多分枝,茎表面具条棱,并带有紫红色条纹。叶片多皱缩破碎,完整者展开呈菱状卵形或卵状披针形,中下部成浅裂片,背面被白粉,叶柄长。花两性,数朵簇生于叶腋内,上部形成穗状圆锥花序,花5数,柱头2,胞果卵形,果皮膜质,与种子贴生,种子横生,双凸镜状,黑色光亮,表面有一浅沟,胚环形,气微,味微苦辣。

性味归经 | 味甘、辛,消化后味甘,性温,效润。

功效主治 | 祛风,清热。主治风热外感,疮伤,结石。

用法用量 | 内服:研末,1~2g;或入丸、散。外用:适量。

精选验方 |

1. 便秘 奈吾(灰灰菜)、诃子、大黄、碱花等各5g。研成细粉,过筛,细粉用开水泛丸,早、晚各服3g。

2. 粪便干燥,便秘,闭尿,脘腹痞满等 通便散剂:奈吾(灰灰菜)、沙棘各25g,硇砂10g,土木香、木瓜、芫荽、五灵脂各20g。混合后研成细粉,过筛,内服,每日2次,每次3g。

藜

硫黄
LIUHUANG

藏 药 名 ┃ 东瑞。

别　　名 ┃ 门西、石硫黄、么布尺点、玛乃石察。

来　　源 ┃ 为自然元素类矿物硫族自然硫，采挖后，加热熔化，除去杂质；或用含硫矿物经加工制得。

识别特征 ┃ 斜方晶系。晶体的锥面发达，偶尔呈厚板状。常见者为致密块状、钟乳状、被膜状、土状等。颜色有黄、浅黄、淡绿黄、灰黄、褐色和黑色等。条痕白色至浅黄色。晶面具金刚光泽，断口呈脂肪光泽，半透明，解理不完全，断口呈贝壳状或参差状。硬度 1 ~ 2，比重 2.05 ~ 2.08，性脆，易碎。用手握紧置于耳旁，可闻轻微的爆裂声。体轻，有特异的臭气，味淡。

生境分布 ┃ 常见于温泉、喷泉、火山口区域；沉积岩中也常有之。分布于山西、陕西、河南、山东、湖北、湖南、江苏、四川、广东等地。

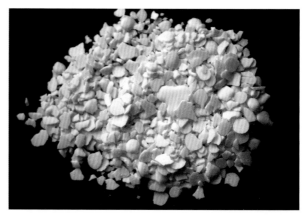

石硫黄

采收加工 ┃ 将泥块状的硫黄及矿石，在坑内用素烧罐加热熔化，取其上层之硫黄溶液倒入模型内，冷却后取出。

药材鉴别 ┃ 本品为不规则块状。略呈绿黄色或黄色，外皮不平坦，呈脂肪光泽，常有多数小孔。体轻，质松易碎，断面常呈针状结晶形。有特异的臭气，味淡。

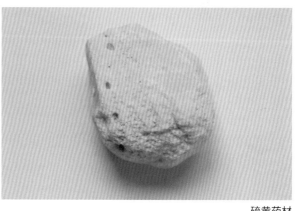

硫黄药材

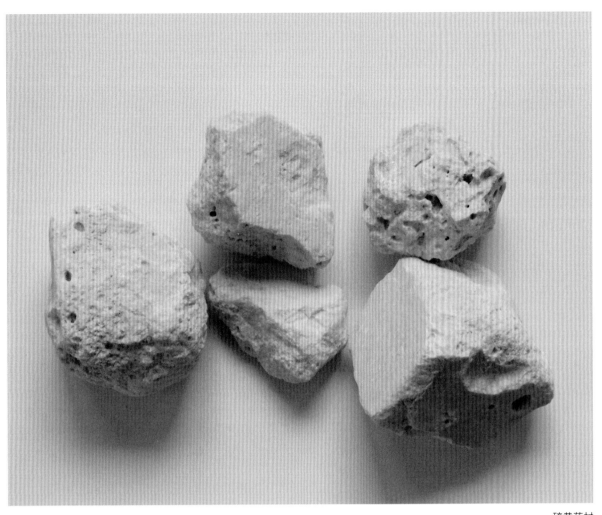

硫黄药材

性味归经 | 酸，温；有毒。归肾、大肠经。

功效主治 | 外用杀虫止痒；内服壮阳通便。本品温热有毒，能以毒攻毒。外用解毒杀虫；其质纯阳，内服能益火助阳、疏利大肠。

用法用量 | 1 ~ 3 g。内服：入丸、散。外用：适量，研末撒，或油调涂，或烧烟熏。

精选验方 |

1. 疥 硫黄适量。研为细末，麻油调涂。

2. 疮疽 硫黄、白面、荞麦面各适量。研为细末贴敷患处。

3. 老年性肥胖 硫黄、肉桂、艾叶各 15 g（后入），淫羊藿 50 g，藿香叶、二丑各 30 g，麻黄、磁石各 10 g（后入）。上药除磁石、硫黄外，煎煮后提取、烘干研成粉；将磁石、硫黄研成细末，与前面的药粉拌匀，装入用薄布制成的 8 cm × 8 cm 的药芯，外用绸缎布制成肚兜。将药肚兜穿在身上，紧贴肚脐处。药芯每隔 15 ~ 30 日更换 1 次，更换 3 个药芯为 1 个疗程。

使用禁忌 | 阴虚火旺者及孕妇忌服。不宜过量或久服。

龙骨
LONGGU

藏 药 名 | 周瑞。

别　　名 | 生龙骨、煅龙骨、五花龙骨。

来　　源 | 本品系古代多种大型哺乳动物，如三趾马、犀类、鹿类、牛类、象类等的骨骼化石。五花龙骨为象类门齿的化石，质优。

识别特征 | 古代哺乳动物如象类、犀牛类、牛类、三趾马、鹿类、骆驼类、羚羊类等的骨骼化石，习称"龙骨"。象类门齿的化石习称"五花龙骨"。龙骨：呈骨骼状或破碎块状，大小不一。表面白色、灰白色或浅棕色，多较平滑，有的具棕色条纹和斑点。质较酥、体轻，断面不平坦、色白、细腻，骨髓腔部分疏松，有多数蜂窝状小孔。吸湿性强，以舌舔之有吸力。无臭、无味。五花龙骨：呈不规则块状，大小不一，也可见圆柱状或半圆柱状，长短不一，直径 6～25 cm。全体呈淡灰白色或淡黄白色，或淡黄棕色，夹有蓝灰色及红棕色深浅粗细不同的花纹，偶有不具花纹者。表面光滑，时有小裂隙。质硬，较酥脆，易片状剥落，吸湿性强，以舌舔之有吸力。无臭，无味。以体轻、质脆、分层、有蓝、灰、红、棕等色的花纹，吸湿性强者为佳。一般习惯认为以五花龙骨为优。无吸湿性，烧之发烟有异臭者不可药用。

生境分布 | 分布山西、内蒙古、河南、河北、陕西、甘肃等地。

采收加工 | 全年均可采挖，除去泥土和杂质，置干燥处。生用或煅用。

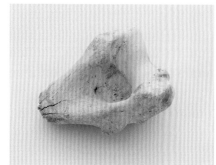 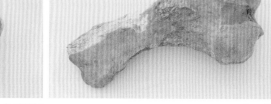 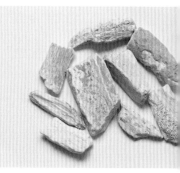

| 龙骨药材 | 龙骨药材 | 龙骨药材 |

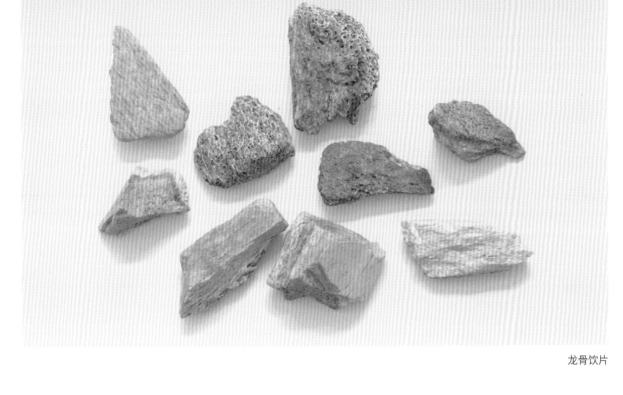

龙骨饮片

药材鉴别 本品呈不规则碎块。表面淡黄白色或青灰色，断面粗糙，具棕色条纹和斑点，或可见蜂窝状小孔。质硬，吸湿性强，舌添之有吸力，易风化剥落。气微，味淡。煅龙骨灰褐色，表面显粉性，质较松脆，易碎。

性味归经 甘、涩，平。归心、肝、肾经。

功效主治 镇惊安神，平肝潜阳，收敛固涩。本品质重沉降，味甘则补，入心、肝则补血，故能镇静而安心神，平肝以潜降肝阳，味涩则收敛固涩。

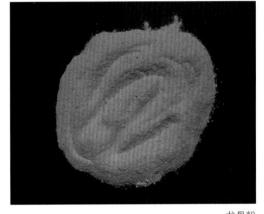

龙骨粉

用法用量 15～30 g，煎服，入汤剂宜先煎。外用：适量。收敛固涩宜煅用。

精选验方

1. 高血压 生龙骨、生牡蛎、牡丹皮、桃仁、当归、川芎各 15 g，川牛膝 20 g，车前子 10 g。煎汤服用。

2. 心肾两虚的尿频 龙骨、龟甲各 15 g，石菖蒲、远志各 6 g，桑螵蛸、当归、人参各 9 g，茯神 12 g。研为细末，睡觉时人参汤调下 6 g。

3. 梦遗，早泄 生龙骨、生芡实、生牡蛎、生莲子各 30 g，知母、麦冬各 20 g，五味子 15 g；夫妻分居或未婚者，加滑石 30 g，淡竹叶 10 g。以引火从小便出；肝肾不足者，加炒黄柏 10 g，生杭芍 20 g；精关不固较重者，加生山药 45 g，菟丝子 20 g。水煎 2 次，每次约 50 min，两次煎液混合，每日分 3 次温服，每日 1 剂。

使用禁忌 湿热积滞者不宜使用。

炉甘石
LUGANSHI

藏 药 名 | 坑替。

别　　名 | 拉肖、坑嘎切吧尔同布。

来　　源 | 为碳酸盐类矿物方解石族菱锌矿 Calamina 原矿物。

识别特征 | 本品为块状集合体，呈不规则块状，大小不一，表面白色、灰白色或淡红色，凹凸不平，多孔似蜂窝状，具玻璃光泽或暗淡无光泽，半透明。质脆，硬度5，相对密度4.1～4.5，条痕白色，断口不平，有吸湿性。

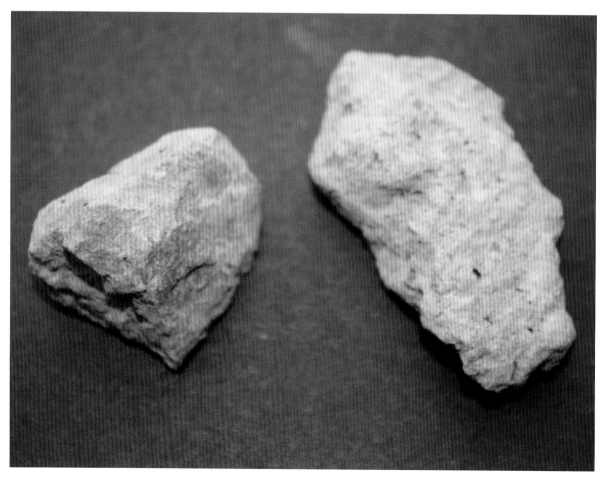

炉甘石（煅）

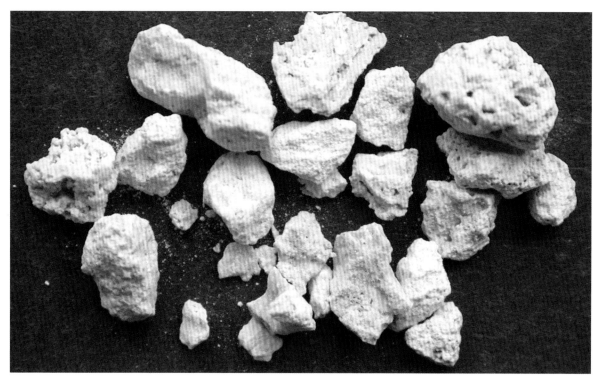

炉甘石

生境分布 | 分布于海拔较高的雪山上。主产于康波瓦尔岩石、冈底斯雪山、珠穆朗玛峰等地。

采收加工 | 挖出后，去尽杂石、泥土即得。

药材鉴别 | 本品表面粉性，无光泽，凹凸不平，多孔，似蜂窝状。体轻，易碎。无臭，味微涩。

性味归经 | 味甘，性凉、平。

功效主治 | 清热，收湿止痒，敛疮。主治肝热，湿疹，皮肤瘙痒，溃疡不敛，目赤肿痛，骨折。

用法用量 | 内服：入丸、散，适量。

精选验方 |

1. 旧热症　炉甘石 30 g，滑石、针铁矿、土黄赭石各 3 g，西藏猫乳、小檗皮、藏锦鸡儿各 2.4 g。以上七味研细，过筛，混匀制散，口服，早、晚各服 1.2 g。

2. 解毒收敛，治逆食、腹鸣、肝痛、声哑、身虚、肤色铁青、视力减弱　炉甘石、西河柳膏各 25 g，日热、草莓、双花千里光、高山白花龙胆各 5 g。以上六味研细，过筛，混匀，制丸，内服，每日 2 次，每次 1.5 g。

3. 脑伤，骨伤，湿疮，疮伤及腐烂　炉甘石 2.5 g，去水硼砂、黄花獐牙菜、船形乌头、菜嘎各 12.5 g。以上五味研细，过筛，混匀，制散，内服，每日 2 次，每次 1.8 g。

萝卜
LUOBO

藏 药 名 ┃ 拉卜。

别　　名 ┃ 达松、拉芹、贝萝、黑拉母孜嗅。

来　　源 ┃ 为十字花科植物萝卜 *Raphanus sativus* L. 的种子和根。

识别特征 ┃ 二年或一年生草本，高 20 ～ 100 cm。直根肉质，膨大，球形、圆锥形或长圆形，外皮红、白、紫或绿色。茎直立，有分枝，光滑。基生叶和茎下部叶大头羽状分裂，长 8 ～ 30 cm，顶裂片大，侧裂片小，边缘有齿，两面有白色硬毛，茎中上部叶长圆形或披针形，边缘具齿或全缘。总状花序顶生或腋生，花大，径 1.5 ～ 2 cm；萼片 4，直立；花瓣 4，淡紫色或白色，常有暗色脉纹，具长爪。长角果念珠状，海绵质，不开裂，长 2.5 ～ 7.5 cm，具长尖喙。种子 1 ～ 6，红褐色，圆形，有细网纹。花期 3 ～ 6 月，果期 5 ～ 8 月。

生境分布 ┃ 种植于海拔 3000 ～ 4000 m 的田园、沙地。分布于西藏大部分地区。

采收加工 ┃ 6 ～ 9 月采集根及成熟种子，洗净。根鲜用或切段晒干，或将采收的根，贮藏在土坑中备用，有的配方中萝卜根清炒后再使用。

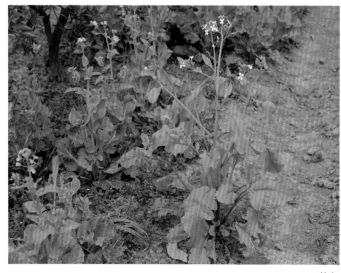
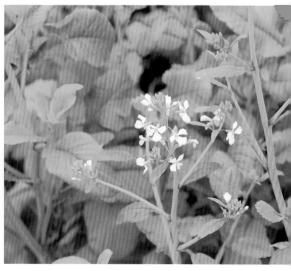

萝卜　　　　　　　　　　　　　　　　　　萝卜

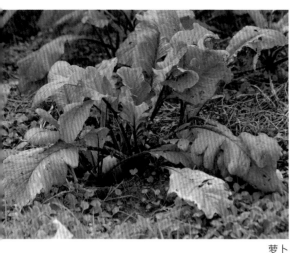
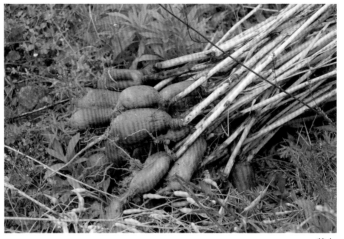

萝卜   萝卜

药材鉴别 根呈圆柱状，长 20 ～ 25 cm，直径 3 ～ 4 cm，微扁，略扭曲，有的呈球形或圆锥形，紫红色或灰褐色，表面不平整，具波状的纵皱纹，往往波状纹交叉而成网状纹理，且具横向排列的黄褐色条纹及长 2 ～ 3 cm 的支根或支根痕；顶端具中空的茎基，长 1 ～ 4 cm。质地轻，折断面为淡黄白色而疏松。以身干，色淡黄、肉白、质轻者为佳。种子呈类圆形或椭圆形，稍扁，长 2.5 ～ 4 mm，宽 2 ～ 3 mm。表面黄棕色、红棕色或灰棕色。一端有深棕色圆形种脐，一侧有数条纵沟，种皮薄而脆。用放大镜观察，全体均有致密的网状皱纹。子叶 2 片，乳黄色，有油性，

性味归经 味辛，微苦，消化后味苦，性温。

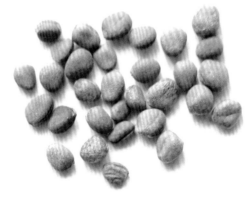

萝卜籽（莱菔子）饮片

功效主治 温胃，消食，生"培根"，消肿，敛疮。主治胃痛，"龙"病，"培根"病。鲜嫩萝卜消百病，治胃寒，痞瘤，便秘。萝卜治消化不良，胆液过盛及干脓血、进水；萝卜汁治耳病、"八母病"。

用法用量 内服：煎汤，2 ～ 5 g，或入丸、散。外用：适量，滴耳。

精选验方

1. 耳垢引起的耳聋、耳沉、头昏、头重 萝卜、密花角蒿籽各 50 g，麝香 1.5 g，阿魏、孔雀尾翎（烤黄）各 25 g，广木香 40 g，紫硇砂 30 g。捣罗为细粉，混匀，再加入清油搅匀，每日 2 次，适量滴入耳内。

2. 胃寒引起的食欲不振、消化不良、胃胀等 七味萝卜炭丸：萝卜炭、白花木通（煅制）、小叶杜鹃各 50 g，沙棘 20 g，荜茇、寒水石各 30 g，野韭菜 40 g。共研细过筛，混匀，制散或用水泛丸，内服，每日 2 次，每次 1.5 ～ 2 g。

驴

LÜ

藏 药 名 | 彭普。

别 名 | 同坎、该钦、知桑、普热那间、多吉那间。

来 源 | 为马科动物驴 *Equus asinus* Linnaeus 的血、舌、蹄等。

识别特征 | 体形如马而较小，成横长方形。头大，眼圆，耳长，面部平直，头颈高扬，颈部较宽厚，鬃毛稀少。四肢粗短，蹄质坚硬。尾基部粗而末稍细，体毛厚而短，有黑色、栗色、灰色 3 种。颈背部有一条短的深色横纹，嘴部有明显的白色嘴圈。耳廓背面同身色，内面色较浅，尖端几呈黑色。腹部及四肢内侧均为白色。

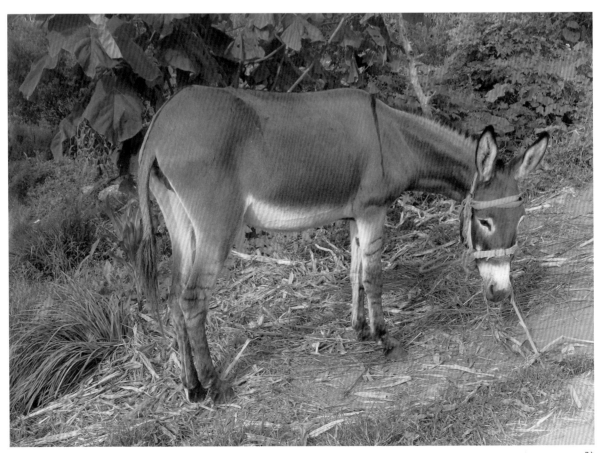

驴

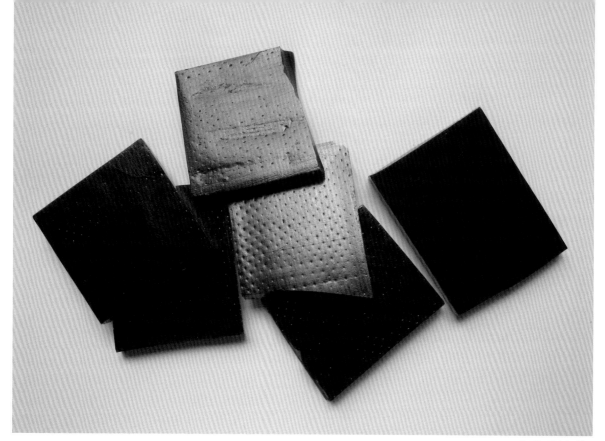

阿胶（驴皮胶）

生境分布 | 全国各地均有饲养。分布于全国各地。

采收加工 | 驴血，从活驴身上放血取得，阴干备用。肉、舌、蹄等可在宰杀后取得。

性味归经 | 性湿，味甘。

功效主治 | 驴血（干粉）：祛风湿，干黄水。主治痹病，痛风，黄水病。尾血：治鼻衄，疮疡。肉（干粉）：止吐。舌（干粉）：治腹泻。蹄（煅研）：能利尿。黑驴前腿右蹄灰：治水肿及黄水病。

用法用量 | 内服：研末，20～50 g；或入丸、散。

精选验方 |

关节病 驴血干粉、蒺藜、宽筋藤、喜马拉雅紫茉莉各50 g，花椒35 g，广木香40 g。共研为末，早、晚各服3 g，以开水送服。

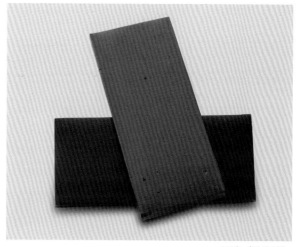

阿胶（驴皮胶）

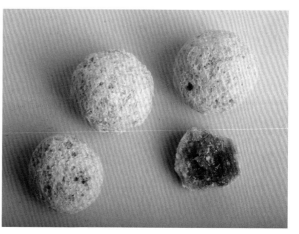

阿胶珠

驴

绿矾

LÜFAN

藏 药 名 | 那措尔。

别　　名 | 嘎玉夏、措尔那。

来　　源 | 为硫酸盐类矿物水绿矾 Melanterite 的矿石或化学合成品。

识别特征 | 单斜晶系，晶体短柱状，但不多见，通常为毛发状、纤维状、钟乳状、雪花状及土状等。颜色为各种不同的绿色，条痕白色，光泽呈玻璃状，透明至微透明，断口呈贝壳状。硬度 2，相对密度 1.8 ~ 1.9，质脆。

生境分布 | 常产于氧化带以下富含黄铁矿半分解矿石的裂隙中，分布于西藏大部分地区以及甘肃等地。

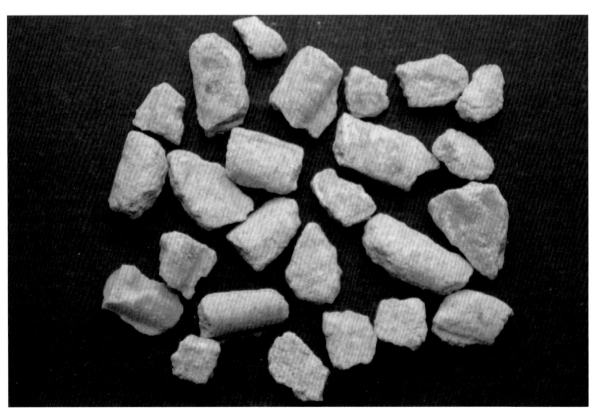

绿矾

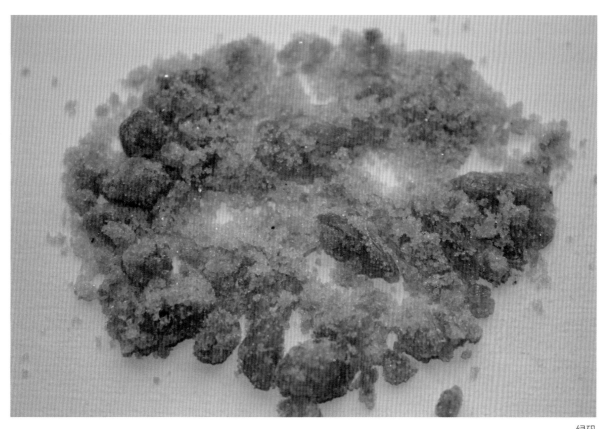

采收加工 | 全年可采，除去杂质，使水溶解后，过滤，取滤液，加热浓缩，放冷后析出结晶，取出晾干即成。

药材鉴别 | 为棱柱状结晶或颗粒，大小不一，半透明，显各种不同绿色。质较坚硬而脆，易打碎。断面浅绿色，似玻璃光泽。气无，味酸涩，在空气中易失水分变成无水硫酸铁，退色并成为粉状。以绿色、无杂质者为佳，

性味归经 | 味酸、咸，性平。

功效主治 | 愈疮，祛瘤。主治伤口腐肉，胃痞瘤，牙龈及口腔病。也用于染发。

用法用量 | 内服：煎汤，1 ~ 2 g；或入丸、散。

精选验方 |

1. 痞瘤 绿矾、寒水石（制）、贝齿粉、碱花、芒硝各 12 g，食盐（煅烧）、诃子各 15 g，火硝 9 g。以上八味捣罗为细粉，过筛制散，内服，每日 1 次，每次 1.5 g。

2. 染白发 诃子 75 g。煎煮片刻，用此煎液染白发，干后再用绿矾 75 g 的水溶液继续染发，每日 3 次，连续用药 1 周。

麻雀
MAQUE

藏 药 名 | 齐尔哇。

别　　名 | 尼恰、雀肉、康曲尔、麻雀肉、齐巴布杰、多吉赤保。

来　　源 | 为文鸟科动物麻雀 *Passer montanus saturatus* Stejueger 的肉。

识别特征 | 嘴短而强健，呈圆锥形，稍向下弯；初级飞羽9枚，外缘具两道淡色横斑。麻雀属晚成鸟。麻雀因为其个头小，一指那么大，有的地方如河南将麻雀称之为小雏。它是常见的一种鸟类。麻雀是与人类伴生的鸟类，栖息于居民点和田野附近。白天四处觅食，活动范围在2500～3000 m以内。在地面活动时双脚跳跃前进，翅短圆，不耐远飞。鸣声喧噪。主要以谷物为食。当谷物成熟时，多结成大群飞向农田掠食谷物。繁殖期食部分昆虫，并以昆虫育雏。繁殖力强。在北方，3～4月开始繁殖，每年至少可繁殖2窝。在南方，几乎每月可见麻雀繁殖雏鸟。每窝产卵4～6枚。卵灰白色，满布褐色斑点。雌雄轮流孵卵。孵化期11～12日。雏鸟全身裸露，15日以后才能出飞自行寻食。

生境分布 | 栖息于居民点和田野附近。分布于平原及丘陵地区。

采收加工 | 捕捉后，杀死、去毛和内脏，洗净现用。

性味归经 | 甘，温。归肾、肝、膀胱经。

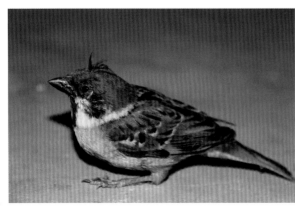

麻雀

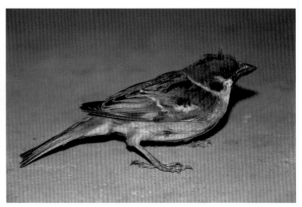

麻雀

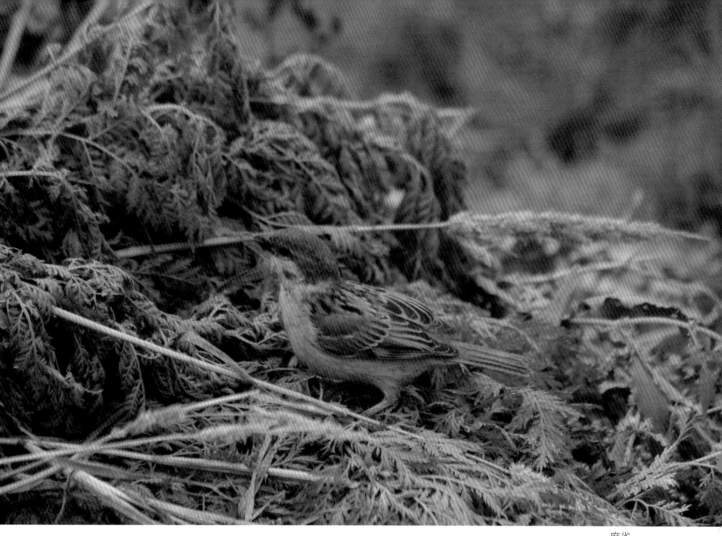

麻雀

功效主治 补肾阳，益精髓，暖腰膝，缩小便，调经固带。主治小儿疳积，神经衰弱经常失眠者，抵抗力差，容易感冒，夜盲症，精力不足。

用法用量 内服：煎汤 6 ～ 15 g；或入丸、散剂。外用：煎水洗。

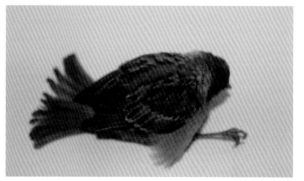

麻雀

精选验方

1. 肾虚阳衰见腰膝酸软、体倦乏力、小便频数或肾虚阳痿 麻雀 5 只，粟米 100 g，葱白少许。先将雀肉用食油炒熟，再用米酒 1 杯略煮，加水适量，下粟米同煮，待米将熟时，下葱白及油、盐、花椒调味。

2. 预防感冒 麻雀肉适量。去肠与胆，加油盐酱醋煮食当小菜吃，成人每日可吃至 8 只，小儿酌减。

3. 百日咳 麻雀肉、冰糖各适量。煮烂吃。

使用禁忌 阴虚火旺者忌食，孕妇忌用。

麻雀

马勃

MABO

藏 药 名 | 帕瓦郭郭。

别 名 | 帕踓、灰包、灰色菌、马粪包、帕庞踓踓。

来 源 | 本品为灰包科真菌脱皮马勃 *Lasiosphaera fenzlii* Reich.、大马勃 *Calvatia gigantea*（Batsch ex Pers.）Lloyd 或紫色马勃 *Calvatia lilacina*（Mont. et Berk.）Lloyd 的干燥子实体。

识别特征 | 子实体球形或近球形，直径 15 ～ 45 cm 或更大，基部或很小，由粗菌索与地面相连。包被白色，老后污白色。初期有细纤毛，渐变光滑，包被两层，外包被膜状，内包被较厚，成熟后块状脱落，露出浅青褐色孢体。孢子形，具微细小疣，淡青黄色，抱丝分枝，横隔稀少。

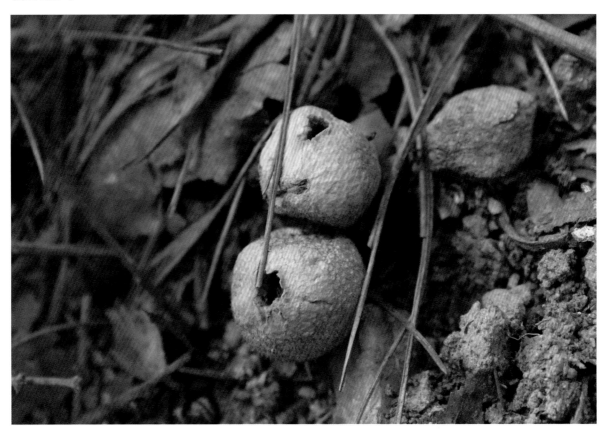

马勃

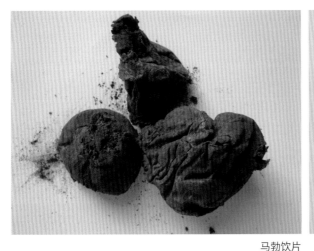
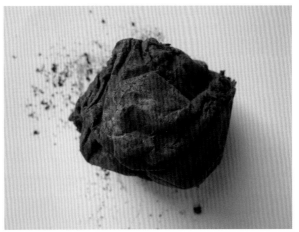

马勃饮片　　　　　　　　　　　　　　　　　　　　　　马勃饮片

生境分布 | 生长于旷野草地上。分布于内蒙古、甘肃、吉林、辽宁等省（区）。

采收加工 | 夏、秋两季子实体成熟时及时采收，除去泥沙及外层硬皮，干燥。

药材鉴别 | 本品呈不规则的小块，包被灰棕色至黄褐色，纸质，多破碎成片块状，或已全部脱落。孢体灰褐色，紧密，有弹性，撕开内有灰褐色棉絮状丝状物，触之则孢子尘土样飞扬，手捻有细腻感。气似尘土，无味。

性味归经 | 辛，平。归肺经。

功效主治 | 清热解毒，利咽，止血。本品味辛质轻，专入肺经，既能宣散肺经风热，又能清泻肺经实火，长于解毒利咽，为治咽喉肿痛之常用药。此外，还有止血之功。

用法用量 | 3 ~ 6 g，煎服。外用：适量。

精选验方 |

1. 外伤出血，鼻衄，拔牙后出血 马勃适量。撕去皮膜，取内部海绵绒样物压迫出血部位或塞入鼻孔，填充牙龈处。

2. 痈疽疮疖 马勃孢子粉适量。以蜂蜜调和涂敷患处。

3. 咽喉肿痛，不能咽物 马勃一分，蛇蜕一条。烧为末，棉裹 5 g，含咽。

4. 妊娠吐血及鼻血 马勃适量。研为细末，浓米汤送服 2.5 g。

5. 病毒性心肌炎 马勃、紫草、白薇、玉竹、苦参、防风、白术各 10 g，黄芪 30 g，炙甘草 40 g，蒲公英 20 g，板蓝根、大青叶各 15 g，龙齿 12 g，琥珀 3 g（冲服）。水煎取药汁，每日 1 剂，分 2 次服用。

6. 失音 马勃、芒硝等份。研为细末，加砂糖和成丸子，如芡子大，噙口内。

7. 久咳 马勃适量。研为细末，加蜜做成丸子，如梧桐子大。每次服 20 丸，白汤送下。

使用禁忌 | 风寒伏肺咳嗽失音者禁服。

马勃

马蔺子

MALINZI

藏 药 名 | 母智。

别　　名 | 智归。

来　　源 | 为鸢尾科植物马蔺 *Iris lactea* Pall. var. *Chinensis* Fisch. Koidz. 的种子。

识别特征 | 多年生草本。根状茎短而粗壮，常集成团，须根坚韧，棕褐色。叶基生，多数，宽线形，与花茎等长或超过，长 15 ~ 40 cm，宽 3 ~ 7 mm，两面具突起的平行脉，淡绿色或深绿色，基部稍带红紫色，残存叶鞘棕褐色，呈纤维状。花葶高 10 ~ 30 cm；花蓝紫色，花被片 6，外轮 3 枚较大，匙形，先端尖，中部有黄色条纹，内轮 3 枚较小，倒披针形，直立，与外被片互生；雄蕊 3，花药细长，基部着生；子房卵形，花柱 3，呈花瓣状，先端 2 裂。蒴果长椭圆形，两端略尖，有 6 条纵肋，先端具喙，种子近球形，具不规则角棱，黑褐色，花期 4 ~ 5 月，果期 6 ~ 8 月。

生境分布 | 生长于海拔 3500 ~ 4200 m 的山坡、沟谷、草丛、草甸中。分布于西藏各地及青海、云南、四川。

采收加工 | 7 ~ 8 月果实成熟时采收，取出种子，晒干。

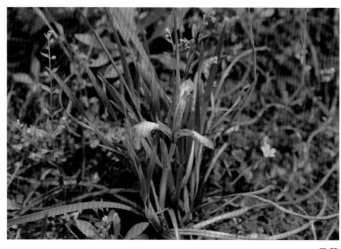
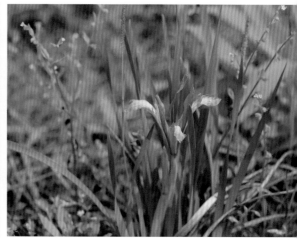

马蔺　　　　　　　　　　　　　　　　　　　　　　马蔺

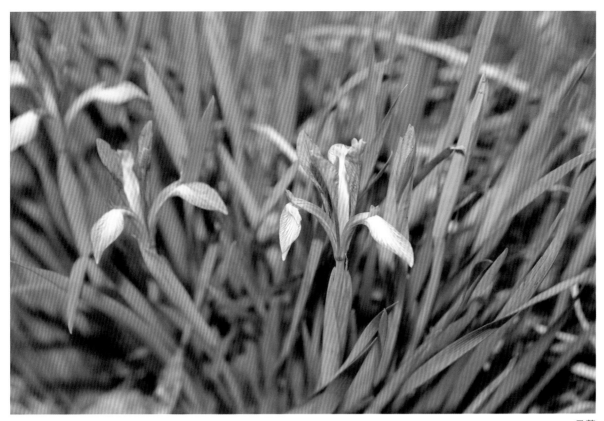

马蔺

药材鉴别 种子呈不规则多面体，具条棱，长 2.5 ～ 4.5 mm，宽达 3.5 mm，棕褐色或棕黑色，基部有黄棕色种脐，顶端有略突起的合点。质坚硬。切断面胚乳肥厚，灰白色，角质状，胚白色，细小，弯曲状。气微，味淡。

性味归经 味辛，消化后味甘，性平。

功效主治 解毒，驱虫。主治各类虫病与肠绞痛。其花利于治疗眼病。

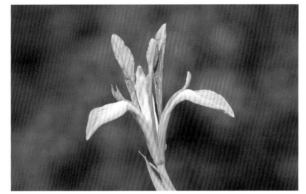

马蔺

用法用量 内服：研末，2 ～ 3 g；或入丸。外用：适量。

精选验方

1. 肠绞痛，腹气不通 马蔺子膏、硇砂粉各 25 g，干萝卜 10 g。水泛为丸，每日 1 ～ 2 次，每次服 2 ～ 3 丸。

2. 肠绞痛 马蔺子 75 g，岩精膏、黑冰片、结血蒿 50 g。共研成粗粉，煎汤服用，每次 2.5 g。

3. 胃剧痛及反复疼痛，肠绞痛等 六味驱虫散：马蔺子、天仙子、黄花香薷各 30 g，齿叶铁仔 50 g，羌活根 35 g，素方花子 40 g。以上几味研成细粉，过筛，内服，每日 2 次，每次 1 ～ 2 g。

马鹿

MALU

藏 药 名 | 夏娃。

别　 名 | 抓奇、热久巴。

来　 源 | 为鹿科动物马鹿 *Cervus elaphus* Linnaeus 的鹿茸、角（干）、血、脂肪等。

识别特征 | 马鹿是哺乳动物，生活在崇山峻岭之中，体形似黄牛，颜色呈深棕色，肩胛骨及头部高低均平，蹄大，两耳较大，耳壳内有白色细毛。颈粗且长，颈部毛深，呈淡黄色，并长于其他躯体部位的毛。胸部和腹部带白色毛，尾基处的毛呈白色带斑纹。尾短，呈淡黄色，大腿内侧的毛也呈淡黄色。每年 5 月是长出嫩角季节。初嫩角表面有一层黄色茸毛，内含鲜血，后逐渐分叉成 2 ~ 3 支，即是鹿茸。随时间增长鹿茸骨化成角，亦称老干角。强健的马鹿在每年 11 月或 12 月可以脱落角，体弱的马鹿每年 3 月或 4 月脱落角，到 5 月开始长出新的角，雌鹿形体与雄鹿同，但尾部的毛为白色带斑纹。每年 9 ~ 10 月是交配期，此时雄鹿为争夺配偶斗角十分激烈。雌鹿妊娠约 8 个月，在次年 6 ~ 7 月可以生产 1 ~ 2 只小鹿，初生幼鹿的绒毛带有白色斑点，后因脱毛而消失。

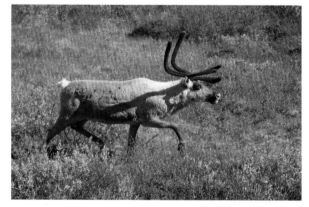

马鹿

生境分布 | 栖息于高山森林草原、灌丛草甸及混交林。夏季一般在高山顶或阴坡地带，冬季在向阳温暖的山谷、山腰栖息。分布于西藏、青海、甘肃、新疆、内蒙古及东北等地。

采收加工 | 鹿茸：每年 4 ~ 5 月收捕，锯茸，晾干备用。鹿干角：9 ~ 10 月收捕取角。血：宰鹿时取血，风干成紫色或紫棕色片状。脂肪：杀鹿后，取体内脂肪，洗净，切成小块，阴干。

药材鉴别 | 马鹿角：呈分支状，通常分 4 ~ 6 支，全长 50 ~ 120 cm。主支弯曲，直径 3 ~ 6 cm，基部具盘状突起，习称"珍珠盘"，周边常有稀疏细小的孔洞，侧支多向一面

伸展，第一支与珍珠盘相距较近，第二支靠近第一支着生。表面灰褐色或灰黄色，有光泽，角尖平滑，中、下部常有疣状突起，习称"骨钉"，并具有纵棱。质坚硬，断面外圈骨质，灰白色或微带淡褐色，中部多呈灰褐色，具蜂窝状孔。无臭，味微咸。

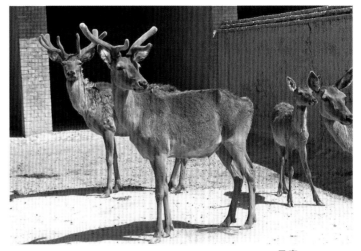

马鹿

马鹿茸：粗大，主支多不圆，顶端圆扁不一，长30～100 cm。表面有棱，多抽缩干瘪，侧支较长且弯曲，茸毛粗长，灰色或灰黑色。锯口色较深，常见骨质。气腥臭，味咸。

鹿脂：呈黄白色块状、条状或片状，长15～20 cm，宽10～15 cm，厚2.0～5.0 cm，具有油润光泽，半透明，体轻，柔软。脂肪油灰白色，似冷凝豚脂样，质硬，滑腻，微具膻气。

鹿血：呈紫棕色片状。

性味归经｜鹿角味咸，性温；鹿茸味甘、咸，性热。

功效主治｜鹿茸生精补髓，补血，补肾；鹿角敛脓血，干黄水，消浮肿，主治肺部和胸腔内出脓血和水肿、臟痼疾病；鹿血可治疗月经过多、贫血等症；鹿脂肪可治疗虫病。

用法用量｜内服：研末，1.5～2 g；或入丸或散。鹿血：研末，0.5 g，或为丸。脂肪：外用，适量。

精选验方｜

1. 体内化脓，水肿，浮肿，水臟痼疾 鹿角灰粉、羚羊角、狍角各5 g。研成细粉，制成散剂，每日1～2次，用1勺温开水服送。

2. 食物中毒引起的上吐下泻、胃痛 鹿角灰粉20 g，延胡索10 g，诃子5 g，麝香2.5 g。共磨成细粉，制成散剂，用温开水送服。

3. 子宫出血 鹿血25 g，桂皮35 g，熊胆2.5 g。混合研成细粉，过筛，早、晚内服3 g。

4. 浮肿以及食欲不振的水臟痼疾 五味鹿角散：鹿角39 g，狍角15 g，芒硝20 g，白花木通、金露梅各25 g。以上五味药中，将鹿角在炭火中烧成灰白色，将白花木通与金露梅同时装入陶器密封，之后亦在炭火中烧成灰粉，然后将五味药混合研成细粉，内服，每日1～2次，每次1.5 g～2 g。

马钱子
MAQIANZI

藏 药 名 | 郭基拉。

别　　名 | 敦达、普来、番木鳖、大方八、马前子、夏普来、油马钱子、俄来布见。

来　　源 | 为马钱科植物马钱 *Strychnos nux-vomica* L. 的干燥成熟种子。

识别特征 | 乔木，高 10 ～ 13 m。树皮灰色，具皮孔，枝光滑。叶对生，叶柄长 4 ～ 6 mm；叶片草质，广卵形或近于圆形，长 6 ～ 15 cm，宽 3 ～ 8.5 cm，先端急尖或微凹，基部广楔形或圆形，全缘，两面均光滑无毛，有光泽，主脉 5 条罕 3 条，在背面凸起，两侧者较短，不达叶端，细脉成不规则的网状，在叶的两面均明显；叶腋有短卷须。聚伞花序顶生枝端，长 3 ～ 5 cm，直径 2.5 ～ 5 cm，被短柔毛；总苞片及小苞片均小，三角形，先端尖，被短柔毛；

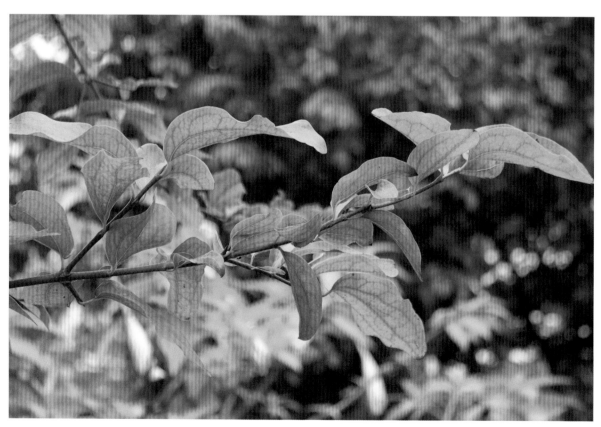

马钱子

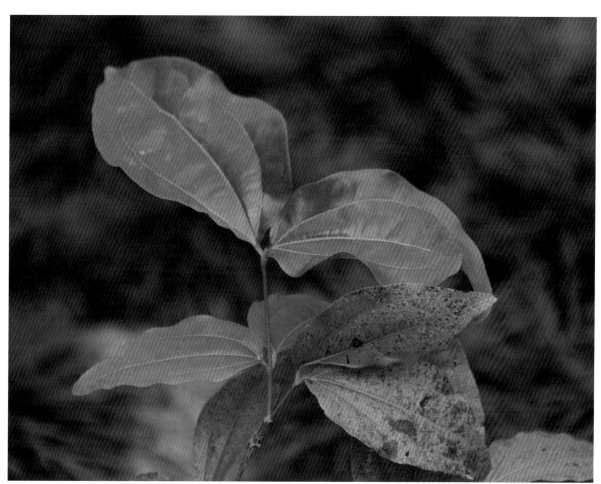

马钱子

花白色，几无梗，花萼绿色，先端 5 裂，被短柔毛；花冠筒状，长 10 ~ 12 mm，先端 5 裂，裂片卵形，长 2.5 ~ 4 mm，内面密生短毛；雄蕊 5，花药黄色，椭圆形，无花丝；子房卵形，光滑无毛，花柱细长，柱头头状。浆果球形，直径 6 ~ 13 cm，幼时绿色，成熟时橙色，表面光滑。种子 3 ~ 5 粒或更多，圆盘形，直径 1.5 ~ 2.5 cm，表面灰黄色，密被银色茸毛，柄生于一面的中央，另一面略凹入，有丝光。花期春、夏两季，果期 8 月至翌年 1 月。

生境分布｜ 生长于山地林中。主要分布于印度、越南、缅甸、泰国等地，国内主要分布于云南、广东、海南等地。

采收加工｜ 冬季采取成熟果实，取出种子，晒干。

药材鉴别｜ 本品呈扁圆状，中间略鼓起，棕褐色或深棕色。质松脆，味苦。

性味归经｜ 苦，寒；有毒。归肝、脾经。

功效主治｜ 消肿散结，通络止痛。本品味苦性寒，其毒强烈，开通经络，透达关节之力甚捷，兼可攻毒。故具有消肿散结，通络止痛之功。

用法用量｜ 内服：0.3 ~ 0.6 g，入丸、散。外用：适量，研末，吹喉或调涂。

马钱子

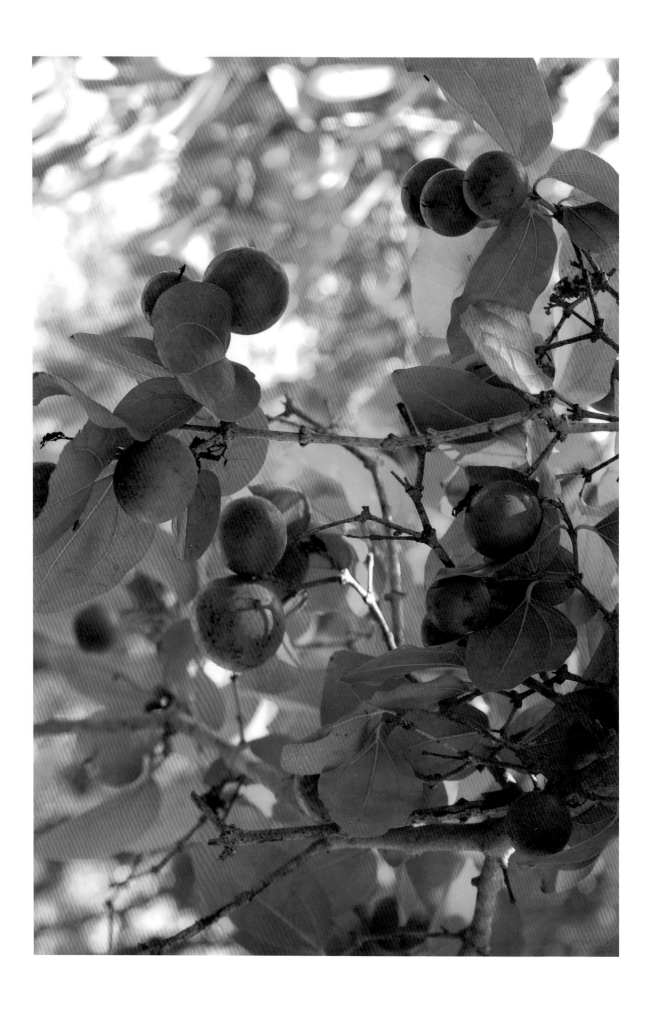

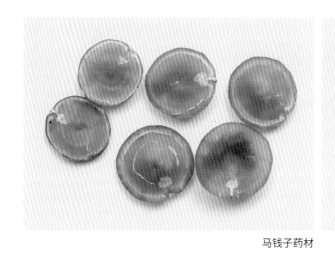
马钱子药材

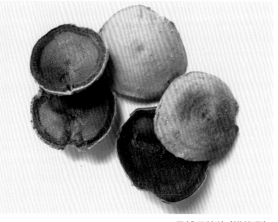
马钱子饮片（烘烤品）

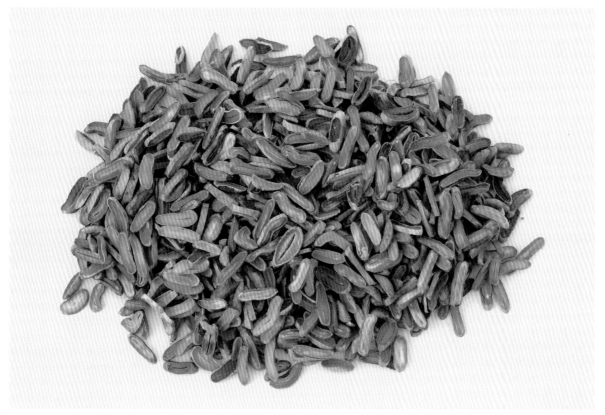
马钱子饮片

精选验方

1. 喉炎肿痛 马钱子、青木香、山豆根各等份。研为末，吹入喉中。

2. 面神经麻痹 马钱子适量。湿润后切成薄片，6 g 可切 18 ～ 24 片，排列于橡皮膏上，贴敷于患侧面部（向左歪贴右，向右歪贴左），7 ～ 10 日调换一张，至恢复正常为止。

使用禁忌 为行血散瘀之品，不宜久服，凡阴虚火旺、阴虚无瘀者，均应慎用。

蔓菁
MANQING

藏 药 名 | 妞玛。

别 名 | 席利、卡困、那钦据、郎开堆孜、迪其懂布。

来 源 | 为十字花科植物芜菁 *Brassica rapa* L. 的块根及种子。

识别特征 | 二年生草本，高达 90 cm。块根肉质球形或扁球形。基生叶大，羽状深裂或复叶，长 30 ～ 50 cm，顶裂片大，边缘波状或浅裂，侧裂片数对，向下渐变小，上面有少数刺毛，下面白色刺毛尖锐，柄长 10 ～ 16 cm，茎生叶下部的似基生而柄短，上部叶无柄，长圆或披针形，边缘有锯齿而不分裂。总状花序顶生，花长 9 mm，鲜黄色。长角果条形，长约 5 cm，喙长 1 ～ 2 cm。种子球形，直径约 2 mm，褐色。花期 3 ～ 4 月，果期 5 ～ 6 月。

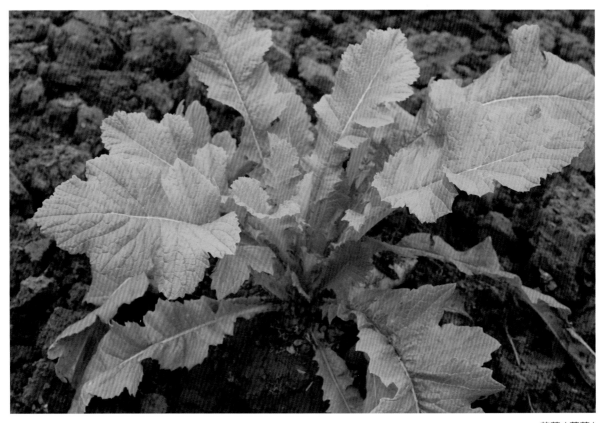

芜菁（蔓菁）

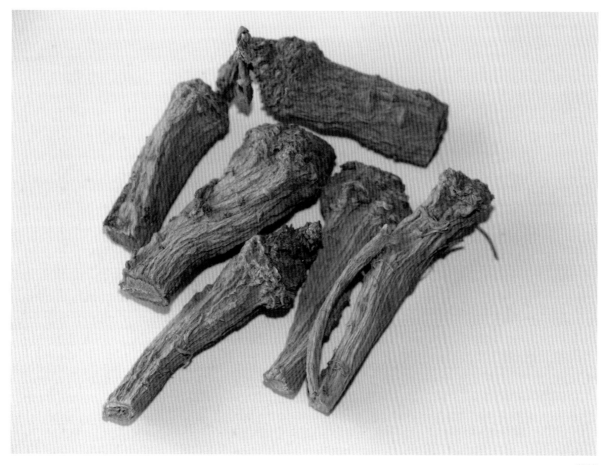

蔓菁

生境分布 | 西藏大部分地区种植，其块根当蔬菜食用。

采收加工 | 秋季块根及种子成熟时采收。种子，除去杂质，晾干备用。块根，洗净后，制成膏状，备用。

性味归经 | 块根：味甘，消化后味甘。种子：味甘、微辛，消化后味甘，性温。

功效主治 | 块根：解毒，滋补。主治各种中毒症、"龙"病、身体虚弱。种子：解毒，治各种食物中毒。

用法用量 | 内服：研末，6 ~ 9 g；熬膏，1.5 g。或入丸、散。

精选验方 |

1. 寒热中毒症 蔓菁膏、马钱子（去毒）、船形乌头、诃子各 2.5 g，西河柳 10 g，贯众、卷丝苦苣苔各 5 g。同研细，混匀即得。口服，每日 1 次，每次 2.5 g。

2. 中毒引起的消化不良、胃肠胀痛、上吐下泻、瞳孔散大、肤色变青色及粗糙、全身麻木、头昏、体虚等 七味钦妞丸：蔓菁膏、诃子、西河柳、贯众各 20 g，茶加毫、船形乌头、高原鸢尾根各 15 g。同研成细粉，过筛，混匀，制成水泛丸，内服，每日 2 次，每次 2 g。

蔓
菁

芒果
MANGGUO

藏 药 名 | 阿斋。

别　　名 | 阿马巴、夏斋、阿玛、帕拉。

来　　源 | 为漆树科植物芒果 *Mangifera indica* L. 的种子。

识别特征 | 常绿乔木，高 12 ~ 27 m。树皮厚，呈灰褐色鳞片状脱落。单叶丛生于枝顶，叶片革质，长椭圆状披针形，长 10 ~ 20 cm，宽 3 ~ 9 cm，先端短尾尖，基部广楔形，边缘常呈波浪形；叶柄长 4 ~ 6 cm。圆锥花序顶生，有柔毛；花小，杂性，芳香，黄色或带红色；萼片 5，有柔毛；花瓣 5，长约为萼的 2 倍；花盘肉质，5 裂；雄蕊 5，仅 1 枚发育，果核椭圆形或肾形，微扁，长 5 ~ 10 cm，熟时黄色，内果皮坚硬，具纵沟，被黄褐色毛。

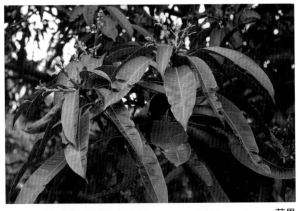

芒果

生境分布 | 多为栽培。分布于云南、福建、台湾、广东、海南、广西。

采收加工 | 7 ~ 8 月果熟时采收，收集果核，干燥而成。

药材鉴别 | 芒果核呈扁长椭圆形，一端略细而微弯，长 4 ~ 7 cm，宽 3 ~ 4.5 cm，厚 1 ~ 1.5 cm；表面黄白色，有数条略弯的浅沟纹，疏被长 2 ~ 5 mm 的柔性毛状纤维，外面为厚 2 ~ 4 mm 的硬核，内含种仁 1 枚，摇之发响，种皮浅灰绿色，内为大型子叶 2 片，乳白色。气微，味淡，油样。以饱满者为佳。

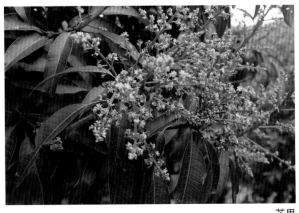

芒果

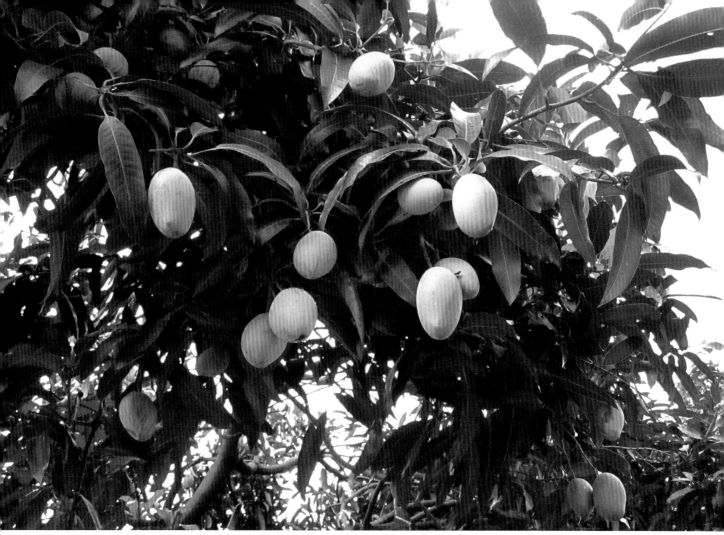

芒果

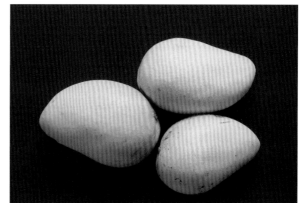

芒果药材

性味归经 | 味甘、酸，性温。

功效主治 | 滋阴补肾。主治肾虚。

用法用量 | 内服：研末，3 ～ 6 g；或入丸、散。

精选验方 |

1. 腰部疼痛及肾脏病 芒果核、荜茇、蒲桃、大托叶云实、肉桂、螃蟹各 5 g，石榴 40 g，肉豆蔻 30 g。共研为细末，每日 2 ～ 3 次，每次 5 g。

2. 肾寒症，石淋尿闭，肾腰疼痛，白带过多 芒果核、蒲桃、大托叶云实各 9 g，小豆蔻 30 g，干姜 24 g，光明盐、荜茇各 15 g，麝香 0.3 g，螃蟹壳 3 g，冬葵子 12 g。共研为细末，以白糖为引，每日 3 次，每服 3 g。

3. 小便癃闭 芒果核、蒲桃、大托叶云实、螃蟹壳、火硝、田螺壳、小豆蔻各 10 g，白硇砂、荜茇、各种盐类各 3 g，金礞石、白芸香各 7.5 g，冬葵子 15 g，麝香 2.5 g，干姜、胡椒各 5 g。共研为细末，以酒及白糖为引送入，每日 3 次，每次 3 g。

芒硝
MANGXIAO

藏 药 名 | 亚巴恰惹。

别 名 | 朴硝、皮硝、杂瓦卡惹。

来 源 | 本品为含有硫酸钠的天然矿物芒硝 Mira bilite 经精制而成的结晶体。

识别特征 | 芒硝是一种分布很广泛的硫酸盐矿物，经加工精制而成的结晶体。单斜晶系。晶体为短柱状，通常为致密粒状、被膜状。无色透明，但常带浊白、浅黄、淡绿等色。条痕为白色。玻璃样光泽。断口贝壳状，硬度 1.5 ～ 2。比重 1.5。性脆，形成于含钠离子和硫酸根离子饱和溶液的内陆盐湖中。

生境分布 | 分布于河北、河南、山东、山西、江苏及安徽等省的碱土地区。

采收加工 | 在秋冬之季，碱质地面出现白霜，扫集后用锅煮炼，溶解后过滤，除去泥沙及不溶性杂质，将滤液放冷析出结晶，通称"皮硝"。再取萝卜洗净切片，置锅内加水与皮硝共煮，取上层液，放冷析出结晶，即芒硝。

药材鉴别 | 本品为棱柱状长方形或不规则块状、粒状。类白色半透明或无色透明。质脆易碎，断面呈玻璃样光泽。气微，味咸。

性味归经 | 咸、苦，寒。归胃、大肠经。

功效主治 | 泻热通便，润燥软坚，清热消肿。本品味咸苦而性寒，咸以软坚，苦以降泄，寒能清热，故能泻热通便、润燥软坚，为治实热积滞、大便燥结之要药。

用法用量 | 10 ～ 15 g，冲入药汁或开水溶化后服。外用：适量。

精选验方 |

1. 急慢性肾炎水肿、少尿 芒硝 60 g，大蒜 120 g。共捣烂呈泥糊状，外敷于双侧肾区。每日敷药 2 ～ 4 h，3 日为 1 个疗程，连续敷药 2 ～ 3 个疗程。一般敷药 12 h 后，尿量即开始

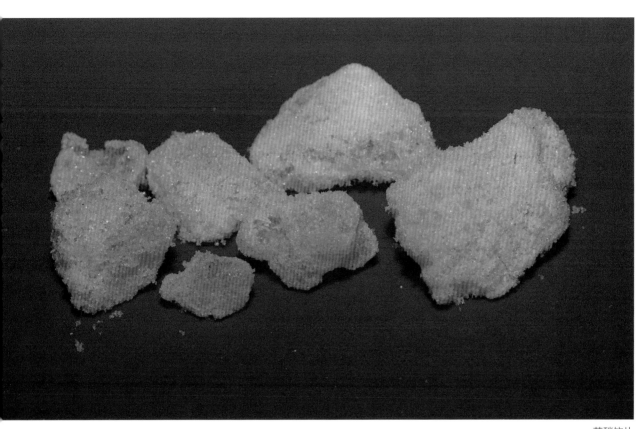

芒硝饮片

增多，7 日后水肿消退。

2. 咽喉肿痛，口舌生疮 以芒硝置西瓜中制成的西瓜霜外用。

3. 目赤肿痛 可用芒硝置豆腐上化水或用玄明粉配制眼药水，外用滴眼。

4. 乳痈初起 芒硝化水或用纱布包裹外敷。

5. 肠痈初起 芒硝与大蒜、大黄同用。捣烂外敷。

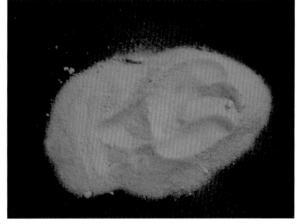

芒硝饮片

6. 痔疮肿痛 芒硝适量。煎汤外洗。

7. 大小便不通、胀满欲死 芒硝 90 g。纸裹三四层，炭火烧之，另放入 200 ml 汤中，服完，吐出后，再服之。

8. 湿疹，荨麻疹 芒硝、白矾各 30 g。开水溶化，趁热洗疹块，洗时应谨避风寒，以免疹毒内闭。

使用禁忌｜ 孕妇及哺乳期妇女忌用或慎用。不宜与三棱同用。

猫
MAO

藏 药 名 | 起拉。

别　　名 | 虫给志元、雷公、吹肯、巴伟尔米、起娃酒。

来　　源 | 为猫科动物猫 *Felis ocreata domestica* Brisson 的肉、骨、粪、尾巴、皮等。

识别特征 | 体长约 60 cm，尾有长短之别。头部及颜面略圆。上唇中央 2 裂，口围列生 20 ～ 30 根长的刚毛。耳短小，能自由转动。眼大，瞳孔在强光下缩成线状，黑暗中扩大成圆形。舌面粗糙，有许多向后扁平的乳头突。适于舐取骨上附肉。躯体较长，四肢较短，趾行性，前肢 5 趾，后肢 4 趾，具有能伸缩的锐爪，趾底有柔软的肉垫。全身被软毛，毛色不一，有黄、黑、白、灰等色。性较柔顺，善跳跃及攀缘。视觉、听觉灵敏。

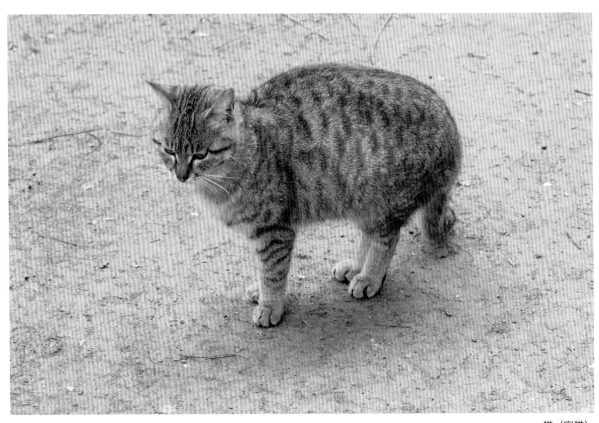

猫（家猫）

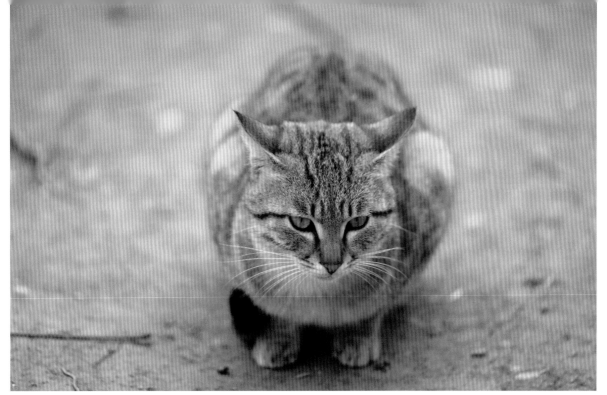

猫

生境分布| 喜捕鼠类，有时亦食蛙、蛇等。全国大部分地区有饲养。

采收加工| 一年四季随时杀猫取肉、骨等，骨及粪晾干后间接火煅，肉、尾背、皮鲜用。

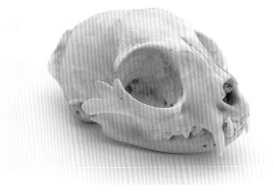

猫骨药材

性味归经| 骨、尾骨、皮均味甘，消化后味甘，骨性平。皮性凉；粪性温，效锐。

功效主治| 猫粪：治疯症。骨：治阴部生疮，裂伤。尾骨：壮阳，治阳痿。皮：治痔疮。

用法用量| 内服：研末，2～3 g；或入丸、散。外用：适量，研末撒或调敷。

精选验方|

1. 阴部生疮久治不愈 猫骨 25 g，诃子、余甘子、毛诃子各 15 g。共研成细粉，撒于患处。

2. 痔疮 猫皮、人头发（烧焦）、蛇皮、门掐热各 50 g。共研成细粉，加酥油混匀，取少许置烧好的牛粪火上烧后，用烟熏肛门。

3. 肾火亏损及阳痿 九味滋补宝：猫尾骨、水獭尾骨、寒水石各 35 g，肉豆蔻、硫黄各 20 g，它其木布（去毒）40 g，五灵脂膏 25 g，马尿泡种子 30 g。以上八味研成粗粉，另取麻雀数只，去掉羽毛及内脏，洗净，把以上药装入每只麻雀的腹腔内，封好肚皮置砂锅中，加溶化的酥油及水适，温火煮烂，加 20% 红糖，继续煎煮成膏状，每日清晨服 4 g。

木瓜
MUGUA

藏 药 名 | 塞压。

别　　名 | 志嘎、陈木瓜、孜孜呢、宣木瓜、干木瓜、炒木瓜、查娃厅来。

来　　源 | 本品为蔷薇科落叶灌木贴梗海棠 *Chaenomeles speciosa*（Sweet）Nakai 的干燥近成熟果实。

识别特征 | 落叶灌木，高达 2 m，小枝无毛，有刺。叶片卵形或椭圆形，边缘有尖锐重锯齿；托叶大，肾形或半圆形，有重锯齿。花 3 ~ 5 朵簇生于两年生枝上，先叶开放，绯红色，稀淡红色或白色；萼筒钟状，基部合生，无毛。梨果球形或长圆形，木质，黄色或黄绿色，干后果皮皱缩。花期 4 月，果期 9 ~ 10 月。

生境分布 | 生长于山坡地、田边地角、房前屋后。分布于山东、河南、陕西、安徽、江苏、湖北、四川、浙江、江西、广东、广西等地。

采收加工 | 夏、秋两季果实绿黄时采摘，置沸水中煮 5 ~ 10 min，捞出，晒至外皮起皱时纵剖为 2 块或 4 块，再晒至颜色变红为度。若日晒夜露经霜，则颜色更为鲜艳。

药材鉴别 | 本品呈类月牙形薄片。外表紫红色或棕红色，有不规则的深皱纹。切面棕红色。质坚实，气微清香，味酸。以外皮抽皱、肉厚、内外紫红色、质坚实、味酸者为佳。

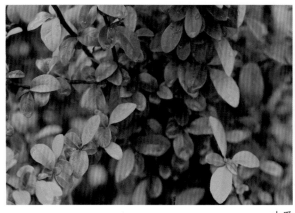

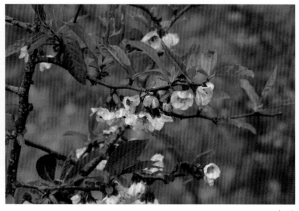

木瓜　　　　　　　　　　　　　　　　　　　　　　　木瓜

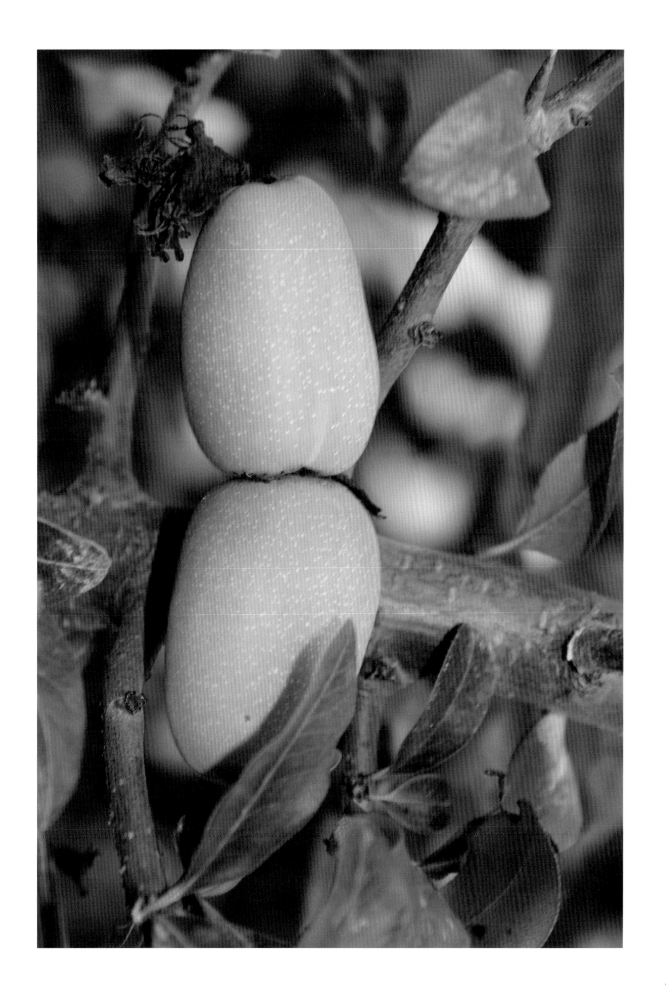

木瓜

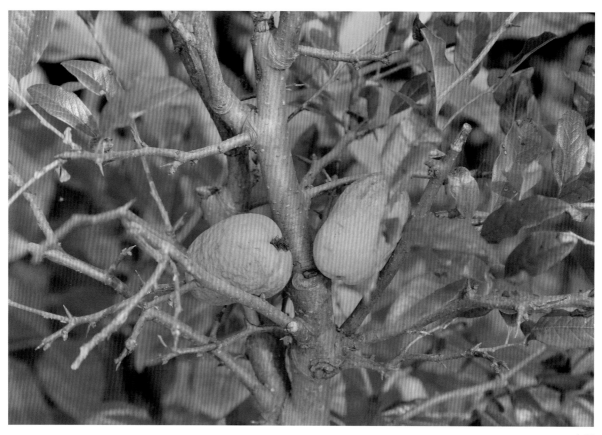

木瓜

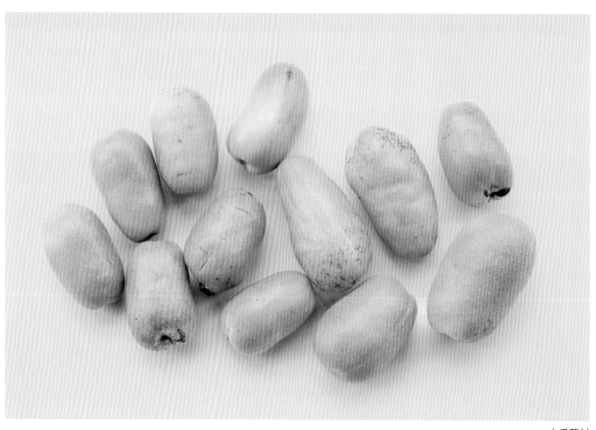

木瓜药材

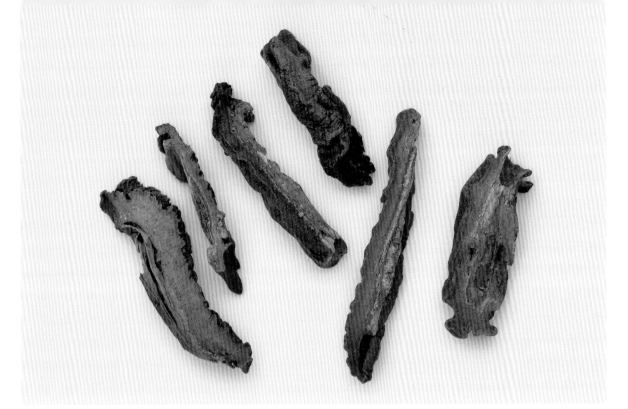

性味归经 | 酸，温。归肝、脾经。

功效主治 | 舒筋活络，除湿和胃。本品性温气香，归脾助阳而和胃化湿，脾和则肝旺，加之香则走窜（肝主筋脉），故又能舒筋活络。

用法用量 | 10 ~ 15 g，煎服，或入丸、散剂。外用：适量，煎水熏洗。

精选验方 |

1. 消化不良 木瓜 10 g，麦芽、谷芽各 15 g，木香 3 g。水煎服。

2. 产后体虚、乳汁不足 鲜木瓜 250 g，切块，猪蹄 500 g。加水适量，炖熟，再将鲜木瓜放入汤中，炖至烂熟，食用即可。

3. 脚气 干木瓜 1 个，明矾 50 g。水煎，趁热熏洗。

4. 荨麻疹 木瓜 18 g。水煎，分 2 次服，每日 1 剂。

5. 银屑病 木瓜片 100 g，蜂蜜 300 ml，生姜 2 g。加水适量共煮沸，改小火再煮 10 min，吃瓜喝汤。

6. 风湿性关节炎 木瓜、豨莶草、老鹳草各 15 g。水煎服。

7. 支气管肺炎 木瓜、草豆蔻、百合、乌梅各 6 ~ 9 g，青黛 3 g，银杏 4 ~ 6 g。水煎取药汁，每日 1 剂，分 2 次服用，3 ~ 5 日为 1 个疗程，一般需 1 ~ 2 个疗程。

8. 肩周炎、腰背劳损疼痛 木瓜、桑寄生各 30 g，红花 15 g。放入盛有开水的保温瓶内，浸泡 20 min。取汁代茶饮，每日 1 剂，分服，连服 15 ~ 30 日。

使用禁忌 | 本品味酸收敛，凡表证未解、痢疾初期，或胃酸过多者不宜用。

木
瓜

木棉花

MUMIANHUA

藏 药 名 | 纳嘎格萨。

别　　名 | 格萨、白玛扎、赛瓦、纳嘎布西、鲁格萨。

来　　源 | 为木棉科植物木棉 *Bombax malabaricum* DC. 的花。

识别特征 | 落叶大乔木，高达 25 m。幼树的干或老树的枝条有短粗的圆锥状硬刺；侧枝平展，掌状复叶，小叶 5 ~ 7 片，近革质，长圆形、卵圆形或椭圆状披针形，长 10 ~ 16 cm，宽 4 ~ 5.5 cm，顶端渐尖，基部广楔形，全缘，两面均无毛，中脉向上突起，侧脉羽状；叶柄长 12 ~ 18 cm，小叶柄长 1.5 ~ 3 cm；托叶小。花簇生于枝端，先叶开放，

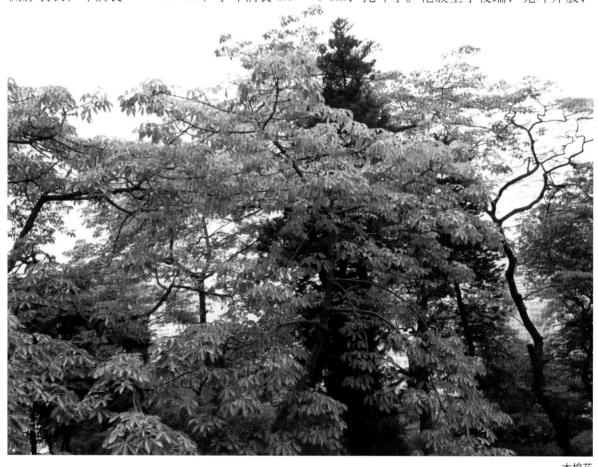

木棉花

直径约 10 cm；花萼杯状，长 3 ~ 4.5 cm，厚肉质，常 5 浅裂，外面光滑，内面被绢毛，花瓣 5，红色或橙红色，肉质，长圆形，长 8 ~ 10 cm，两面被星状柔毛，内面较稀；雄蕊多数，花丝合生成短管，排成 3 轮，最外轮的集生成 5 束，中间 10 枚较短，不分叉，最内轮 5 枚的花丝顶端分叉；子房上位，5 室，花柱比雄蕊长，柱头 5 裂。蒴果长 10 ~ 15 cm，木质，裂为 5 瓣，内面有棉毛；种子倒卵形，光滑，藏于绵毛内。花期 2 ~ 5 月，果期 4 ~ 6 月。

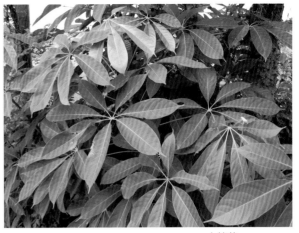

木棉花

生境分布 生长于山地阳坡、村边、路旁或栽种于庭园。分布于西藏门巴、云南、四川、贵州、广西等地。

采收加工 春季采收花，阴干。

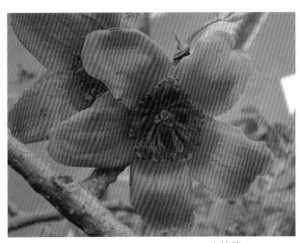

木棉花

药材鉴别 本品常皱缩成团。花萼厚，杯状，3 或 5 浅裂，裂片钝圆形，反卷，外表面棕褐色，有细皱纹，内表面灰黄色，密被有光泽的绢毛，花瓣 5，椭圆状倒卵形或披针状椭圆形，长 6 ~ 8 cm，宽 2.5 ~ 3.5 cm，外表面灰褐色，密被短星状毛，内表面紫棕色，有疏毛，雄蕊多数，卷曲。花柱稍粗，略长于雄蕊，质脆。气微，味淡、微涩。

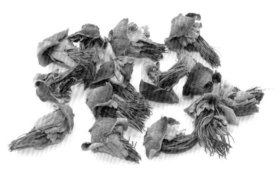

木棉花

性味归经 味涩、微苦，消化后味苦，性糙。

功效主治 清肺热、心热及肝热。主治血热引起的背痛、心痛。

用法用量 内服：研粉，3 ~ 6 g；或入丸、散。

精选验方

1. 肺、肝病，调经 木棉子 10 g，草红花 20 g，银朱、熊胆各 5 g。混合碎成细粉，加水制成糊状，每次 2 勺，每日 2 次。

2. 脾热病 木棉花 20 g，甘松香、冰片、石灰华各 5 g，单红花、麻黄各 10 g。以上六味药混合，粉碎成细粉，内服，每次 5 g，每日 1 ~ 2 次。

木棉花

229

木香
MUXIANG

藏 药 名 | 库斯台。

别　　名 | 广木香、川木香、云木香、煨木香。

来　　源 | 为菊科植物木香 *Aucklandia lappa* Decne. 的干燥根。

识别特征 | 多年生草本，高 1 ～ 2 m。主根粗壮，圆柱形。基生叶大型，具长柄，叶片三角状卵形或长三角形，基部心形，边缘具不规则的浅裂或呈波状，疏生短刺；基部下延成不规则分裂的翼，叶面被短柔毛；茎生叶较小呈广椭圆形。头状花序 2 ～ 3 个丛生于茎顶，叶生者单一，总苞由 10 余层线状披针形的薄片组成，先端刺状；花全为管状花。瘦果线形，有棱，上端着生一轮黄色直立的羽状冠毛。花期夏、秋二季，果期 9 ～ 10 月。

生境分布 | 生长于高山草地和灌木丛中。木香分布于云南、广西者，称为云木香；分布于印度、缅甸者，称为广木香。川木香分布于四川、西藏等地。

采收加工 | 秋、冬二季采挖，除去泥土及须根，切段，大的再纵剖成瓣，干燥后撞去粗皮。

药材鉴别 | 本品为类圆形或不规则形的厚片。外表皮黄棕色或灰褐色，有明显的皱纹、纵沟及侧根痕。质坚，不易折断。切面棕黄色或暗褐色，中部有明显菊花心状的放射纹理，形成层环棕色，褐色油点（油室）散在。气香特异，味微苦。

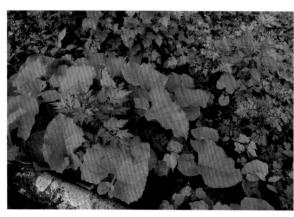
木香

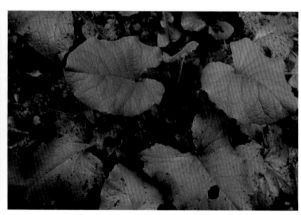
木香

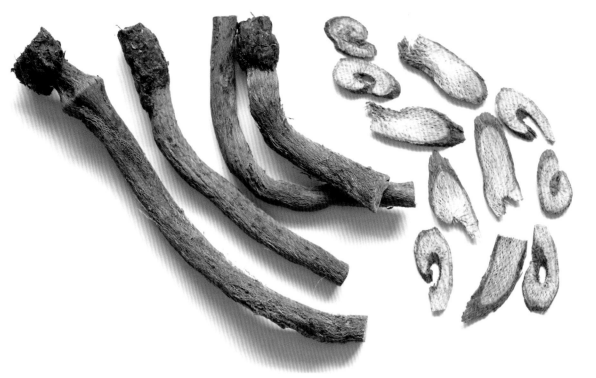

木香药材

性味归经 辛、苦,温。归脾、胃、大肠、胆、三焦经。

功效主治 行气止痛。本品辛行苦降温通,芳香气烈而味厚,为脾胃大肠经之主药。又能通行三焦气分,故有行气止痛之效。

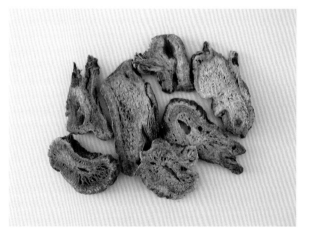

木香饮片

用法用量 3 ~ 10 g,煎服。生用行气力强,煨用行气力缓而多用于止泻。

精选验方

1. **一切气不和** 木香适量。温水磨浓,热酒调下。

2. **肝炎** 木香适量。研细末,每日 9 ~ 18 g,分 3 ~ 4 次服用。

3. **痢疾腹痛** 木香 6 g,黄连 12 g。水煎服。

4. **糖尿病** 木香 10 g,川芎、当归各 15 g,黄芪、葛根、山药、丹参、益母草各 30 g,苍术、赤芍各 12 g。水煎服。

5. **便秘** 木香、厚朴、番泻叶各 10 g。用开水冲泡,当茶饮。

6. **胃气痛** 木香 0.9 g,荔枝核(煅炭)2.1 g。共研细末,烧酒调服。

7. **脾虚气滞久泻** 木香 9 g,大枣 10 枚。先将大枣煮沸,入木香再煎片刻,去渣温服。

8. **胆绞痛** 木香 10 g,生大黄 10 ~ 20 g。加开水 300 ml 浸泡 10min,频频饮服。

使用禁忌 阴虚、津液不足者慎用。

硇砂
NAOSHA

藏 药 名 ｜ 甲察。

别　　名 ｜ 吉毕、仁毕、北庭砂、多唐玛、白硇砂、紫硇砂、加那门仁。

来　　源 ｜ 为卤化物类矿物硇砂 Sal Ammoniac 的晶体。

识别特征 ｜ 为非金属盐类氯化铵矿石（白硇砂）或紫色石盐晶体（紫硇砂）。

白硇砂：呈不规则的结晶块状，表面白色或污白色。质坚、稍轻而脆，易砸碎。断面洁白色，呈柱状、纤维状或粒状晶体，有光泽。易溶于水。放火燃烧产生蓝色火焰。气微臭，味咸、苦辛。有强烈的刺舌感。

紫硇砂：呈不规则的结晶块状。表面暗紫色，稍有光泽或无光泽。质坚而脆，易砸碎，新断碎面紫红色，呈砂粒样结晶，闪烁发光。手摸之有凉感。易溶于水，放入炉火中易熔，且发生爆裂，并将火焰染成黄色起白色烟雾。气臭，味咸。

生境分布 ｜ 分布于青海、甘肃、新疆等地。

采收加工 ｜ 采得后除去杂质，打成碎块，即可入药，或由人工合成。

药材鉴别 ｜ 白硇砂为不规则碎块状或粒状。表面灰白色或暗白色，稍有光泽，质重而脆，断面显束针状纹理。微臭，味咸而苦，刺舌，易溶于水。紫硇砂为暗红色或紫红色碎块结晶，臭气浓，味咸。

性味归经 ｜ 辛、苦、咸，温；有毒。归肝、脾、胃经。

功效主治 ｜ 消积软坚，破瘀散结。本品苦辛性温，行散而能破瘀散结，味咸有毒

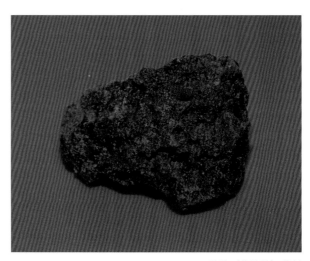

硇砂（紫硇砂）药材

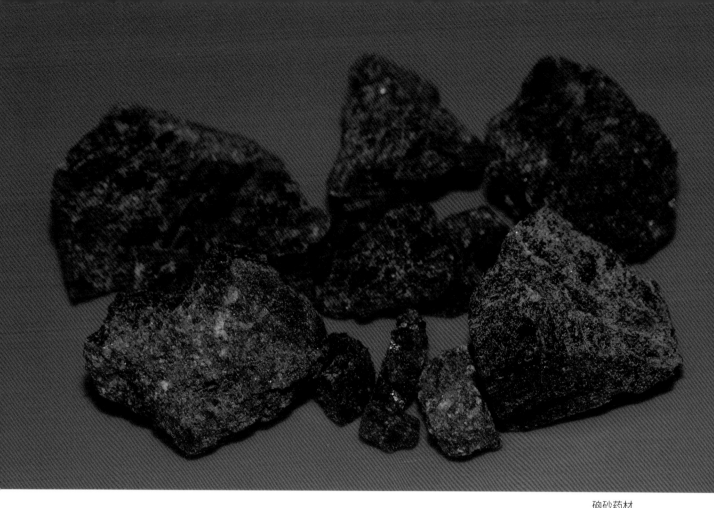

而能软坚攻毒，且兼腐蚀之性，故可治痈肿疮毒、瘰疬疮肿、喉痹等证。

用法用量| 每次 0.3 ~ 1 g，每日不超过 2 g，内服：入丸散。外用：适量，点、撒，或油调敷，或入膏中贴，或化水点涂。

精选验方|

1. 鼻息肉　硇砂 3 份，雄黄 2 份，冰片 1 份。共研为细末，过筛备用。施行鼻息肉手术后，取一块浸有生理盐水的吸收性明胶海绵，贴于息肉残体，或鼻腔以油纱细条充填，24 h 后取出油纱条，保留吸收性明胶海绵于鼻内，待其吸收后自行脱落。

2. 鼻腔和鼻咽肿痛　可用硇砂注射液。

3. 慢性鼻炎　硇砂适量。用热水溶解，用活性炭脱色，制得纯品结晶，制 5% ~ 7.5% 的注射液，作局部注射时，先以 1% 的卡因棉片表面麻醉，然后于每侧鼻甲下注入硇砂液 1 ml，每周 1 次，6 周为 1 个疗程。

4. 鸡眼　用硇砂 2 g 溶于 2% 普鲁卡因 2 ml 中，密闭备用（不得超过 2 日，最好用时配制）。先将患处用 75% 酒精消毒，再以三棱针蘸药液 2 滴滴入鸡眼中心，即将三棱针向中心点直刺，达基底部见血为止（速度要快），最后用绊创膏敷盖，3 ~ 4 日除去。

使用禁忌| 内服切勿过量；体虚、无实邪积聚者及孕妇忌服。

尼泊尔酸模

NIBO'ERSUANMO

藏 药 名 | 龙肖。

别　　名 | 汤肖瓦、肖洛西玛、曲瓦翁布。

来　　源 | 为蓼科植物尼泊尔酸模 *Rumex nepalensis* Spreng. 的根。

识别特征 | 多年生草本，高 40 ~ 100 cm。根粗壮，肥厚，根茎密被残存叶柄和托叶鞘。茎直立，有纵沟槽，中空，节具短毛、基生叶卵状长圆形或三角状卵形，长 7 ~ 20 cm，宽 4 ~ 15 cm，先端尖，基部心形，边缘微波状，两面具短毛。叶柄短或长于叶片，具沟槽，疏被短毛，茎生叶小，卵状披针形，具短柄；托叶鞘膜质，筒状。花序圆锥状，顶生，花梗细，下垂，中部以下具关节；花紫红色，花被片 6，成二轮，外轮长圆形，内轮卵形，果期增大，长约 4 mm，边缘具 7 ~ 10 对长约 2 mm 的针刺，其端钩状弯曲，部分或全部内轮花被片的中

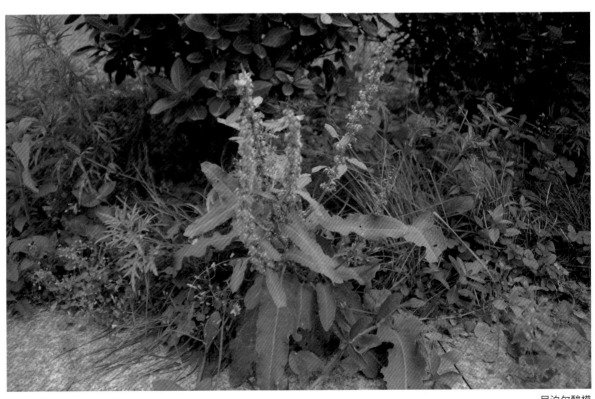

尼泊尔酸模

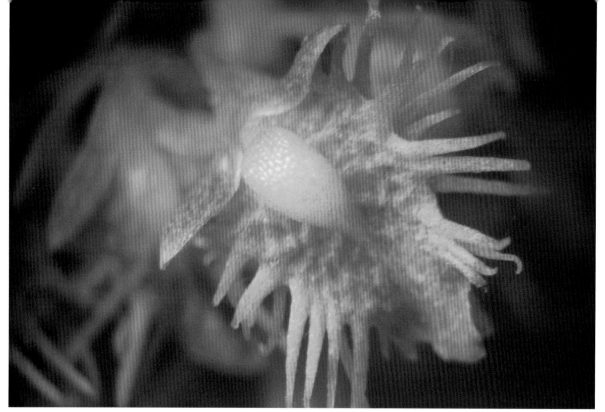

下部具小瘤；雄蕊6，成对与外轮花被片对生；花柱3，细，柱头3，画笔状。瘦果卵状三棱形，两端尖，长约3 mm，黄褐色，光亮。花期6～7月，果期8～9月。

生境分布 | 生长于海拔3700 m以下的山谷湿地、农田、村庄、路旁。分布于西藏各地，青海、四川、云南、贵州、甘肃、陕西、湖北、湖南、江西等地也有分布。

采收加工 | 8～9月挖取根，洗净，晾干。

药材鉴别 | 根呈类圆柱形或圆锥形，长短不一，直径3～5 cm，下部有分枝，根头部有茎基残存，横纹密集，表皮淡黄色或黄灰色，有横向皮孔样瘢痕。质硬，易折断，断面淡黄色或棕黄色。气微，味苦涩。

性味归经 | 味甘、苦，消化后味甘，性凉，效柔、软。

功效主治 | 清热，消肿。主治喉蛾，肺热，肝热。

用法用量 | 内服：研末，1～2 g；或入丸、散。外用：适量，研粉撒或调敷。

精选验方 |

1. 消肿，清疮热，干黄水 尼泊尔酸模、诃子各50 g，麝香2.5 g，乳香、决明子、黄葵、水菖蒲、轮叶棘豆、大戟各35 g。共研细末，用黄牛尿调成糊状，涂擦患处。

2. 疮口肿痛、发紫 尼泊尔酸模、双花千里光、独一味、圆叶报春花、大叶獐牙菜、石韦各20 g，省头草10 g，熊胆5 g。共研细末，每服2～3 g，每日2次。

牛

NIU

藏 药 名 | 杷。

别 名 | 堆久玛、吴培。

来 源 | 为牛科动物黄牛 *Bostaurus domesticus* Gmelin 的角、胆汁、脾、肾、睾丸、血、粪、尿、乳等。

识别特征 | 牛为大型家畜，体长 1.5 ~ 2 m，体重在 250 kg 左右。体格高大壮实，头部宽阔，眼大，鼻阔，口大，耳大。头顶部有角 1 对，左右分开。角的长短、大小随品种而异，且弯曲，无分支，中空，内有骨质角髓。四肢匀称，健壮，趾均有蹄甲。尾较长。毛色有黄色、花色等多种色。牛性格温顺，生长较快。食植物性饲料。

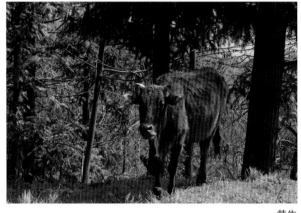

黄牛

生境分布 | 夏、秋季放养在水草较丰富的山里或野田里，春、冬两季喂已备干草。主产于西藏各地农区。全国各地均有饲养。

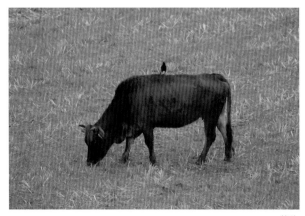

黄牛

采收加工 | 牛角切成小丝炒烫后，磨细。牛胆汁可取牛黄。牛胆囊，晾下，去净皮膜，研细。牛脾、肾、血等晾干备用。牛睾丸鲜用或牛奶中煮后晾干。牛奶、酸奶视病情单独配药。尿和粪制成膏状后入药。

药材鉴别 | 牛胆：新鲜牛胆囊呈肾脏形，长 18 ~ 20 cm，最宽处 5 ~ 6 cm，干后囊有纵皱。新鲜胆汁为绿褐色或褐色微透明的液体，略有黏性，稍干后变为浓稠，完全干燥后揉之则成粉质。气腥臭，味苦，胆汁以汁浓、色绿褐者为佳。

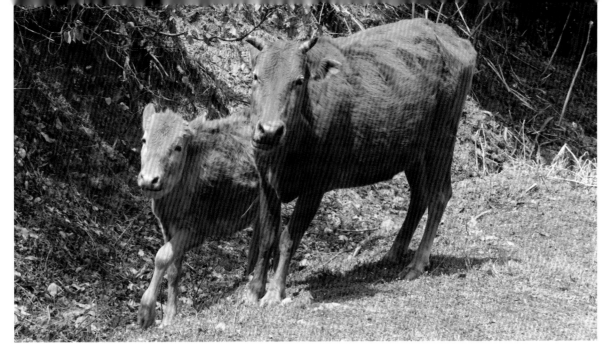

黄牛

性味归经 乳、酸奶、酥油、血、脾均味甘，消化后味甘，性凉。胆汁味苦，消化后味苦，性凉。

功效主治 牛胆汁：解毒，明目。主治配制毒时所致的眼病，癫痫症。牛脾：解毒，疗疮，益目。主治疮疡，中毒症。牛肾：清热，益肾。主治肾热症。牛睾丸：壮阳。主治肾亏腰痛、腰曲、肾脏病。牛血：敛毒。主治毒扩散症。牛粪：干黄水。主治呼吸困难，止痒。牛尿：炮制水银时可洗涤水银毒。牛乳：滋补强身，益精，安神，利肺。主治肺痨、疫症陈旧热、阳痿等症。

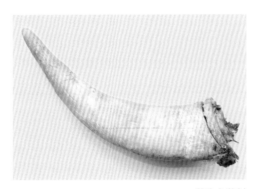

黄牛角药材

用法用量 牛尿膏：泡服5g。胆汁：内服，研末0.5g。脾：研末2g。牛粪膏：泡服或研末1g。牛乳、酥油、酸奶等：根据病性用适量。

精选验方

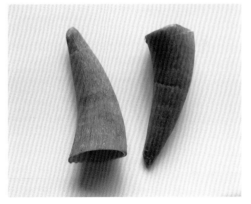

黄牛角药材

1. 旧热症，黄水病 牛尿膏、长嘴诃子各45g，毛诃子15g，久如25g，高山大黄5g，土其2.5g，乳香1.25g。后六味研成细粉，再加牛尿膏，制散，每晚服1.5g。

2. 热性水肿引起的尿闭、浮肿、面部肿胀、全身无力、喘气等 七味土其丸：牛尿膏15g，大戟35g，土其40g，马鬃参、高山大戟各30g，秋咱45g，亚大黄55g。后六味研成细粉，过筛，混匀，再用牛尿膏加水清泡液，制成水泛丸，内服，每日2次，每次1g。

牛

237

牛蒡子

NIUBANGZI

藏 药 名 | 齐嵩。

别　　名 | 恶实、荔实、牛蒡、大力子、齐增巴、贝瓦杂阿。

来　　源 | 为菊科植物牛蒡 *Arctium lappa* L. 的成熟果实。

识别特征 | 二年生草本植物，高 1 ~ 2 m，根肉质，圆锥形。茎直立粗壮，上部多分枝，带紫褐色斑点，有微毛和纵条棱。基生叶丛生，茎生叶互生，叶片长卵形或广卵形，长 40 ~ 50 cm，宽 30 ~ 40 cm，上面绿色或暗绿色，无毛，下面密被灰白色茸毛，全缘或有细锯齿，具刺尖，基部常为心形。头状花序簇生于茎顶或排列成伞房状，直径 2 ~ 4 cm，花序梗长 3 ~ 7 cm，有柄；总苞球形，苞片多数披针形，先端钩曲；花小，淡紫色，均为管状花，两性，顶端 5 齿裂，聚药雄蕊 5，与花冠裂片互生；瘦果椭圆形或倒卵形，灰黑色。花期 6 ~ 8 月，果期 7 ~ 9 月。

生境分布 | 多生长于山野路旁、沟边、荒地、山坡向阳草地、林边和村镇附近。常栽培。分布于我国东北及西南地区。

采收加工 | 播种后的第二年 7 ~ 8 月，当总苞呈枯黄色时，即可采收果实。除去杂质，晒干。

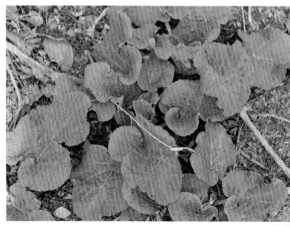

牛蒡

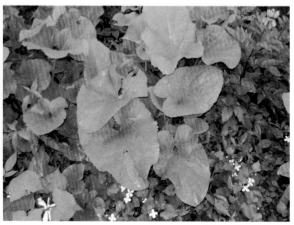

牛蒡

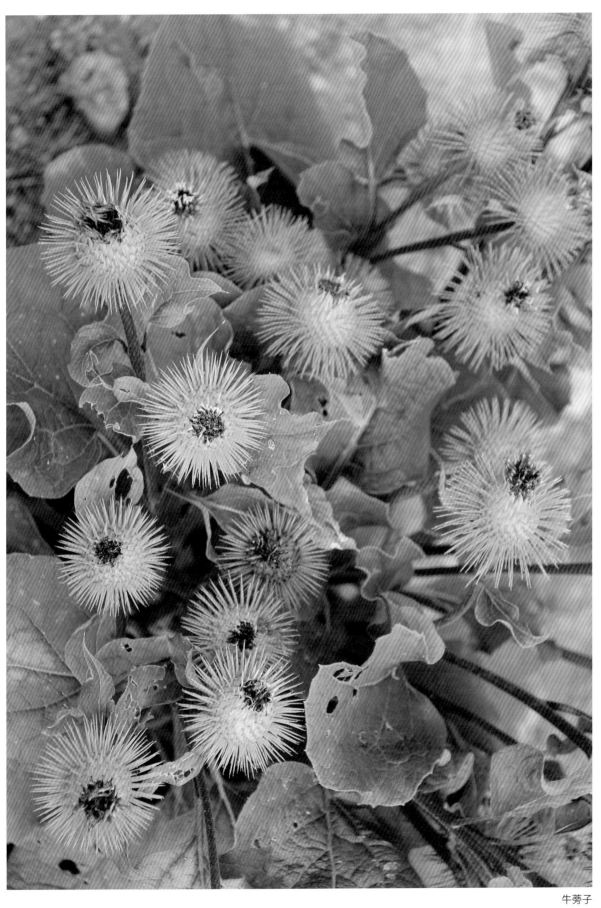

牛蒡子

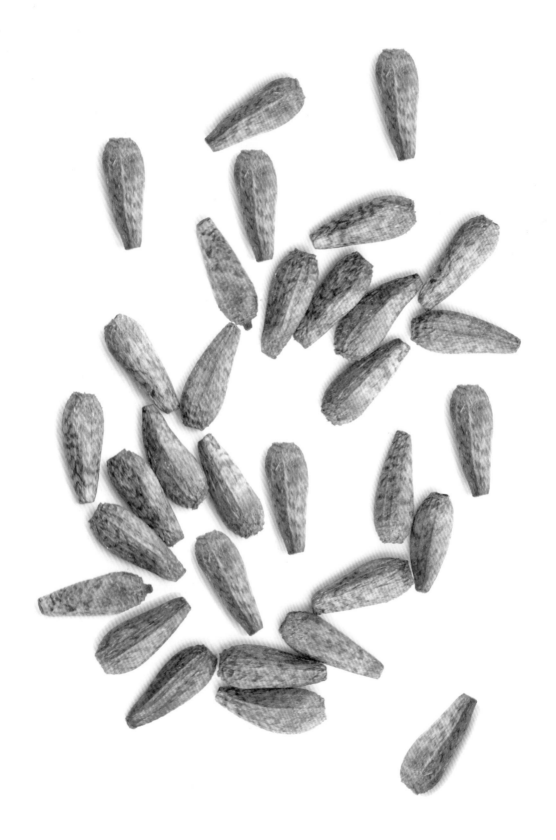

牛蒡子药材

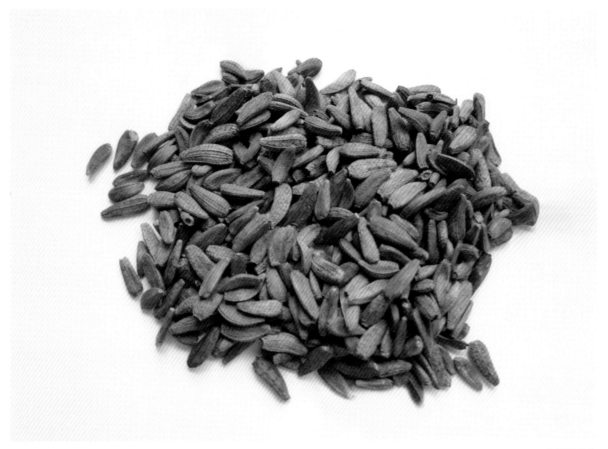

药材鉴别 果实呈长倒卵形，两端平截，略扁，微弯曲，长 5 ～ 7 mm，宽 2 ～ 3 mm。表面灰褐色或淡灰褐色，具多数细小黑斑，有数条纵棱。先端钝圆，有一圆环，中心具点状凸起的花柱残迹；基部狭窄，有圆形果柄痕。果皮质硬，子叶 2，淡黄白色，富油性。果实无臭；种子气特异，味苦后微辛，稍久有麻舌感。以粒大、饱满、色灰褐者为佳。

性味归经 味苦，性冷。归热经。

功效主治 疏散风热，宣肺透疹，散结解毒。主治风热感冒，头痛，咽喉肿痛，流行性腮腺炎，斑疹不透，疮疡肿毒。

用法用量 内服：煎汤 10 ～ 15 g；或入散剂。外用：适量，煎水含漱。

精选验方

1. **久病体虚** 鲜牛蒡子适量。炖肉服食。

2. **小儿发烧咳嗽** 牛蒡子、蛇莓各 10 g，蜂蜜 15 g。水煎内服。

3. **便秘** 牛蒡子 10 g，青木香 8 g。水煎内服。

4. **小儿感冒发烧** 牛蒡子、水灯草各 6 g，杨柳尖（嫩尖）15 g，葱头 3 个。煎水服。

5. **透疹** 牛蒡子、山春柳、土升麻、葛根、牛毛毡各 6 g。煎水服。如咳嗽，加紫苏叶 6 g。

牛蒡子

牛黄
NIUHUANG

藏 药 名 | 给瓦木。

别　　名 | 萨凯、西黄、斯嘎拉、人工牛黄、屯追为梅。

来　　源 | 为牛科动物牛 *Bos taurus domesticus* Gmelin 干燥的胆结石，即天然牛黄。

识别特征 | 体长 1.5 ~ 2 m，体重一般在 250 kg 左右。体格强壮结实，头大，额广，鼻阔，口大。上唇上部有 2 个大鼻孔，其间皮肤硬而光滑，无毛，称为鼻镜。眼、耳都很大。头上有角 1 对，左右分开，角之长短、大小随品种而异，弯曲，无分支，中空，内有骨质角髓。四肢匀称。4 趾，均有蹄甲，其后方 2 趾不着地，称悬蹄。尾端具丛毛。毛色大部分为黄色，无杂毛掺混。

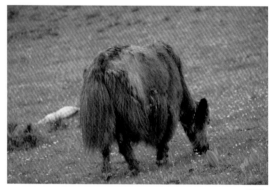
牦牛

生境分布 | 分布我国西北、东北及河北等地。国外分布于南美洲（金山牛黄）及印度（印度牛黄）等地。由牛胆汁或猪胆汁经提取加工而制成者称人工牛黄。近年又试对活牛进行手术培

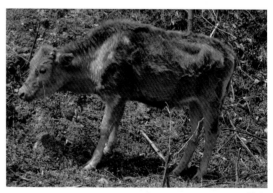
黄牛

育天然牛黄，即在牛胆囊内埋置黄核，注入非致病性大肠杆菌，使胆汁中成分在黄核上沉淀附着，形成结石，称人工天然牛黄。

采收加工 | 宰牛时，如发现胆囊、胆管或肝胆管中有牛黄，应立即滤去胆汁，将牛黄取出，除去外部薄膜，置阴凉处阴干，切忌风吹、日晒或火烘，以防破裂或变色。

药材鉴别 | 本品多呈卵形、类球形、三角形或四方形，大小不一，直径 0.6 ~ 4.5 cm，少数呈管状或碎片。表面黄红色或棕黄色，有的表面挂有一层黑色光亮的薄膜，习称"乌金衣"，

有的粗糙，具疣状突起，有的具龟裂纹。体轻，质酥脆，易分层剥落，断面金黄色，可见细密的同心层纹，有的夹有白心。气清香，味苦而后甘，有清凉感，嚼之易碎，不黏牙。

牛黄

性味归经 | 苦，凉。归肝、心经。

功效主治 | 清心，豁痰，开窍，凉肝，息风，解毒。主治热病神昏，中风痰迷，惊痫抽搐，癫痫发狂，咽喉肿痛，口舌生疮，痈肿疔疮。

用法用量 | 入丸散，每次 0.2～0.5 g。外用: 适量，研细末敷患处。

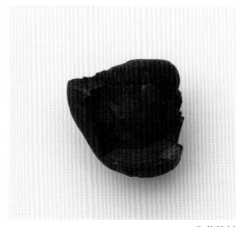

牛黄药材

精选验方 |

1. 冠心病 牛黄、熊胆、麝香、珍珠等药组成的活心丸。每次 1 丸，每日 2 次，2 周为 1 个疗程。

2. 小儿高热惊厥 以牛黄、麝香为主组成的牛黄千金散。用灯心草、薄荷、金银花煎汤冲服，每次 0.3 g。

3. 新生儿丹毒 牛黄 0.3 g，绿豆衣 0.5 g，生甘草 1.5 g，双花 3 g。共研为细末，均分包装，每日 1 包，分 2 次服，7 日服完。

4. 皮肤感染性炎症 牛黄、雄黄、麝香、乳香、没药各适量。每次 1.5～3 g，每日 1～2 次，小儿减半。

5. 复发性口腔溃疡 用以牛黄、青黛为主的犀青散。每日 0.3 g，分 3～4 次局部外搽，3～5 日为 1 个疗程。

6. 胃及十二指肠溃疡 人工牛黄粉 10 g，珍珠粉、广木香各 50 g。研为极细末，装入胶囊中，每粒装 0.5 g，备服。饭前 1 h 用温开水送服，每次服 2 粒，每日 3 次，4 周为 1 个疗程。

7. 肝癌 牛黄、青黛各 12 g，菊花 60 g，紫金锭 6g。共研为细末，装瓶备用，用时，取 3 g 冲服，每日 3 次。

8. 银屑病 牛黄 400 g，乌梢蛇 300 g，白花蛇、白扁豆、川贝、白鲜皮、山慈菇各 100 g。共研细末，过 120 目筛，加牛黄拌匀，备用，每次服用 8 g，每日 3 次，饭后 15 min 冲服。

使用禁忌 | 非实热证不宜用，孕妇慎用。

牛黄

螃蟹
PANGXIE

藏 药 名 | 地森。

别 名 | 森普、嘎嘎如、嘎尬。

来 源 | 为方蟹科动物中华绒螯蟹 *Eriocheir sinensis* H. Milue-Ed-wards 的甲壳。

识别特征 | 体略扁平，头胸甲长 55 mm，宽 61 mm，呈圆方形。后半部宽于前半部。背面隆起，额及肝区凹陷，胃区前面有 6 个对称的突起，各具颗粒。胃区与心区分界显著，前者的周围有凹点，额宽，分 4 齿。眼窝上缘近中部处突出，呈三角形。前侧缘具 4 锐齿，末齿最小，并列入一隆线，斜行于鳃区的外侧，沿后侧内方亦具一隆线。雄性的螯足比雌性的大，掌节与指节基部的内外面密生绒毛，腕节内末角具一锐刺。步足以最后 3 对较为扁平，腕节与前节的背缘各具刚毛；第 4 步足前节与指节基部的背缘与腹缘皆密具刚毛。雌性腹部呈圆形，雄性腹部呈三角形。

生境分布 | 以小虫类为食，白天爬行，夜晚躺而不动。分布于河北、辽宁、山东、江苏、浙江等地。野生和饲养均有。

采收加工 | 多在秋季采收，洗净沙土，用热水烫死，晒干。

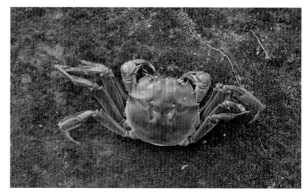
中华绒螯蟹

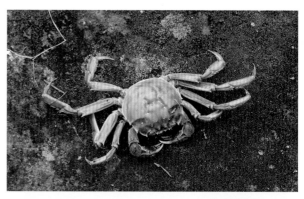
中华绒螯蟹

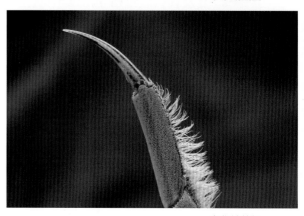
中华绒螯蟹

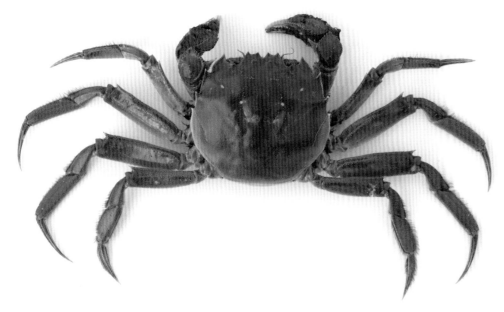

螃蟹药材

药材鉴别 头胸甲圆方形，后半部宽于前半部，额宽分四齿，前侧缘有四锐齿，螯是雄性比雌性大，掌节与指节基部的内外面密生绒毛，步足最后 3 对较为扁平，腕节与前节有刚毛，腹部雌圆雄尖，表面橘红色或土黄褐色，肢多脱落，壳硬脆，体软，气腥、味咸。

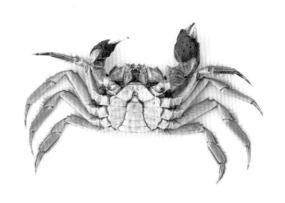

螃蟹药材

性味归经 味甘、微辛。消化后味甘，性温，效锐。

功效主治 补肾，利尿，舒筋。主治肾病，水肿，小便不利，瘟病，小腿肚转筋。

用法用量 内服：煎汤，3 ~ 6 g；或入丸剂。

精选验方

1. 尿闭与肾病 螃蟹、蒺藜、冬葵各 50 g。研成粗粉，煎汤服用，每日 1 次。

2. 各类水肿病 螃蟹、肉桂、豆蔻、荜茇、蒺藜、石榴子各 25 g，鞠蓁子、余甘子中果皮各 15 g。共研成细粉，过筛，内服，每次 2.5 g。

3. 心脏病引起的面部、眼睑、脚背浮肿，疲乏无力，胸胁刺痛，心慌气短，睡眠不实，尿少等 沉香利水丸：螃蟹、广酸枣、碎金石、木棉花、乳香各 15 g，沉香 50 g，肉豆蔻 10 g，石灰华 30 g，广木香、草莓、蒺藜各 20 g，诃子 80 g。一同研成细粉，过筛，混匀，用水泛丸，干燥即得。内服，每日 1 ~ 2 次，每次 1 ~ 2 g。

平车前
PINGCHEQIAN

藏 药 名 | 塔然姆。

别 名 | 皮苦、帝苦、吾巴提仍、多玛呢达、苏密理纹。

来 源 | 为车前科植物平车前 *Plantago depressa* Willd. 的带根全草。

识别特征 | 多年生草本。直根圆柱状，不分枝或少分枝。叶基生，莲座状，常平铺地面稍斜生，叶片椭圆形，长 5 ~ 10 cm，宽 2 ~ 3 cm，全缘，先端钝尖，基部渐窄成柄，两面具疏柔毛。花葶多枚自叶丛中抽出，高 10 ~ 20 cm；穗状花序细瘦，稍弯曲，苞片卵形，顶端渐尖，边缘干膜质。花淡绿色，萼片 4，缘边具较宽的干膜质，中部具绿色隆脊；花冠筒状，喉部细狭；雄蕊 4，雌蕊 1，柱头具短毛。蒴果圆锥形，外壳薄膜质，具宿存的花柱，盖裂，2 室，各室含 2 枚种子，种子黑棕色，长圆形。花、果期 5 ~ 7 月。

生境分布 | 生长于田园地边、路旁、沟旁等荒地。分布于全国各地。

采收加工 | 7 ~ 8 月分采带根全草，洗净晒干。

药材鉴别 | 主根直而长，叶片较狭，长椭圆形或椭圆状披针形，长 5 ~ 14 cm，宽 2 ~ 3 cm。

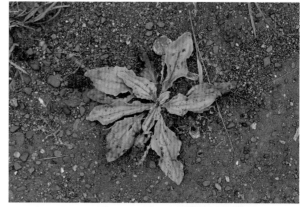

平车前（车前草）

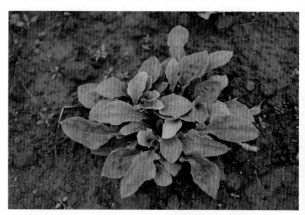

平车前（车前草）

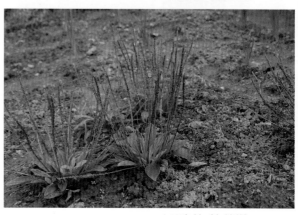

平车前（车前草）

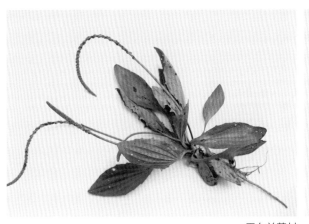
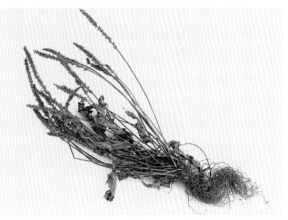

平车前药材　　　　　　　　　　　　　　　　　　　　　　平车前药材

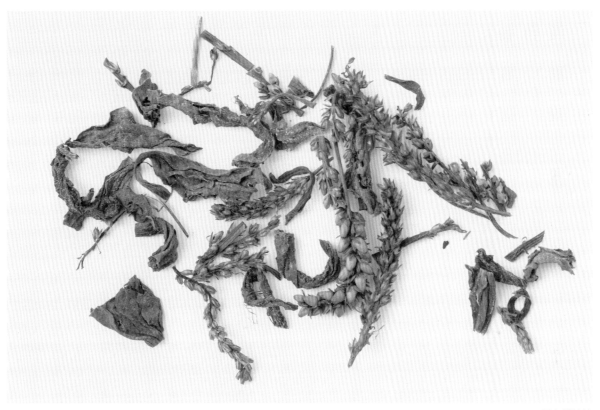

平车前饮片

性味归经 味甘而涩，消化后味甘，性寒。

功效主治 清热利尿，止泻，止血，引黄水，愈伤口。主治腹泻，水肿少尿，痈疮毒，出血症。

用法用量 内服：5 ～ 10 g，或入丸、散。

精选验方

1. 热性腹泻 平车前35 g，五味子30 g，嘎贝、没食子、门掐热各25 g，山奈20 g，雄黄10 g。共研细末，早、晚各服3 g。

2. 消化不良之热泻 平车前、杞果核、大托叶云实、蒲桃各100 g，查仍50 g。以上五味研成细粉，过筛混匀，制散，早、晚各服3 g。

蒲公英
PUGONGYING

藏 药 名 | 苦尔芒。

别　　名 | 婆婆丁、鬼灯笼、白鼓丁、西然奥玛、加卡奈嘎布尔。

来　　源 | 为菊科植物蒲公英 *Taraxacum mongolicum* Hand.-Mazz. 的全草。

识别特征 | 多年生草本植物，高 10 ～ 25 cm。全株含白色乳汁，被白色疏软毛，根垂直生长，单一或分枝，直径通常 3 ～ 5 mm，外皮黄棕色。叶根生，排列成莲座状；具叶柄，柄基部两侧扩大呈鞘部；叶片矩圆状倒披针形或全披针形，长 5 ～ 15 cm，宽 1 ～ 5.5 cm，先端尖或钝，基部狭窄，下延，边缘浅裂或作不规则羽状分裂，裂片齿牙状或三角状，全缘或具疏齿，裂片间有细小锯齿，绿色或有时在边缘带淡紫色斑迹，被白色蛛丝状毛。侧裂片 4 ～ 5 对，矩圆状披针形或三角形。花茎由叶丛中抽出，比叶片长或稍短，上部密被白色蛛丝状毛；头状

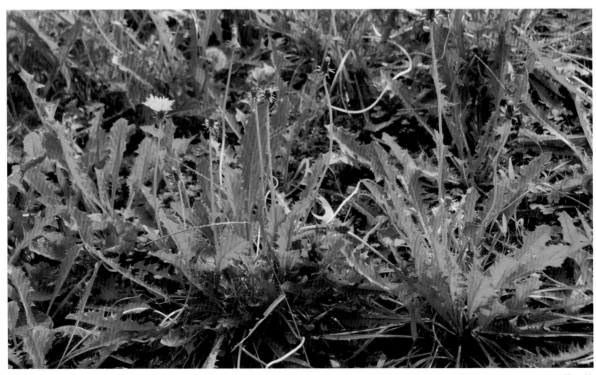

蒲公英

花序单一，顶生，全为舌状花，两性；总苞片淡绿色，多层，外面数层较短，卵状披针形，内面一层线状披针形，边缘膜质，缘具蛛丝状毛，内、外苞片先端均有小角状突起；花托平坦；花冠黄色，先端平截，常裂；雄蕊5，花药合生成筒状包于花柱外，花丝分离；雌蕊1，子房下位，花柱细长，柱头2裂，有短毛。瘦果倒披针形，长4～5mm，宽1.5mm，具纵棱，并有横纹相连，果上全部有刺状突起，冠毛白色，长约7mm。花期4～5月，果期6～7月。

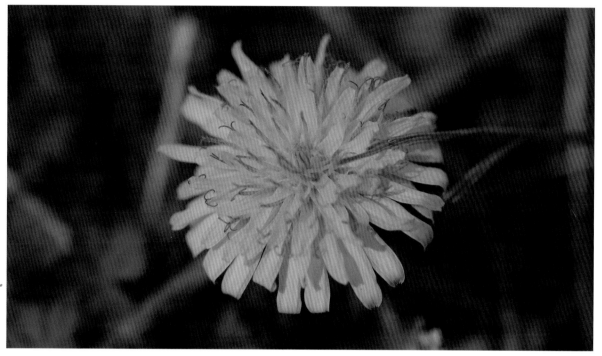

蒲公英

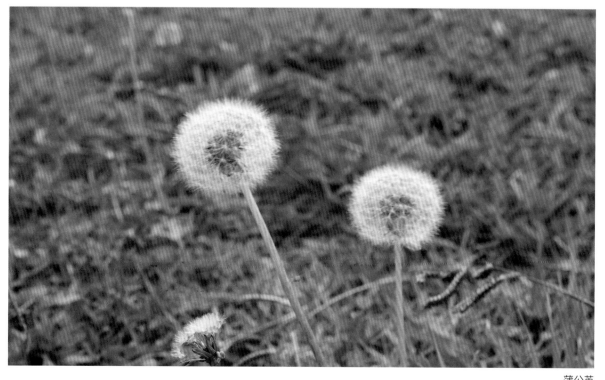

蒲公英

蒲公英

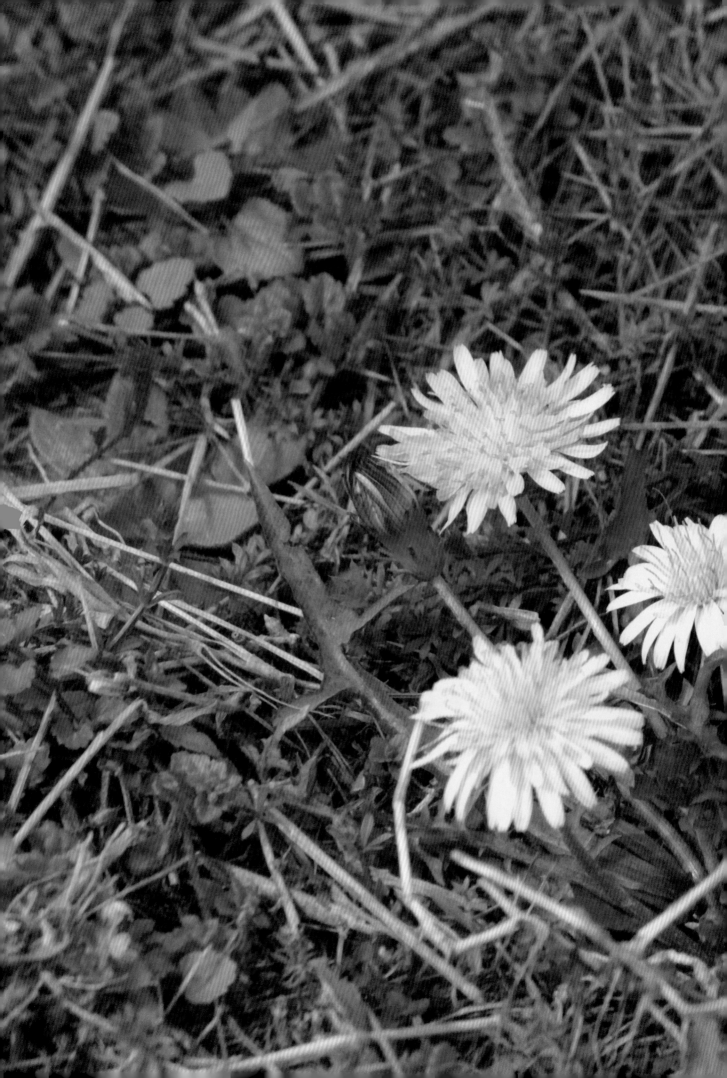

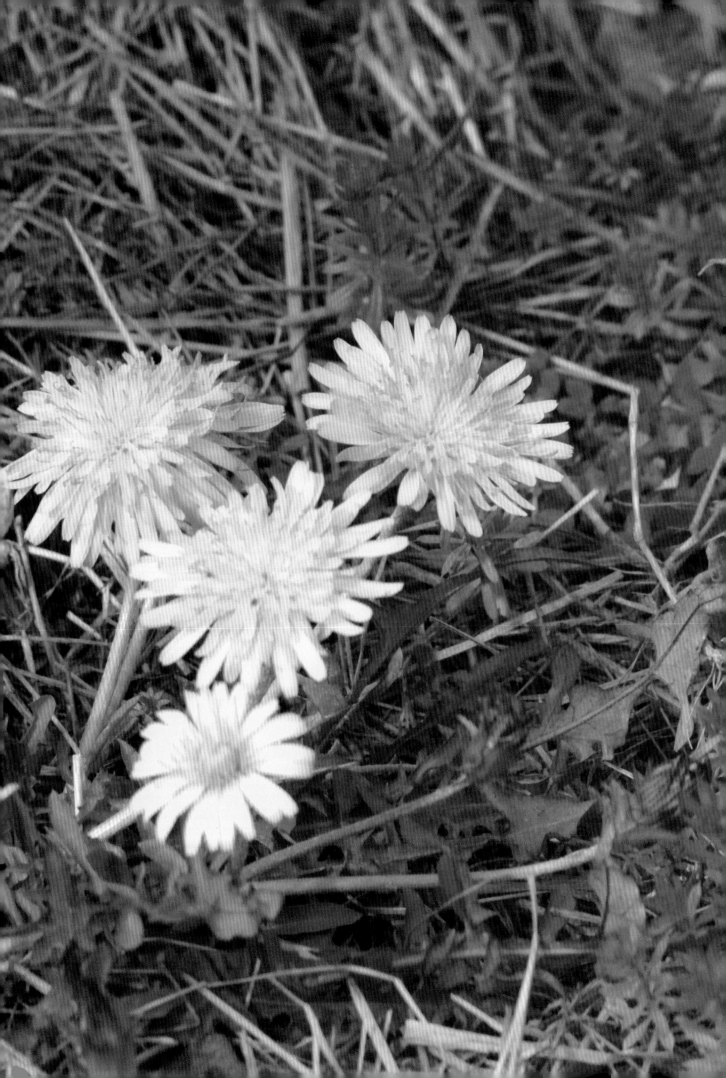

生境分布│ 生长于山坡草地、路旁、河岸沙地及田间。分布于东北、华北、华东、华中及西南等地。

采收加工│ 4～5月开花前或刚开花时连根挖取，除净泥土，晒干。

药材鉴别│ 全草呈皱缩卷曲的团块。完整叶基生，倒披针形，长6～15 cm，宽2～3.5 cm，绿褐色或暗灰色，先端尖，边缘浅裂或羽状分裂，裂片齿牙状或三角形，基部渐狭，下延呈柄状，下表面主脉明显，被蛛丝状毛。花茎1至数条，每条顶生头状花序；总苞片多层，外面总苞片数层，先端有或无小角，内面1层长于外层的1.5～2倍，先端有小角，花冠黄褐色或淡黄白色。有的可见多数具白色冠毛的长椭圆形瘦果。气微，味微苦。根圆锥状，多弯曲，长3～7 cm，表面棕褐色，抽皱，根头部有棕褐色或黄白色的茸毛，有的已脱落。

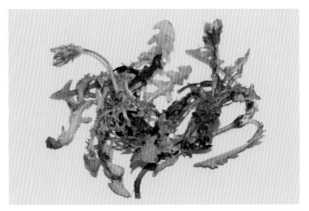

蒲公英药材

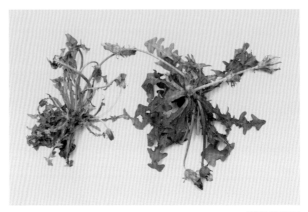

蒲公英药材

性味归经│ 味苦，性冷。归热经。

功效主治│ 清热解毒，消肿散结，利尿通淋。主治疔疮肿毒，乳痈，目赤，咽痛，肺痈，湿热黄疸，上呼吸道感染，急性咽喉炎，腮腺炎，慢性胃炎，急性黄疸型肝炎，烫伤，消化性溃疡，毛囊炎，小儿龟头炎，中耳炎，结合膜炎，眼睑炎，乳腺炎。

精选验方│

1. 乳腺炎 鲜蒲公英20 g。水煎服，并将全草捣烂，加白酒炒热外敷患处。

2. 疥疮 蒲公英15 g，千里光20 g。煎水去渣，将汁熬成糊状，直接涂患处。

3. 肾炎 蒲公英、三颗针、红牛膝各30 g。水煎服。

4. 慢性胃炎，胃溃疡 蒲公英根90 g，青藤香、白及、鸡蛋壳各30 g。研细末。每次3 g，开水吞服。

5. 预防小儿麻疹后感染 蒲公英15 g。煨水服。

6. 高热 ①蒲公英60 g，生石膏、鲜绿豆各30 g。共研细末，用猪胆汁40 ml调成糊状，均匀涂在纱布上外敷大椎、曲池、合谷三穴用胶布固定。每日2次，每次敷8 h，每日为度。

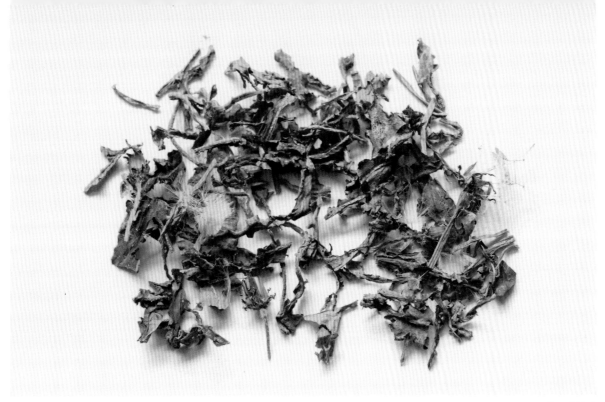

蒲公英饮片

②蒲公英、玄参各6～12 g，葎草15～30 g（干茎叶，不含根），柴胡3～6 g。加水煎至100～150 ml，分2次内服，每日1剂，3剂为1个疗程。

7. 上呼吸道感染 蒲公英、鱼腥草各4000 g，葶苈子1500 g，赤芍500 g。用鱼腥草蒸馏提取芳香水500 ml，药渣与剩余药同煎2次，煎液浓缩醇沉过滤，回收乙醇，稀释至9500 ml，加入鱼腥草蒸馏液500 ml，混匀，装入100 ml的盐水瓶中灭菌备用。采用直肠点滴，每次100 ml，2日1次。

8. 腮腺炎 ①鲜蒲公英30 g（或干品20 g）。捣碎，加入一个鸡蛋清中搅匀，再加冰糖适量，共捣成糊剂，摊于纱布上，外敷耳前区及下颌角区的肿胀处，每日换药1次，一般2～4次即愈。②鲜蒲公英30～60 g，白糖30 g。加水300～400 ml，煎煮后过滤取汁，早、晚服。③鲜蒲公英适量。捣烂外敷，每日1次。

9. 急性扁桃体炎 蒲公英片或冲剂（每片0.5 g，15片相当于蒲公英干品30 g；冲剂一袋20 g，相当于蒲公英干品120 g），成人每次15片，冲剂每次1/4袋，每日4次，饭后服。或用蒲公英干品，每日120 g，病重者每日180 g。煎水分4次服。

10. 小儿龟头炎 蒲公英根、苦菜根各30 g（如鲜根可各用60 g）。置锅内加水1碗，煮沸后以干净白布蘸药液洗龟头发炎部位即可。

11. 高血脂症 蒲公英、山楂、桑寄生、黄芪和五味子按7∶3∶3∶3∶1的比例制成片剂，每片含生药0.35 g。

12. 泌尿系感染 蒲公英30～60 g，金银花、滑石各20～30 g，甘草6 g。加水500～600 ml。煎成药液300 ml，每日1剂；高热重症，口服2剂。10日为1个疗程，一般服药1～2个疗程。并随症加减。

葡萄
PUTAO

藏 药 名 | 滚珠木。

别　　名 | 琶意奴娃、如南、如阿、马思。

来　　源 | 为葡萄科植物葡萄 *Vitis vinifera* L. 的果实。

识别特征 | 木质藤本，长达 10 m。树皮成片状剥落，幼枝无毛或有毛，卷须分枝。单叶互生，叶片圆卵形，长 7 ～ 15 cm，3 中裂，基部心形，边缘有粗齿，两面无毛或下面有短柔毛，叶柄长 4 ～ 8 cm。圆锥花序与叶对生，花杂性，异株，花小，淡黄绿色，花瓣上部合生呈帽状，早落，雄蕊 5，花盘由 5 腺体形成，子房 2 室，每室有 2 胚珠。浆果椭圆形或球形，熟时紫黑色或红而带青色。花期 4 ～ 5 月，果期 8 ～ 9 月。

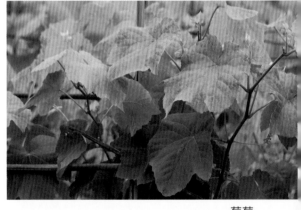
葡萄

生境分布 | 生长于海拔 1600 m 左右的山坡常绿阔叶林中。主要分布于新疆、甘肃、山东、陕西等地。四川、云南、西藏等普遍栽培，品种也非常丰富。

采收加工 | 秋季采果，鲜用或晒干备用。

药材鉴别 | 干燥的果实外皮红褐色，小颗粒，果皮有皱纹，味甜。以色红褐，粒整齐，无杂质者为佳，粒瘦破烂者为次。

性味归经 | 味甘，微酸，性凉。

功效主治 | 清热利肺，利尿。主治各种肺热症，肺痨，小儿肺病，便闭。

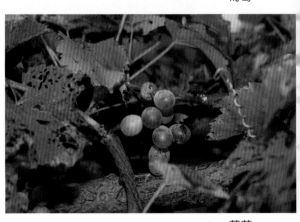
葡萄

用法用量 | 内服：煎汤，3 ～ 5 g；或入丸、散。

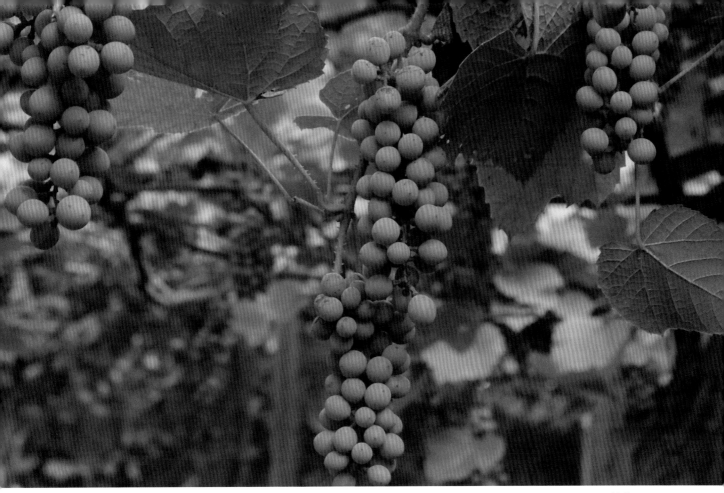

葡萄

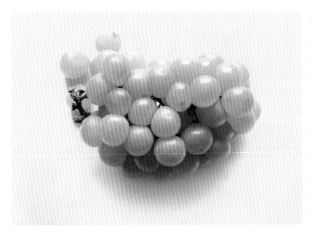

葡萄药材

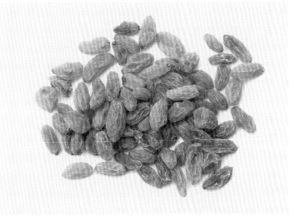

葡萄干（葡萄）饮片

精选验方 |

1. 肺病，呼吸困难 葡萄、香附子各 250 g，石灰华 100 g，草红花、甘草、石榴子各 50 g，桂皮 25 g。同粉碎成粗粉，煎汤内服，每日 1 ～ 2 次，每次 3 g。

2. 陈旧性肺病，肺痨咯血 葡萄、巴亚咱娃、索罗嘎布、船形乌头、白花龙胆、石灰华、草红花各 50 g，咱阿仲 100 g，丁香 25 g。共研细混匀，制散，早、晚各服 1.5 g。

3. 咽喉肿痛，咽痛音哑 八味石灰散：葡萄、甘草、索罗嘎布、白花龙胆、诃子各 15 g，石灰华 20 g，丁香 10 g，木香 12 g。共研细，过筛，混匀即得，每日 2 次，每次 3 g。

葡萄

蒲桃
PUTAO

藏 药 名 | 萨债。

别　　名 | 佳债、杂母那、杂拉杂母、扭债。

来　　源 | 为桃金娘科植物海南蒲桃 *Syzygium cumini* （L.）Skeels 的果实。

识别特征 | 乔木，高 6 ～ 15 m，小枝圆柱状或压扁。叶对生，革质，阔椭圆形或长圆状椭圆形，长 5 ～ 12 cm，宽 3 ～ 7 cm。先端钝或骤狭渐尖，基部楔形，全缘，具羽状脉，侧脉纤细，叶柄长 1.5 ～ 2 cm。聚伞花序通常腋生或有时顶生，长、宽均可达 11 cm，多花；花蕾倒卵形，长约 5 mm，苞片小，早落，花白色，芳香；萼筒陀螺状，长约 5 mm，先端截平或呈不明显的阔 4 齿裂；花瓣 4，分离，覆瓦状排列，直径 2 ～ 2.3 mm，瓣片圆形，雄蕊多数，分离，花丝 4 ～ 5 mm，花药丁字着生；子房下位，花柱线形，柱头极小。浆果斜长圆形、橄榄形或圆球形，紫红色至黑色，长 1 ～ 2 cm，宽 5 ～ 10 mm，种子 1 枚，坚硬。花期 2 ～ 3 月，果期 7 ～ 9 月。

生境分布 | 生长于海拔 1800 m 以下平地或山地、次生林等热带地区。分布于云南、福建、海南、广东、广西等地。

采收加工 | 采集果实，除去杂质，洗净，晾干。

药材鉴别 | 果实呈圆形、斜矩圆形，长 1 ～ 2 cm，宽 0.5 ～ 1 cm。表面棕褐色或黑色，外果皮皱缩成网状纹，有时外果皮脱落，

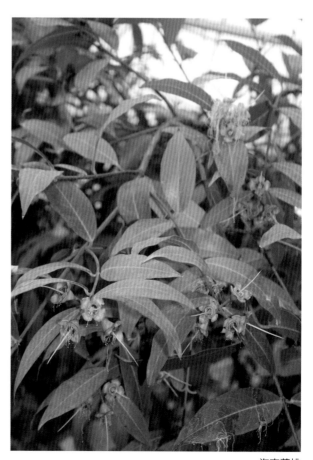

海南蒲桃

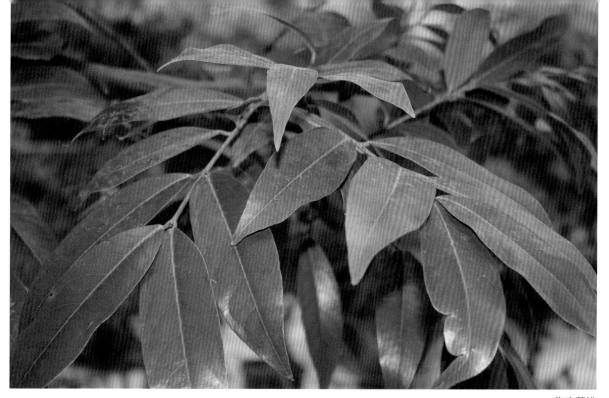

海南蒲桃

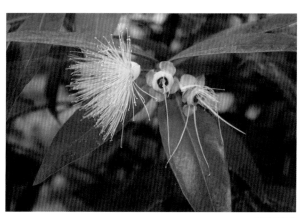

海南蒲桃

海南蒲桃

表面较光滑，内果皮淡黄棕色，顶端带有宿萼，似瓶口状，中心可见一干枯的花柱，种子 1 枚，黄褐色，坚硬。气清香，味淡。

性味归经 | 味甘、酸，性温。

功效主治 | 温肾祛寒。主治肾病及"三邪"病，淋浊等。

用法用量 | 内服：研末，3 ~ 6 g；或入丸、散。

精选验方 |

1. 水肿 蒲桃、光明盐、碎金石各 10 g，白豆蔻 30 g，螃蟹 15 g，麝香 2.5 g。同研为细粉，过筛，混匀制散，口服，每日 2 ~ 3 次，每次 3 g。

2. 肾病 蒲桃、五灵脂、大托叶云实、芒果核、刀豆各 20 g，白豆蔻 25 g，槟榔 50 g，麝香 5 g。研细过筛，再用五灵脂的溶液来泛丸，口服，每日 2 次，每次 2.5 g。

蒲桃

漆

QI

藏 药 名 | 西日勘扎。

别　　名 | 思休、北给铜布、思行嘎布。

来　　源 | 为漆树科植物漆树 *Toxicodendron vernicifluum*（Stokes）F. A. Barkl. 的树脂经加工后的干燥品。

识别特征 | 落叶乔木，高达 20 m。树皮灰白色，粗糙，成不规则的纵裂，小枝粗壮，有棕色柔毛。奇数羽状复叶互生，小叶 9 ~ 15 片，具短柄，小叶片卵状椭圆形，长 7 ~ 15 cm，宽 2 ~ 6 cm，先端渐尖或短尾尖。夏季开黄绿色小花，直径约 1 mm，成圆锥花序腋生，长 12 ~ 25 cm，有短柔毛，花杂性或雌雄异株，密而小，萼 5 裂，花瓣 5 片，雄蕊 5 个，子房一室，上位，花柱 3。果序下垂，核果扁圆形或肾形，棕黄色，光滑，中果皮蜡质，果核坚硬。花期 5 ~ 6 月，果熟期 11 月。

生境分布 | 生长于向阳避风山坡。分布于西藏波米及甘肃、四川等大部分地区。

采收加工 | 夏季收集割破树皮后流出的渗出物，制成膏状后入药。

药材鉴别 | 干燥树脂呈不规则块状。表面黑褐色或棕褐色，粗糙，呈颗粒状或蜂窝状，有光泽，质坚硬，不易折断，断面不平坦。微有漆臭。用火点能燃烧，发黑烟，漆臭更强。

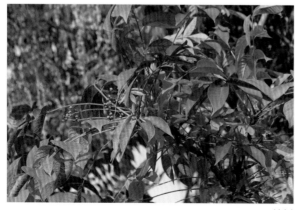
漆树

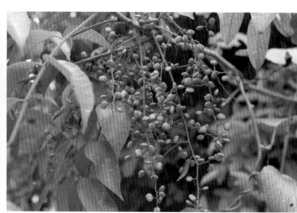
漆树

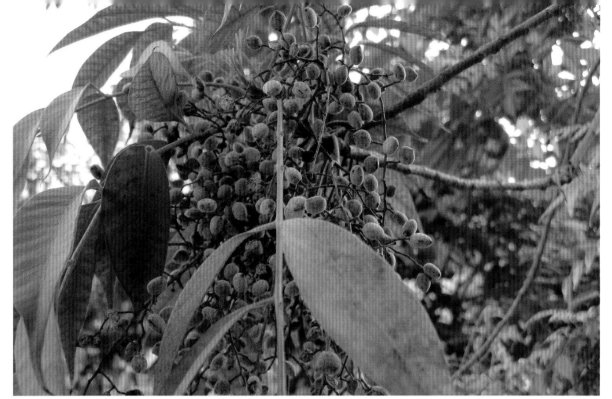

漆树

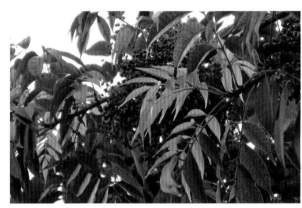

漆树

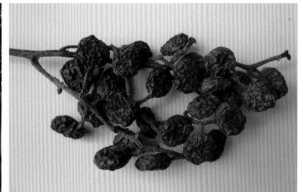

漆树果

性味归经 味涩、甘，消化后味苦，性凉，有毒。

功效主治 生肌敛疮，托里排脓，干黄水。主治久治不愈的糜烂性疮，陈旧性的热性黄水病，妇病。

用法用量 内服：研末，0.5 ~ 1 g；或入丸、散。外用：适量，研末调敷。

精选验方

1. 各种痞瘤 漆树膏、素嘎各 15 g，吉搽、白花木通各 25 g，硇砂 10 g。以上五味研成细粉，用红糖水制丸，每日服 2.5 g。

2. 食物中毒症 十一味解毒散：漆树膏、硇砂、春布各 2.5 g，巴豆、洪连、小檗皮、中尼大戟、船形乌头各 20 g，诃子 30 g，紫草茸 15 g，麝香 2 g。以上十一味除麝香另研外，其余药材研成细粉，过筛，加入麝香细粉混匀，即得。内服，每日 1 次，每次 2 g，用雪水服药，效果更佳。

漆

茜草
QIANCAO

藏 药 名 | 佐。

别　　名 | 哈那、茜根、娘其夏、茜草根、茜草炭、若合达。

来　　源 | 为茜草科植物茜草 *Rubia cordifolia* L. 的干燥根及根茎。

识别特征 | 多年生攀缘草本。根细长，丛生于根茎上；茎四棱形，棱及叶柄上有倒刺。叶 4 片轮生，叶片卵形或卵状披针形。聚伞花序顶生或腋生，排成圆锥状，花冠辐射状。浆果球形，熟时紫黑色。花期 8 ~ 9 月，果期 10 ~ 11 月。

生境分布 | 生长于山坡岩石旁或沟边草丛中。分布于安徽、江苏、山东、河南、陕西等地。

采收加工 | 春、秋两季采挖，除去茎叶，洗净，晒干。

药材鉴别 | 本品为不规则的短段。外皮红棕色或暗棕色，外皮脱落处呈黄红色。切面皮部紫红色，木部粉红色，有多数散在的小孔。无臭，味微苦，久嚼刺舌。

性味归经 | 苦，寒。归肝经。

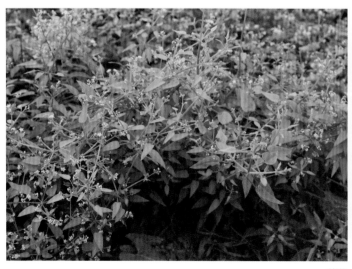

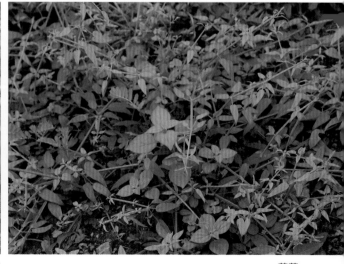

茜草　　　　　　　　　　　　　　　　　　　　　　　茜草

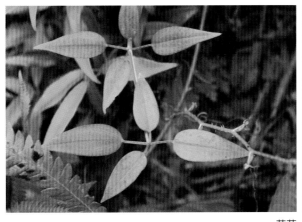

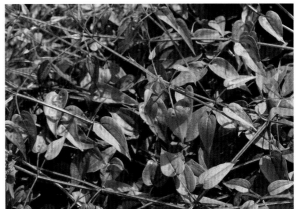

茜草   茜草

功效主治 | 凉血化瘀，止血，通经。
本品苦寒清泻，入肝经血分，故有凉血、化瘀、
止血、通经之功。

用法用量 | 10～15 g，煎服。止血炒
炭用；活血通经生用或酒炒用。

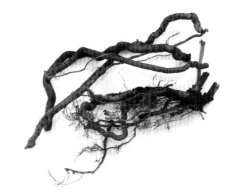

茜草药材

精选验方 |

1. 荨麻疹 茜草 25 g，阴地蕨 15 g。水
煎，加黄酒 100 克冲服。

2. 经痛、经期不准 茜草 15 g。另配益
母草和红枣各适量，水煎服。

3. 软组织损伤 茜草 200 g，虎杖 120 g。
用白布包煮 20 min，先浸洗，温后敷局部，
冷后再加热使用，连续用药 5～7 日。

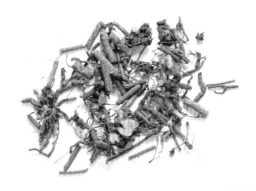

茜草饮片

4. 外伤出血 茜草适量。研细末，外敷
伤处。

5. 跌打损伤 茜草 120 g，白酒 750 ml。将茜草置白酒中浸泡 7 日，每次服 30 ml，每
日 2 次。

6. 关节痛 茜草 60 g，猪脚 1 只。水和黄酒各半，炖 2 h，吃猪脚喝汤。

7. 阴虚之经期延长 茜草、旱莲草各 30 g，大枣 10 枚。水煎取药汁。代茶饮。

8. 吐血 茜根 50 g。捣成末，每服 10 g，水煎，冷服，用水调末 10 g 服亦可。

9. 妇女经闭 茜根 50 g，煎酒服。

10. 蛊毒（吐血、下血如猪肝） 茜草根、蘘荷叶各 1.5 g。加水 4 升，煮成 2 升服。

11. 脱肛 茜根、石榴皮各 1 把。加酒 1 碗，煎至七成，温服。

使用禁忌 | 脾胃虚寒、无瘀滞者禁用。

茜
草

261

羌活
QIANGHUO

藏 药 名 | 珠那。

别　　名 | 珠马、川羌、蚕羌、竹节羌、毒嘎间、西羌活、大头羌、珠娃那布。

来　　源 | 本品为伞形科植物羌活 *Notopterygium incisum* Ting ex H.T.Chang 或宽叶羌活 *Notopterygium franchetii* H.de Boiss. 的干燥根茎和根。

识别特征 | 羌活：为多年生草本，高 60 ～ 150 cm。茎直立，淡紫色，有纵沟纹。基生叶及茎下部叶具柄，基部两侧成膜质鞘状，叶片为 3 出 3 回羽状复叶，小叶 3 ～ 4 对，卵状披针形，最下一对小叶具柄；茎上部的叶近无柄，叶片薄，无毛。复伞形花序，伞幅 10 ～ 15；小伞形花序有花 20 ～ 30 朵，花小，白色。双悬果长圆形，主棱均扩展成翅，每棱槽有油管 3 个，合生面有 6 个。宽叶羌活：小叶长圆状卵形或卵状披针形，边缘具锯齿，叶脉及叶缘具微毛。复伞形花序，伞幅 14 ～ 23；小伞形花序上生多数花，花淡黄色。双悬果近球形，每棱槽有油管 3 ～ 4 个，合生面有 4 个。花期 7 ～ 8 月，果期 8 ～ 9 月。

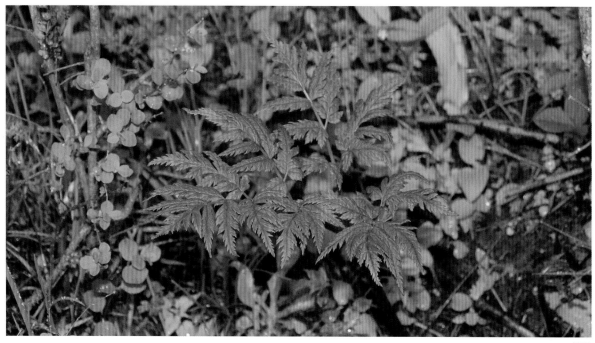

羌活

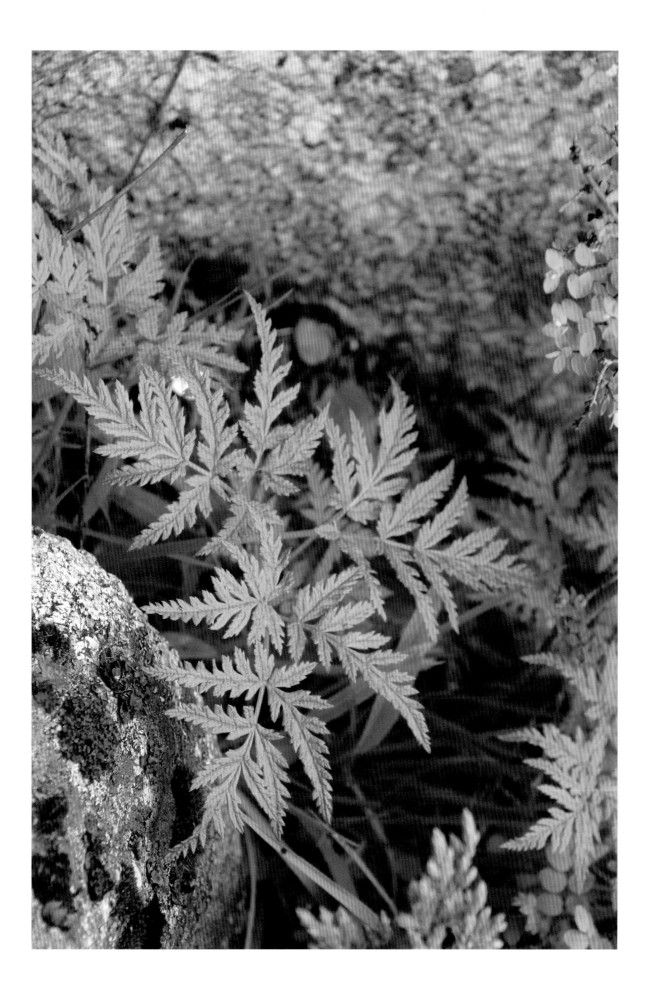

羌
活

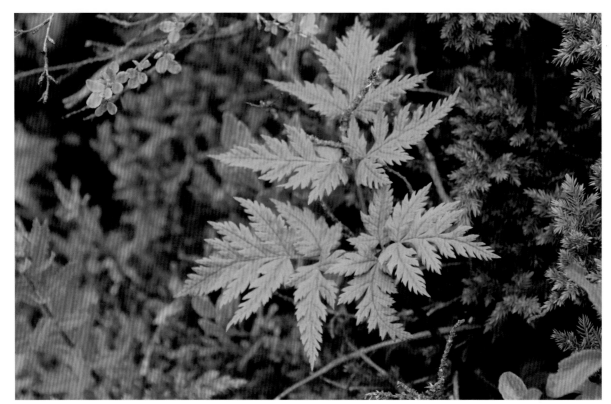

羌活

生境分布 | 生长于海拔 2600 ～ 3500 m 的高山、高原之林下、灌木丛、林缘、草甸。分布于四川、甘肃、青海、云南等省。

采收加工 | 春、秋两季采挖，除去茎叶、细根、泥土，晒干或烘干。

药材鉴别 | 本品呈类圆形、不规则形横切或斜切片，表皮棕褐色或黑褐色，切面边缘棕褐色或黑褐色，皮部棕黄色或暗棕色，有多数黄棕色油点，木部黄白色，切面呈菊花纹，有的可见放射状纹理，髓部黄色或黄棕色，周边暗棕色或黑棕色，有隆起的环节及须根痕。体轻，质脆，易折断。断面不平整，有多数裂隙。气香，味微苦、辛而麻。

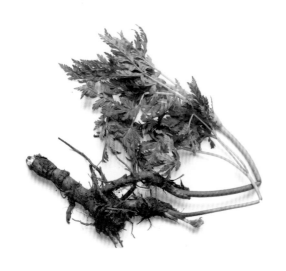

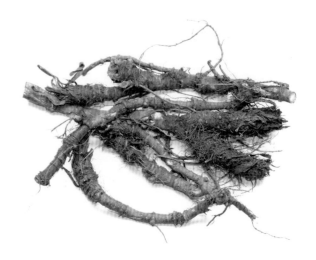

羌活药材   羌活药材

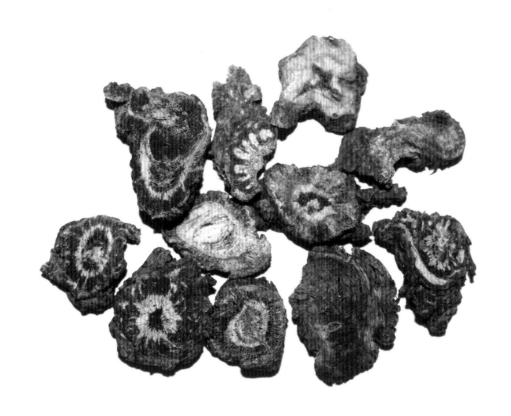

羌活饮片

性味归经| 辛、苦，温。归膀胱、肾经。

功效主治| 祛风散寒胜湿，解表止痛。本品辛苦性温，气味并重且浓烈，善能祛除风寒湿邪，而有解表、止痛之功效。

用法用量| 3 ～ 10 g，水煎服。

精选验方|

1. 眼胀　羌活适量。水煎服。

2. 产后腹痛，产肠脱出　羌活 100g。煎酒服。

3. 历节风　羌活、独活、松节各等份。用酒煮服，每日空腹饮 1 杯。

4. 风湿性关节炎　羌活、当归、桂枝各 6g，松子仁 10 ～ 15 g。加黄酒和水等量合煎，每日 1 剂，分 2 次服。

5. 头痛　羌活 12 g，绿豆根 15 g，五味子 3 g。水煎服，每日 1 ～ 2 次。

6. 感冒发热，扁桃体炎　羌活 5g，板蓝根、蒲公英各 6g。水煎服，每日 1 剂，分 2 次服。

7. 风寒感冒　羌活 10 g，绿茶 3 g。用 300 ml 开水冲泡后饮用。

8. 中风口噤，四肢强直，角弓反张　羌活 15 g，防风 10 g，黑豆（去皮炒至熟）30 g，黄（米）酒 200 ml。共研为末，用酒浸，置火上煮沸即止，去渣，待温，饮用。

使用禁忌| 本品气味浓烈，温燥性强，易耗阴血，故表虚汗出、阴虚外感、血虚痹痛者需慎用。过量应用易致呕吐，脾胃虚弱者不宜服用。

羌活

青金石
QINGJINSHI

藏 药 名 ｜ 木曼。

别　　名 ｜ 那瓦扎尔、贝拉扎、加保却哇、热杂哇达、加保觉半、纳木萨吉。

来　　源 ｜ 为硅酸盐类矿物青金石 Lazurite。

识别特征 ｜ 青金石呈蓝色粒状集合体，矿物具玻璃光泽，相对密度 2.38 ～ 2.65，硬度 5 ～ 5.5。属等轴晶系矿物，在显微镜下呈蓝色的粒状晶体，均质性，其折光率为 1.500。青金石在酸中胶化。

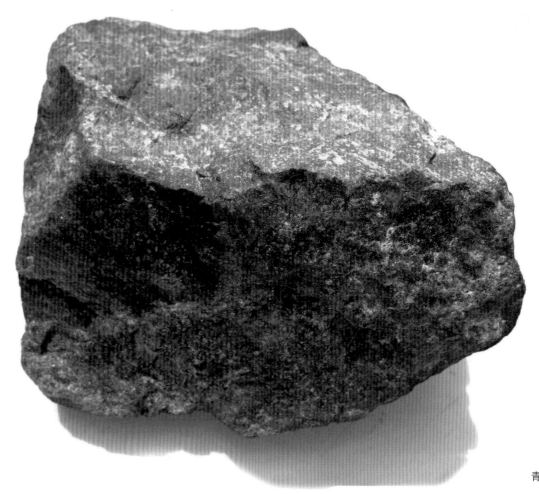

青金石

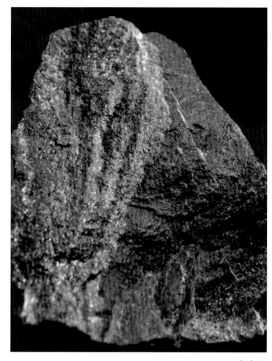

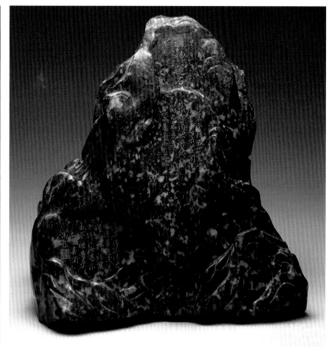

青金石   青金石

生境分布 青金石是一种常见的矿物，产在经接触变质并能浊变的石灰岩中。均为进口，国内无分布。

采收加工 全年可采，除去杂质后备用。

性味归经 味涩，消化后味苦；性凉、干。

功效主治 清热解毒，干黄水。主治麻风病，皮肤病，白发症。

用法用量 内服：研末，1～2 g。

精选验方

1. 麻风病，皮肤病 余甘子 20 g，木香、草乌各 5 g，石菖蒲 10 g，麝香 25 g。以上五味加硫黄、青金石、汞（去毒）三味细粉各 5 g。研为细末，混匀，制散，每日 2 次，每次 2.5 g，饭后服用。

2. 各种皮肤病 皮康散：汞（去毒）、硫黄（制）、青金石（去毒）各 10 g。均研成细粉、过筛，混匀，制散内服，每日 2 次，每次 2 g。

中国少数民族中药图鉴

藏族药卷

全缘绿绒蒿

QUANYUANLÜRONGHAO

藏药名｜ 欧贝赛保。

别　名｜ 江肖赛保、嘎吾江肖、洒都赛而保。

来　源｜ 为罂粟科植物全缘绿绒蒿 *Meconopsis integrifolia*（Maxim.）Franch. 的全草。

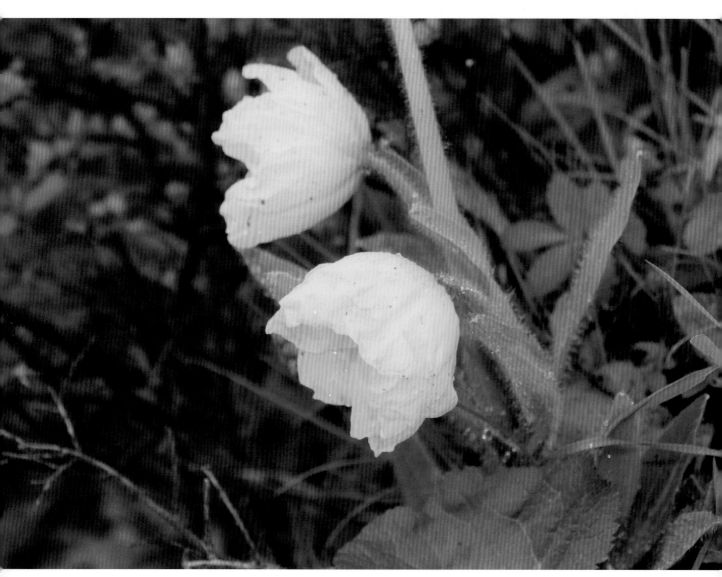

全缘绿绒蒿

识别特征 ｜ 多年生草本，高 30 ～ 60 cm。全株被红褐色或金黄色软毛。根圆锥形，肉质，基生叶密，呈莲座状，基部残存密被红褐色的枯萎叶柄和老叶；叶片倒披针形，长 4 ～ 10 cm，宽 0.5 ～ 3 cm，先端钝圆或渐尖，全缘，基部楔形，具 3 条或多条明显的平行脉；叶柄长 3 ～ 12 cm，上部叶无柄，近轮生，较小。花 2 ～ 7，腋生；花梗长 5 ～ 14 cm，粗壮；花萼 2，早落。花瓣 6 ～ 9，倒卵形或近圆形，鲜黄色或淡黄色；雄蕊多数，花丝窄线形，长 0.5 ～ 1.5 cm，淡黄色，花药椭圆形。花、果期 6 ～ 9 月。

生境分布 ｜ 生长于海拔 3000 ～ 4800 m 的高山草甸、灌丛中。分布于西藏、青海、四川、甘肃及云南西北部。

采收加工 ｜ 6 ～ 7 月采全草，洗净晾干，置于干燥通风处。

药材鉴别 ｜ 全草长 25 ～ 90 cm，主根长 10 ～ 20 cm，直径 0.5 ～ 1 cm，表面棕褐色。茎单一，直径 0.6 ～ 1.5 cm，密被棕黄色长柔毛。基部叶簇生，多数，皱缩；完整叶片呈倒披针形或倒卵形，长 30 cm，宽 4 cm，顶端急尖或钝，主脉 3 ～ 5 条，表面枯绿色，被有较多疏的长毛，叶柄与叶片略等长，密被长毛。茎上部叶无柄。花单一或为总状花序，顶生，花瓣黄色或淡蓝色，多脱落。气微，味苦。

性味归经 ｜ 味甘、涩，性凉。

功效主治 ｜ 清热，利尿，消炎，止痛。主治肺炎，肝炎，肺与肝的热症，水肿等症。

用法用量 ｜ 内服：煎汤，3 ～ 6 g；或入丸、散。

精选验方 ｜

1. 清肺及肝热，治"培根"病、血病及鼻窦炎等 全缘绿绒蒿 35 g，婆婆纳 40 g，马兜铃、紫铆子、齿叶铁仔、莨菪子各 25 g。共捣罗为细散，每日 2 次，每服 2.5 g。

2. 肝坏死，肝大，胃出血 全缘绿绒蒿 50 g，红花 5 g，石灰华、木香马兜铃、沙棘、白葡萄干、余甘子各 3 g。共研成细粉，过筛即得，内服，每次 3 g，每日 3 次。

肉豆蔻
ROUDOUKOU

藏 药 名 | 杂地。

别　　名 | 肉果、玉果、煨肉果、丝兴纳玛、益桑纳玛美朵。

来　　源 | 为肉豆蔻科植物肉豆蔻树 *Myristica fragrans* Houtt. 的干燥成熟种仁。

识别特征 | 高大乔木，全株无毛。叶互生，革质，叶柄长 4 ~ 10 mm，叶片椭圆状披针形或椭圆形，长 5 ~ 15 cm，先端尾状，基部急尖，全缘，上面暗绿色，下面常粉绿色并有红棕色的叶脉。花单性，雌雄异株，总状花序腋生，具苞片。浆果肉质，梨形或近于圆球形，黄棕色，成熟时纵裂成两瓣，露出绯红色肉质的假种皮，内含种子 1 枚，种皮壳状，木质坚硬。花期 4 ~ 5 月，果期 6 ~ 8 月。

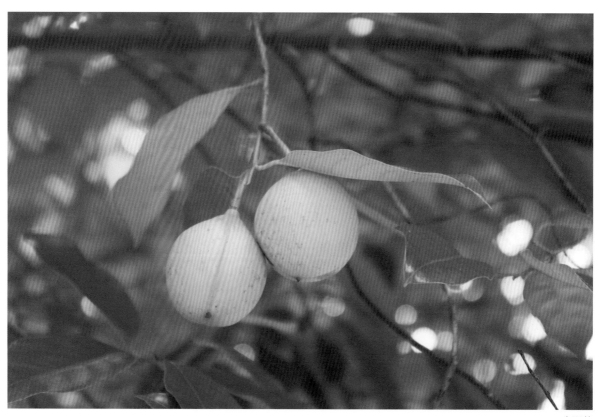

肉豆蔻

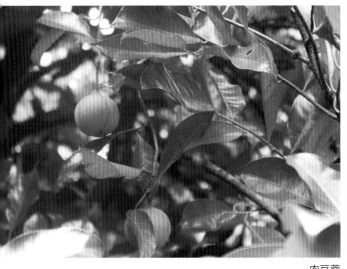
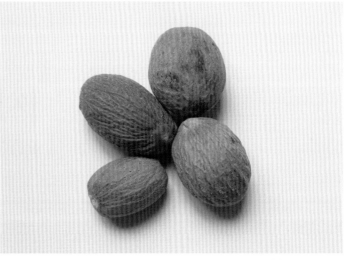

肉豆蔻

肉豆蔻药材

生境分布 在热带地区广为栽培。分布于马来西亚、印度尼西亚；我国广东、广西、云南等省（区）也有栽培。

采收加工 每年4～6月及11～12月各采1次。早晨摘取成熟果实，剖开果皮、剥去假种皮，再敲脱壳状的种皮，取出种仁用石灰乳浸1日后，小火焙干。

药材鉴别 本品呈椭圆形或卵圆形。表面灰棕色或棕色，有网状沟纹，附有白色粉霜。种脐位于宽端，呈浅色圆形突起，合点呈暗凹陷。切面有淡棕色与黄白色相间的大理石状花纹，显油脂。质地坚硬，难破碎。气芳香浓烈，味辛辣而微苦。

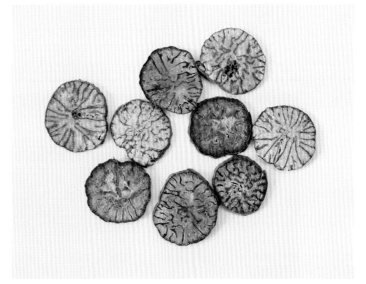

肉豆蔻饮片

性味归经 辛，温。归脾、胃、大肠经。

功效主治 温脾止泻，行气止痛。本品辛香温燥而涩，有涩而不滞，行而不散之特点，既能温脾涩肠止泻，又能行气止痛。

用法用量 3～9g，煎服；散剂1.5～3g；煨用可增强温中止泻作用。

精选验方

1. 脾虚泄泻、肠鸣不食 肉豆蔻1枚。挖小孔，入乳香3小块，以面裹煨，面熟为度，去面，碾为细末，每次5g，米汤送下，小儿0.25g。

2. 五更泄泻 肉豆蔻10g，吴茱萸、五味子各6g，补骨脂8g。水煎服。

使用禁忌 凡湿热泻痢者忌用。

肉豆蔻

肉桂
ROUGUI

藏药名 新擦。

别　名 扎扎、桂心、桂皮、官桂、新根咱、扒的驯巴。

来　源 为樟科植物肉桂 *Cinnamomum cassia* Presl 的干燥树皮。

识别特征 常绿乔木，树皮灰褐色，幼枝多有 4 棱。叶互生，叶片革质，长椭圆形或近披针形，先端尖，基部钝，全缘，3 出脉于背面明显隆起。圆锥花序腋生或近顶生，花小白色，花被 6 片，能育雄蕊 9，子房上位，胚珠 1 枚。浆果椭圆形，长 1 cm，黑紫色，基部有浅杯状宿存花被。花期 6 ~ 8 月，果期 10 ~ 12 月。

生境分布 多为栽培。分布于广东、海南、云南等地。

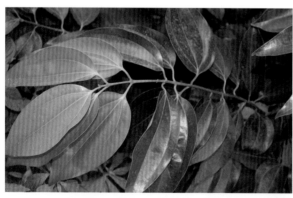
肉桂

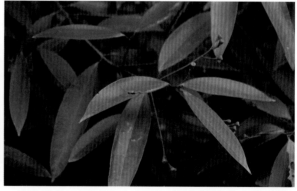
肉桂

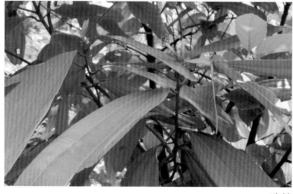
肉桂

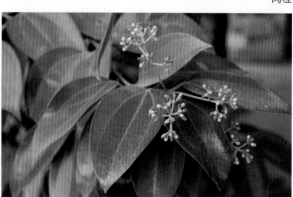
肉桂

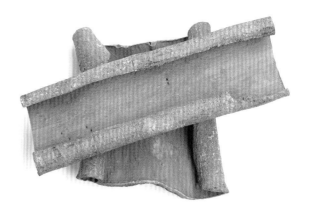

肉桂药材

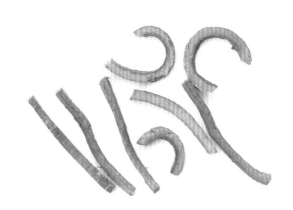

肉桂药材

采收加工｜ 多于秋季剥取，刮去栓皮，阴干。

药材鉴别｜ 本品为不规则的碎块。外表面棕色、红棕色或带灰褐色，粗糙，有细皱纹，可见横向突起的皮孔，有的可见灰白色的斑纹；内表面红棕色，具细纵皱纹，划之显油痕。质硬而脆，易折断，断面不平坦，外层棕色而较粗糙，内层红棕色而油润，两层间可见一条黄棕色的线纹。

性味归经｜ 辛、甘，热。归脾、肝、肾、心经。

功效主治｜ 补火助阳，散寒止痛，温经通脉。本品辛散甘补，大热温通，能补命门之火，引火归元而益阳消阴，又温助脾阳、散寒邪、通经脉，故有此效。

用法用量｜ 2～5 g，煎服，宜后下；研末冲服，每次 1～2 g。

精选验方｜

1. 面赤口烂，腰痛足冷 肉桂、细辛各 3 g，玄参、熟地黄、知母各 15 g。水煎服。

2. 支气管哮喘 肉桂粉 1 g。加入无水酒精 10 ml，静置 10 h 后取上清液 0.15～0.3 ml，加 2%普鲁卡因至 2 ml 混匀，注入两侧肺俞穴，每穴 0.1 ml。此法对心脏功能代偿不全及肾衰竭患者忌用。

3. 老年性支气管肺炎（阳虚型患者） 肉桂 9 g。捣冲，分 3 次服，症状减轻后改为 6 g，服 3 剂。再每日用肾气丸 18 g，连续调理 1 周。

4. 肾阳虚腰痛 肉桂粉每次 5 g。每日 2 次，3 周为 1 个疗程。

5. 小儿流涎 肉桂 10 g（1 次量）。研成细末，醋调至糊饼状，每晚临睡前贴敷于双侧涌泉穴，胶布固定，次日晨取下。

6. 神经性皮炎 肉桂 200 g。研细末，装瓶备用。用时根据病损大小，取药粉适量用好醋调成糊状，涂敷病损处，2 h 后糊干即除掉。若未愈，隔 1 周后如法再涂 1 次。

7. 绿脓杆菌感染 将 0.5%的肉桂油置于消毒容器内，消毒纱布浸药液敷创面或塞入创口及瘘管内，每日 1 次，也可用喷雾器喷洒创面，每日 3 次。

8. 胃腹冷痛，虚寒泄泻 肉桂 2.5～5 g。研末，温开水送服。

使用禁忌｜ 阴虚火旺、里有实热、血热妄行者及孕妇忌用。畏赤石脂。

乳香
RUXIANG

藏 药 名 ｜ 贝嘎。

别　　名 ｜ 落贝、滴乳香、贡度久、醋制乳香、岗洁汤曲。

来　　源 ｜ 为橄榄科小乔木卡氏乳香树 *Boswellia carterii* Birdw. 及其同属植物 *Boswellia bhaw-dajiana* Birdw. 皮部渗出的树脂。

识别特征 ｜ 矮小灌木，高 4 ～ 5 m，罕达 6 m。树干粗壮，树皮光滑，淡棕黄色，纸状，粗枝的树皮鳞片状，逐渐剥落。叶互生，密集或于上部疏生，单数羽状复叶，长 15 ～ 25 cm，叶柄被白毛；小叶 7 ～ 10 对，对生，无柄，基部者最小，向上渐大，小叶片长卵形，长达 3.5 cm，顶端者长达 7.5 cm，宽 1.5 cm，先端钝，基部圆形或近心形，边缘有不规则的圆齿裂，或近全缘，两面均被白毛，或上面无毛。花小，排列成稀疏的总状花序；苞片

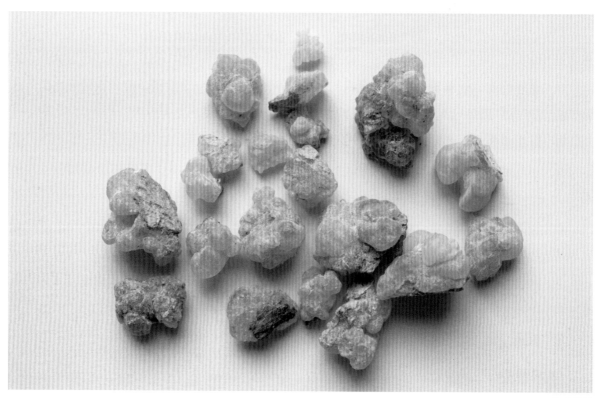

乳香药材

卵形；花萼杯状，先端 5 裂，裂片三角状卵形；花瓣 5 片，淡黄色，卵形，长约为萼片的 2 倍，先端急尖；雄蕊 10，着生于花盘外侧，花丝短；子房上位，3 ～ 4 室，每室具 2 垂生胚珠，柱头头状，略 3 裂。桉果倒卵形，长约 1 cm，有三棱，钝头，果皮肉质，肥厚，每室具种子 1 枚。

生境分布 生长于热带沿海山地。分布于非洲的索马里、埃塞俄比亚及阿拉伯半岛南部，土耳其、利比亚、苏丹、埃及也产。

采收加工 春、夏两季将树干的皮部由下而上用刀顺序切伤，使树脂由伤口渗出，数天后凝成硬块，收集即得。

药材鉴别 本品呈球形或泪滴状颗粒，或不规则小块状，长 0.5 ～ 2 cm；淡黄色，半透明。质坚脆，断面蜡样。气芳香，味微苦，嚼之软化成胶块。

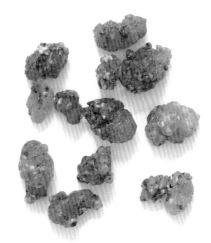

乳香饮片

性味归经 辛、苦，温。归心、肝、脾经。

功效主治 活血止痛，消肿生肌。本品辛散、苦泄、温通，归肝、脾经，走气、血分，故能宣通经络，活血行气散滞，瘀消血活则疼痛止、肿疡消、肌肉生长，故有活血止痛、消肿生肌之功。

用法用量 生用活血消肿力强，炒用祛瘀止痛作用为好。内服：煎汤，生用 2 ～ 5 g，炒用 4 ～ 10 g；或入丸、散。外用：适量，研末调敷。

精选验方

1. **冠心病，心绞痛** 乳香、没药各 9 g，降香 15 g，郁金、丹参、红花、瓜蒌各 9 g。水煎服。

2. **气滞胃痛，胃肠痉挛，胃肠积气胀痛，胃肠痉挛疼痛** 乳香、五灵脂、高良姜、香附各适量。水煎服。

3. **痛经，闭经** 乳香、当归、丹参、香附、延胡索各适量。水煎服。

4. **宫颈糜烂** 乳香、儿茶、铜绿、没药各 25 g，轻粉 10 g，黄丹 15 g，冰片 5 g。共研细粉，用液状石蜡调成膏剂。用消毒干棉球拭净分泌物，将药膏用带线棉球涂塞患处，6 h 后牵出，每日 1 次。

使用禁忌 孕妇及血虚无瘀者禁服。本品味苦气浊，易致呕吐，故胃弱者不宜多服久服。

瑞香狼毒

RUIXIANGLANGDU

藏 药 名 | 日甲巴。

别　　名 | 硼毒、诱新巴、塔推坚、避旗拉、冬布、诱洞巴。

来　　源 | 为瑞香科植物瑞香狼毒 *Stellera chamaejasme* L. 的根。

识别特征 | 多年生草本，高 15 ～ 30 cm，根粗大，圆锥或纺锤形，长 10 ～ 25 cm，根头有多数茎残迹，表面棕色或棕褐色，有纵皱及横向皮孔，断时呈纤维状。茎直立，丛生。单叶，互生，无柄，披针形或椭圆状披针形，长 1.4 ～ 2.8 cm，宽 3 ～ 6 mm，全缘。头状花序顶生，花黄色或白色，稀紫红或紫黑，花被筒细瘦，长 8 ～ 12 mm，下部常为紫色，上端 5 齿，裂片长 2 ～ 3 mm，有紫红网纹，雄蕊 10，2 轮，子房 1 室，顶具黄毛。果圆锥形，为花被管所包。花期 7 ～ 8 月。

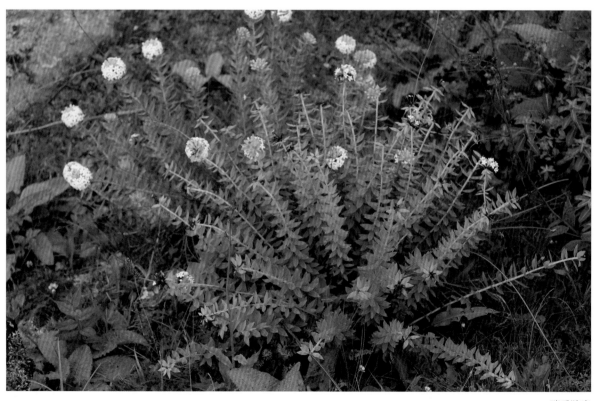

瑞香狼毒

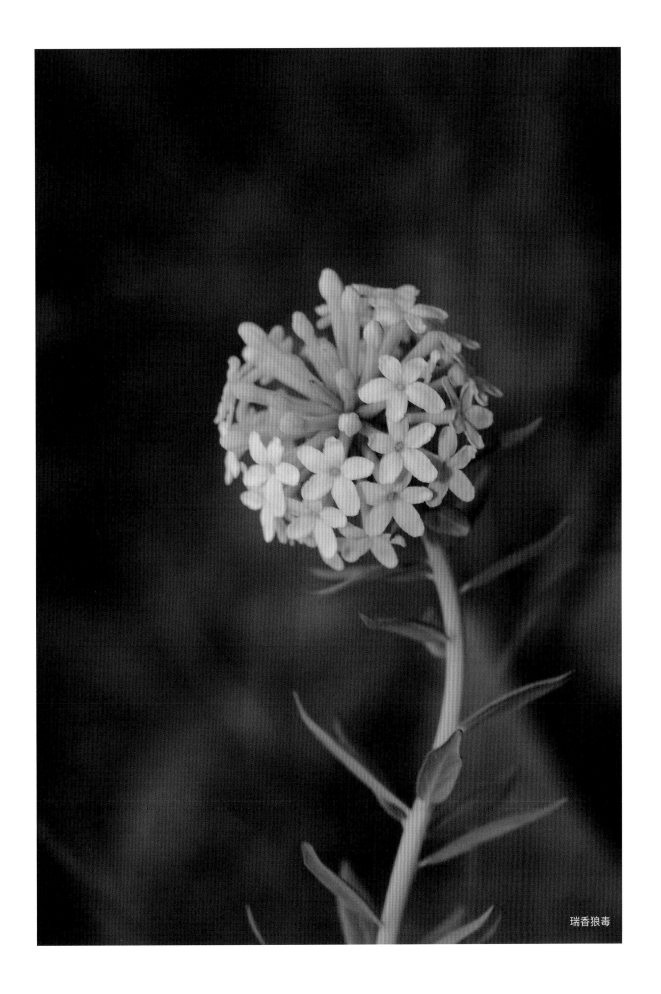

瑞香狼毒

277

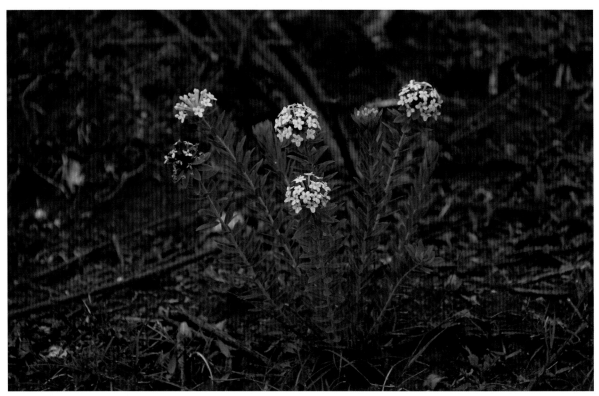

瑞香狼毒

生境分布｜生长于海拔1700～4600m的草坡、路边。分布于西藏、青海、甘肃、四川等地。

采收加工｜8～9月挖根，洗净，切片，晒干。

药材鉴别｜根呈纺锤形、圆锥形或长圆柱形，稍弯曲，单一或有分枝，长短不等，根头部有地上茎残迹，表面棕色或棕褐色，有扭曲的纵沟及横生隆起的皮孔和侧根痕，栓皮剥落处露出白色柔软纤维。体轻，质韧，不易折断，断面呈纤维状，皮部类白色，大部淡黄色。气微，味微辛。

性味归经｜味苦、辛，消化后味苦，性温，效轻、糙。

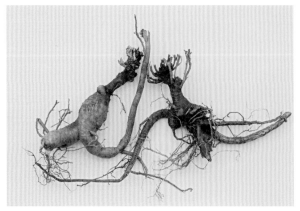

瑞香狼毒药材

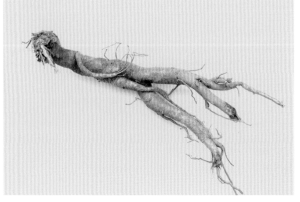

瑞香狼毒药材

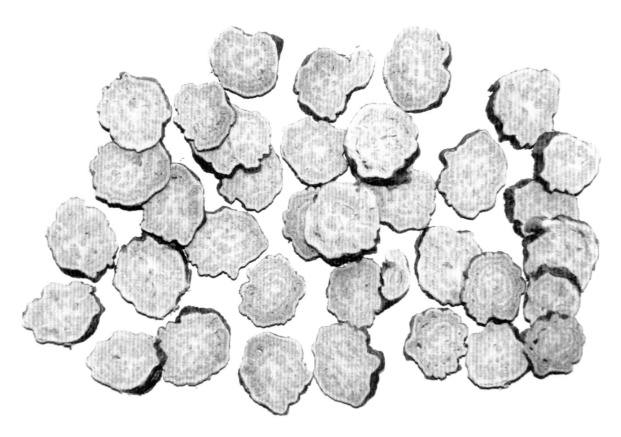

瑞香狼毒药材

功效主治 清热解毒，消肿，泻火，止溃疡，祛腐生肌。主治内脏痞瘤，瘟疫等。外用：治顽癣，溃疡，跌打损伤。

用法用量 内服：研末，0.5 ～ 1 g；或入丸、散。外用：适量，研末调敷。

精选验方

1. 陈旧不愈的伤疤及肉瘤，肿胀等 瑞香狼毒、羌活根、马跖骨、狗粪、帕春、狼毒、山羊肉各 50 g（均需加工处理）。共研成细粉，加蛇的脂肪或八岁童尿，混匀成糊状，适量敷于患处。

2. 炎症引起的全身发冷，刺痛，呼吸缓慢等 瑞香狼毒、长嘴诃子、大戟、大黄、雪上一枝蒿各 20 g，打箭菊 35 g，仲血 25 g。共研成细粉，制散，每日 2 g。

3. 皮肤生疮、红肿、刺痛、生水疱等 六味消炎搽剂：瑞香狼毒根、草乌各 25 g，虱草花、羌活根各 20 g，轮叶棘豆、擦崩膏各 15 g。共研成细粉加适量的蒸馏水，用小火煮开，搅拌制成糊剂，搽于患处，每日 1 次。

山柰
SHANNAI

藏 药 名 | 嘎母。

别　　名 | 加嘎、嘎国、李同查、三柰、山柰根。

来　　源 | 本品为姜科植物山柰 *Kaempferia galanga* L. 的干燥根茎。

识别特征 | 多年生宿根草本。块状根茎，单生或数枚连接，淡绿色或绿白色，芳香；根粗壮。无地上茎。叶 2 枚，几乎无柄，平卧地面上；圆形或阔卵形，长 8～15 cm，宽 5～12 cm，先端急尖或近钝形，基部阔楔形或圆形，质薄，绿色，有时叶缘及尖端有紫色渲染；叶脉 10～12 条；叶柄下延成鞘，长 1～5 cm。穗状花序自叶鞘中出生，具花 4～12 朵，芳香；苞片披针形，绿色，长约 2.5 cm，花萼与苞片等长；花冠管细长，长 2.5～3 cm；花冠裂片狭披针形，白色，长 1.2～1.5 cm；唇瓣阔大，径约 2.5 cm，中部深裂，2 裂瓣顶端各微凹白色，喉部紫红色；侧生的退化雄蕊花瓣状，倒卵形，白色，长约 1.2 cm；药隔宽，顶部与方形冠筒连生；子房下位，3 室，花柱细长，基部具二细长棒状附属物，柱头盘状，具缘毛。果实为蒴果。花期 8～9 月。

生境分布 | 分布于我国台湾、广东、广西、云南等地。

采收加工 | 冬季采挖，洗净，除去须根，切片，晒干。

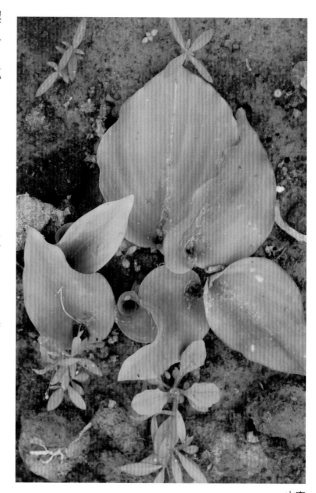

山柰

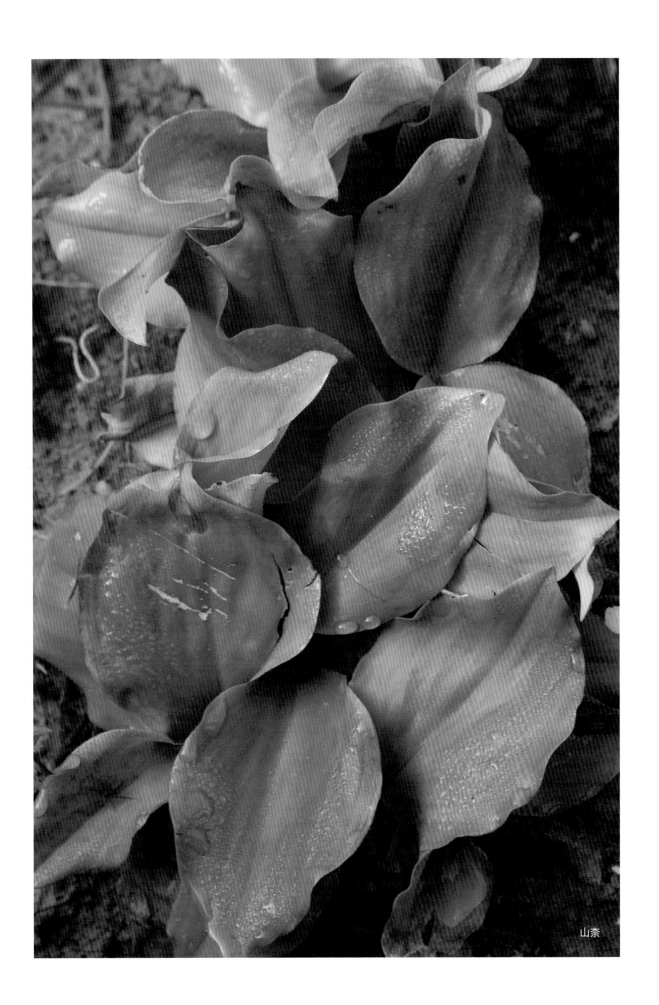

山奈

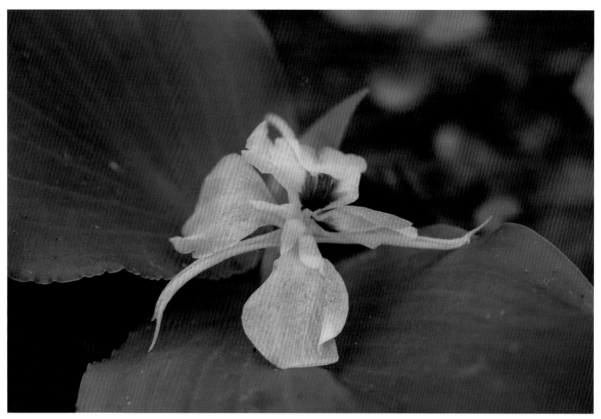

山柰

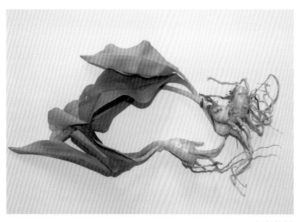

山柰药材

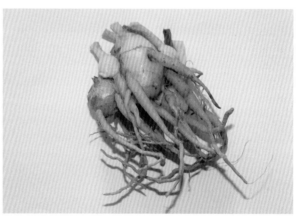

山柰药材

药材鉴别 | 本品呈圆形或近圆形块状。外皮浅褐色或黄褐色，皱缩，有的有根痕或残存须根。切面类白色，粉性，常鼓凸，质脆。气香特异，味辛辣。

性味归经 | 辛，温。归胃经。

功效主治 | 温中行气，健胃止痛。本品辛行温通，专入胃经，故有温中行气、健胃止痛之效。

用法用量 | 3~6g，煎汤。外用：适量。

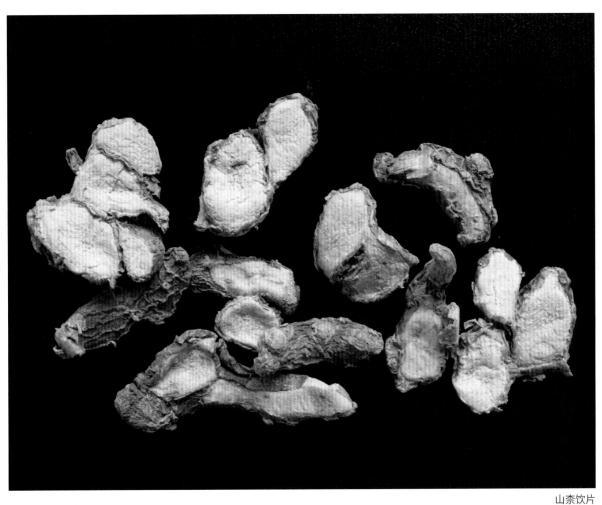

精选验方 |

1. 心腹冷痛　山奈、丁香、当归、甘草各等份。共为细末，醋糊丸，如梧桐子大，每服30 丸，酒下。

2. 感冒食滞，胸腹胀满，腹痛泄泻　山奈 15 g，山苍子根 6 g，南五味子根 9 g，乌药 4.5 g，陈茶叶 3 g。研细末，每次 15 g，开水泡或水煎数沸后取汁服。

3. 一切牙痛　山奈 6 g（用面裹煨熟），麝香 1.5 g，研为细末，每次 1 g，口含温水，搽于牙痛处，漱口吐去。

4. 风虫牙痛　山奈、甘松各 3 g，肥皂荚 1 个（去心）。将山奈、甘松内入肥皂荚中，花椒、盐不限量，以塞满肥皂荚为度，用面粉包裹，烧红，研为末，每日擦牙。

5. 面上雀斑　山奈子、鹰粪、蜜陀僧、蓖麻子各等份。研匀，以乳汁调之，夜涂旦洗去。

使用禁忌 |　阴虚血亏、胃有郁火者忌用。

山羊
SHANYANG

藏 药 名 | 惹。

别　　名 | 呕蒜间、次次惹。

来　　源 | 为牛科动物山羊 *Capra hircus* Linnaeus 的肉、肝、血、油脂、脑、脾、睾丸、奶、皮、粪、胃中余草、尿、阴毛、角等。

识别特征 | 体长 0.9 ~ 1.1 m，尾长 13 ~ 17 cm，雌者较小，四肢短。眶下腺退化，雌雄均有角，角短而直，长 10 ~ 14 cm，色黑，斜向后方，二角基部很靠近，除尖端外，其余部分都有横棱。通体毛色灰棕褐色或黑白色等多种。额、下颏及喉部均呈棕色，喉后部有一块白色大斑。尾基部近乎灰棕色，末端棕黑色。

生境分布 | 为饲养家畜之一，品种颇多，喜以短草、灌木和树叶为食。分布于西藏、青海、甘肃、云南、四川等地。

采收加工 | 一般全年均可采收。肝、血、胆、髓骨、脾等取新鲜，晾干后使用；脑：最好鲜用或配于其他合适的药中，晾干，备用。奶：配药时取鲜奶，煮开后入药。角：切成丝，沙中炒脆。睾丸：加 3 倍量山羊奶，煎煮至奶浸干，再晒干，备用。皮：湿时鲜用。阴毛：烧焦后入药。

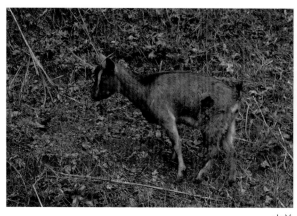
山羊

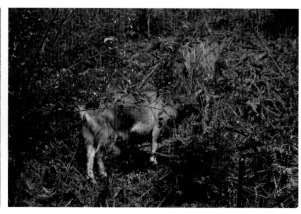
山羊

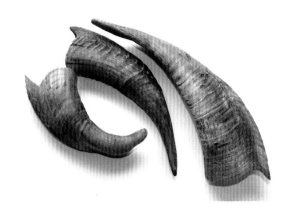

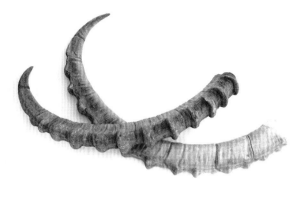

山羊角药材   山羊角药材

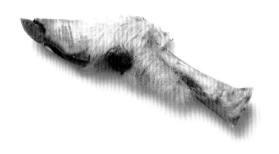

羊蹄甲药材

性味归经｜ 肝、血、髋骨、睾丸、奶、皮均味甘，消化后味甘，性凉。粪及胃中的余草味辛，消化后味苦，性凉，效锐。角味咸，消化后味苦，性温。

功效主治｜ 山羊肝：明目。主治夜盲症。胆：驱虫，解毒。脾：主治脾脏疾病。髋骨：主治化脓性扁桃腺炎。油脂：主治梅毒病、寄生虫病，愈创。脑：主治筋络损伤。湿皮：主治梅毒、阴道滴虫等虫病。胃中余草：制成药能解蛇及蚊子咬伤的毒。肉：主治热症，消痞瘤。阴毛：主治炭疽。山羊粪：制成药外用能解毒，治麻风病。血：主治梅毒及痘疮，治"赤巴"等热症。尿：主治鼻炎。睾丸：主治性功能减退症。山羊奶：主治眼疾、热泻及呼吸困难。

用法用量｜ 内服：煎汤，根据病情取适量。外用：适量，涂于患处。

精选验方｜

1. 梅毒引起的疮伤　山羊油脂、牛尿各适量，大黄 40 g，商陆、姜黄、大蒜、大青盐、气拉娃日、紫菀各 25 g。以上后七味药研成细粉，加山羊油脂和牛尿，调成糊状，涂于患处，每日涂 2 次，每次适量。

2. 梅毒　七味山羊血丸：山羊干血、金色诃子各 40 g，贯众、商陆、船形乌头、姜黄各 30 g，思如 25 g。混研成细粉，过筛，混匀制成水泛丸，内服，每日 2 次，每次 1 g。

山羊

珊瑚

SHANHU

藏 药 名 | 其乌如。

别　　名 | 火树、红珊、红珊瑚、多若卜、大红珊瑚、多木巴拉。

来　　源 | 为矶花科动物桃色珊瑚 *Corallium japonicum* Kishinouye 等珊瑚虫所分泌的石灰质骨骼。

识别特征 | 桃色珊瑚为水生群栖腔肠动物，群体呈树枝状。分枝扩展如扇，分歧甚细，其表面生有多数水螅体，称为珊瑚虫；虫体呈半球状，上有羽状的触手 8 条，触手中央有口，虫体能分泌石灰质而形成骨骼，即通常所称的"珊瑚"。骨骼的表面呈红色，莹润、中轴白色，质坚硬，美观。

生境分布 | 着生于海底岩礁上。分布福建、台湾、海南西沙群岛等地。

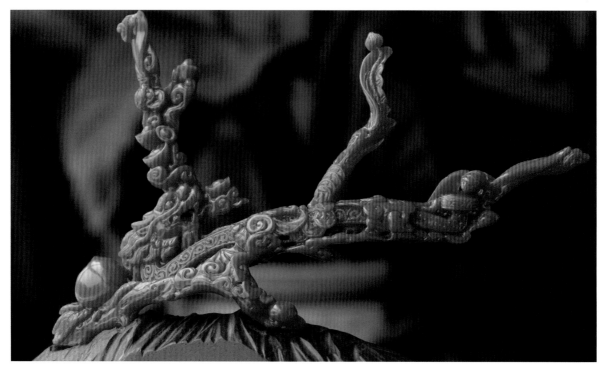

珊瑚

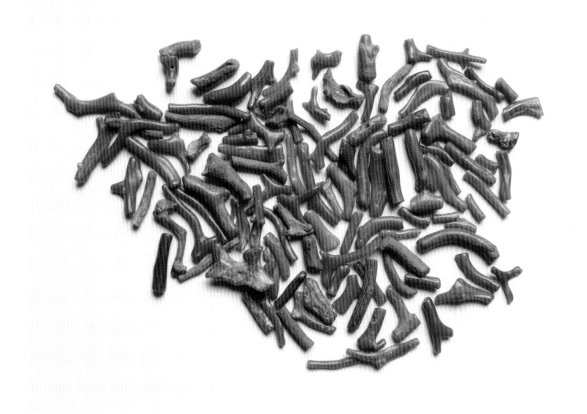

珊瑚

采收加工 用网垂入海底，将珊瑚拉入网内或挂网上，然后取出，拣净杂物即得。药用珊瑚多为工艺制品残余的碎块。研粉生用。

药材鉴别 本品为不规则的短棒状，长2～3 cm，直径3～5 mm。有分枝或小突起，周围有许多小孔，红色。质坚硬如瓷，不易折断。气味均无。

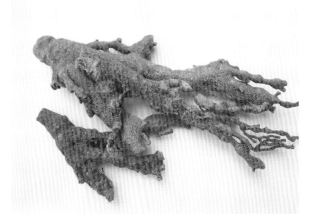

珊瑚

性味归经 甘，平。归心、肝经。

功效主治 去翳明目，安神镇惊，敛疮止血。主治目生翳障，惊痫，吐衄，烧烫伤。

用法用量 0.3～0.6 g，研粉内服，或入丸、散。外用：适量，研粉点眼，吹鼻。

精选验方

1. 小儿眼有障翳 珊瑚适量。细研如粉，每点时，取如黍米大，纳在翳上，第二日再点之。

2. 心神昏冒，惊痫猝倒或怔忡烦乱 大红珊瑚、琥珀、珍珠（研极细）各3 g，人参、白术、当归、胆星各9 g（共研末）。每服3 g，灯心汤调下。

3. 心肺郁热，吐衄不止 大红珊瑚适量。徐徐研极细如粉，每服2分，百合煮成糊，调服。

珊瑚

商陆
SHANGLU

藏 药 名 | 巴规。

别　　名 | 商陆根、那玛努玛、嘎布其土、朗钦其土。

来　　源 | 本品为商陆科植物商陆 *Phytolacca acinosa* Roxb. 或垂序商陆 *Phytolacca americana* L. 的干燥根。

识别特征 | 多年生草本，全株光滑无毛。根粗壮，圆锥形，肉质，外皮淡黄色，有横长皮孔，侧根甚多。茎绿色或紫红色，多分枝。单叶互生，具柄，柄的基部稍扁宽；叶片卵状椭圆形或椭圆形，先端急尖或渐尖，基部渐狭，全缘。总状花序生于枝端或侧生于茎上，花序直立；花初为白色后渐变为淡红色。浆果，扁圆状，有宿萼，熟时呈深红紫色或黑色。种子肾形，黑色。花期 6 ~ 8 月，果期 8 ~ 10 月。

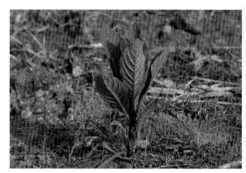

商陆

生境分布 | 生长于路旁疏林下或栽培于庭园。分布于全国大部分地区。

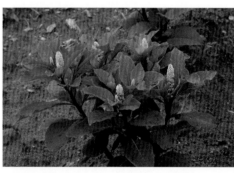

商陆

采收加工 | 秋季至次春采挖，除去须根及泥沙，切成块或片，晒干或阴干。

药材鉴别 | 本品为横切或纵切的不规则块片，厚薄不一。外皮灰黄色或灰棕色。纵切片弯曲或卷曲，木部呈平行条状突起，均带粉性。质坚，不易折断。气微，味稍甜，久嚼麻舌。

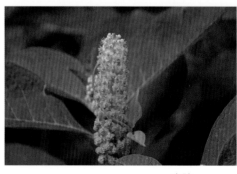

商陆

性味归经 | 苦，寒；有毒。归肺、肾、大肠经。

功效主治 | 泻下利水，消肿散结。本品苦寒性降，泻下逐水作用颇猛，故可治周身水肿、二便不利之症。外用又能消肿散结。

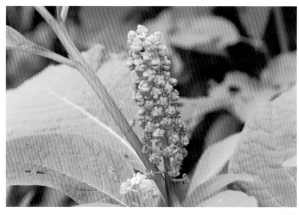
商陆

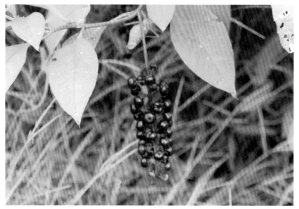
商陆

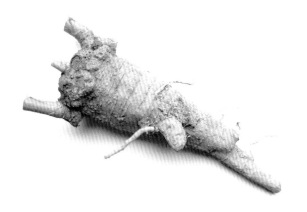
商陆药材

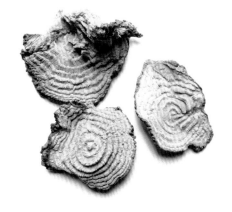
商陆饮片

用法用量 5 ～ 10 g，煎服。外用：适量，鲜品捣烂或干品研末涂敷。

精选验方

1. 足癣 商陆、苦参各 100 g，川椒 20 g，赤芍 50 g。煎汤，每日 1 ～ 2 次浸泡患足，每次 15 ～ 30 min，保留药液加热重复使用。

2. 腹中如有石、痛如刀刺者 商陆根适量。捣烂蒸之，布裹熨痛处，冷更换。

3. 淋巴结结核 商陆 9 g，红糖适量。水煎服。

4. 腹水 商陆 6 g，赤小豆、冬瓜皮各 50 g，泽泻 12 g，茯苓皮 24 g。水煎服。

5. 痈疮肿毒 商陆 2.5 g，蒲公英 100 g，水煎洗患处。

6. 宫颈糜烂，白带多，功能性子宫出血 鲜商陆 200 g（干者减半）。同母鸡或猪瘦肉煮极烂，放盐少许，分 2 ～ 3 次吃。

7. 肿毒 商陆根适量，盐少许。捣敷，次日再换。

8. 跌打损伤 商陆适量。研细末，调热酒擦患处，可外贴膏药。

9. 血小板减少性紫癜 商陆适量。加水煎半小时，浓缩成 100% 的煎剂。首次服 30 ml，以后每次服 10 ml，每日 3 次。成人以 12 ～ 24 g、小儿以 9 ～ 12 g 为每日用量。

使用禁忌 孕妇忌用。

商
陆

蛇床子
SHECHUANGZI

藏 药 名 ┃ 拉拉卜。

别　　名 ┃ 南央、米尔卓木、阿杂万、鲁尕、仓贝亮保。

来　　源 ┃ 为伞形科植物蛇床 *Cnidium monnieri*（L.）Cuss. 的成熟果实。

识别特征 ┃ 一年生草本，高 30～80 cm。根圆锥状，细长。茎多分枝，疏生细柔毛。
下部叶片长 3～8 cm，宽 2～5 cm，二至三回三出式羽状全裂，末回裂片狭线形或线状披针形，
长 2～10 mm，边缘和脉上粗糙；叶柄长 4～8 cm。复伞形花序，直径 2～3 cm，总苞片 6～10，
线形，长约 5 mm，边缘膜质，具细毛；伞辐 8～30 cm，不等长，长 0.5～2 cm；小总苞片多数，

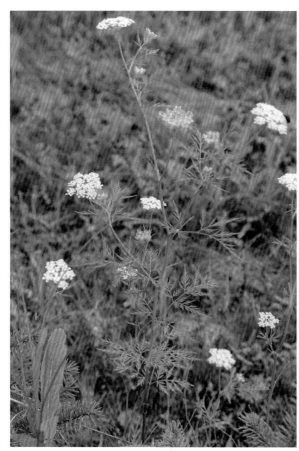

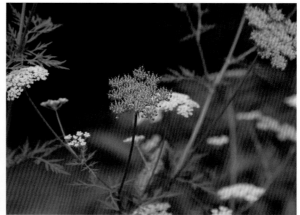

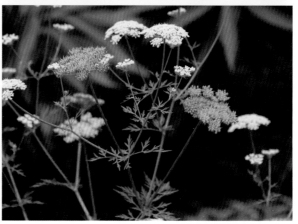

蛇床子　　　　　　　　　　　　　　　　　　　　　　蛇床子

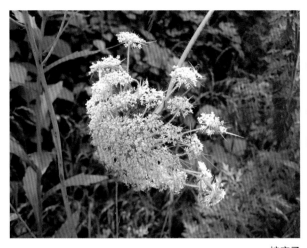
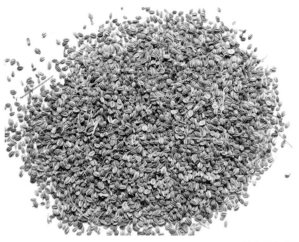

蛇床子　　　　　　　　　　　　　　　　　　　　　　　　蛇床子饮片

线形，边缘具细毛；小伞形花序具花 15 ～ 20，花白色，萼齿无，花瓣先端具内折小舌片，花柱基略隆起。分生果长圆形，长 1.5 ～ 3 mm，宽 1 ～ 2 mm，横剖面近五角形，主棱 5，均扩大成翅，胚乳腹面平直。花期 4 ～ 7 月，果期 6 ～ 10 月。

生境分布｜ 生长于田边、路旁、草地及河边湿地。分布于全国各地。

采收加工｜ 7 ～ 8 月采收成熟果实，晾干。

药材鉴别｜ 双悬果细小，呈椭圆形，长约 2 mm，直径约 1.5 mm，表面灰棕色，顶端有 2 枚向外弯曲的线形柱基，基部有小果柄，分果略呈半球形，背面有翅状突起的纵脊线 5 条，合生面平坦，果皮松脆，种子细小；具松节油样香气，味辛凉，有麻舌感。以颗粒饱满、色灰黄、香气浓者为佳。

性味归经｜ 味辛，性温。

功效主治｜ 祛寒，消食。主治胃寒腹胀、消化不良等。

用法用量｜ 内服：研末，3 ～ 6 g；或入丸、散。

精选验方｜

1. 胃寒，胃胀，消化不良　蛇床子、小米辣、豆蔻、紫硇砂、荜茇、黑种草籽各 20 g，石榴子 30 g，肉桂 15 g，藏木通 25 g。同研为细粉，过筛，混匀制散；或用水泛丸，每日 1 次，每次 2.5 ～ 3 g。

2. 胃寒，腹胀，腹鸣，食欲不振　蛇床子 20 g，五味子、石榴子、芫荽果各 15 g，沙棘膏、干姜、侧柏子各 10 g。共研细，过筛，混匀制散或用水泛丸，每日 2 次，每次 1.5 ～ 2 g。

升麻
SHENGMA

藏 药 名 | 甲子瓦。

别　　名 | 绿升麻、炙升麻、甲子豆罗、都如朵瓦达。

来　　源 | 本品为毛茛科植物大三叶升麻 *Cimicifuga heracleifolia* Kom. 、兴安升麻 *Cimicifuga dahurica*（Turcz.）Maxim. 或升麻 *Cimicifuga foetida* L. 的干燥根茎。

识别特征 | 大三叶升麻：为多年生草本，根茎上生有多数内陷圆洞状的老茎残基。叶互生，2 回 3 出复叶，小叶卵形或广卵形，上部 3 浅裂，边缘有锯齿。圆锥花序具分枝 3 ~ 20 条，花序轴和花梗密被灰色或锈色的腺毛及柔毛。花两性，退化雄蕊长卵形，先端不裂；能育雄蕊多数，花丝长短不一，心皮 4 ~ 7，光滑无毛。蓇葖果。兴安升麻与上种不同点是：花单性，退化雄蕊先端 2 深裂，裂片顶端常具一明显花药。升麻与大三叶升麻不同点为：叶为数回羽状复叶，退化雄蕊先端 2 裂，不具花药。心皮及蓇葖果有毛。花期 7 ~ 9 月，果期 8 ~ 10 月。

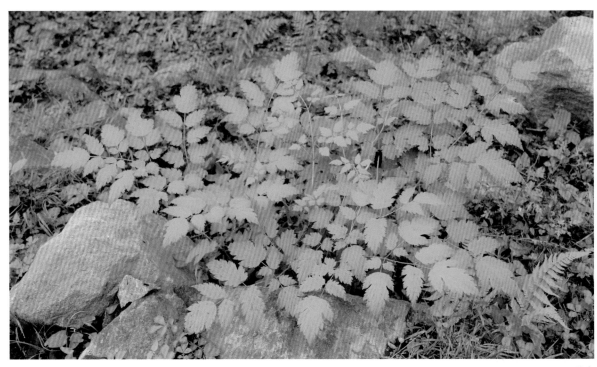

升麻

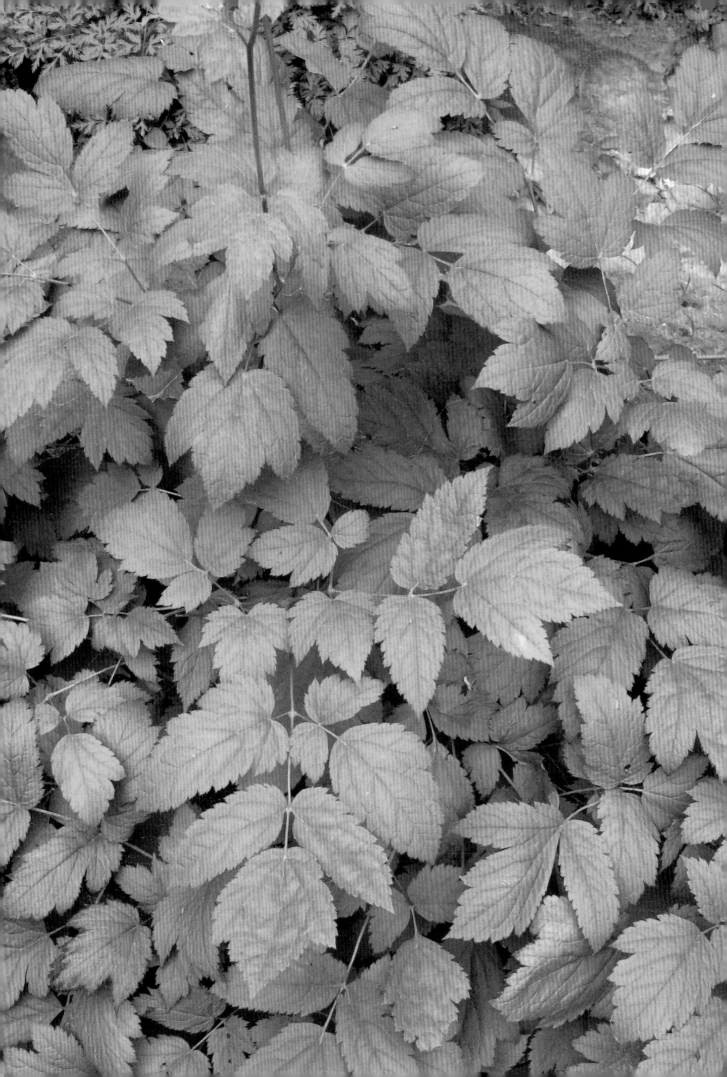

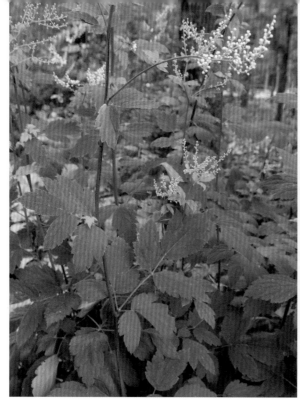
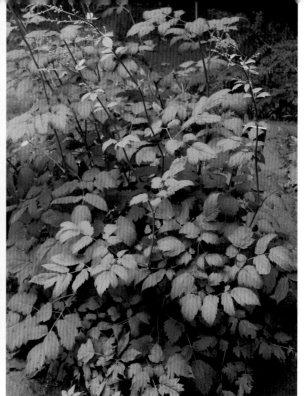

升麻 升麻

生境分布 | 生长在山坡、沙地。大三叶升麻的根茎为药材关升麻，分布于辽宁、吉林、黑龙江等省；兴安升麻的根茎为药材北升麻，分布于辽宁、黑龙江、河北、山西等省；升麻的根茎为药材西升麻或称川升麻，分布于陕西、四川等省。

采收加工 | 春、秋两季采挖，除去茎苗和泥土，晒至须根干时，火燎或用其他方法除去须根，晒干。

药材鉴别 | 本品为不规则切片，厚 2 ~ 4 mm，直径 2 ~ 4 cm。外皮为黑褐色或棕褐色，粗糙不平，多见根痕及须茎。切面灰白色或淡棕黄色，皮部薄，呈淡棕褐色；木部呈网状或放射状裂隙，形成丝瓜络样网状花纹，中心多有孔洞，呈枯朽状淡褐色。周边多凹凸不平，有数个枯朽半圆形空洞，栓皮部棕褐色或黑色，表面较光滑，有残留须根痕迹。质地坚而轻、不易折断。气味微苦而涩。

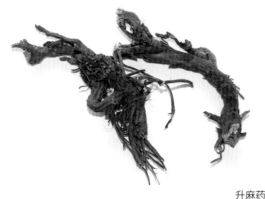
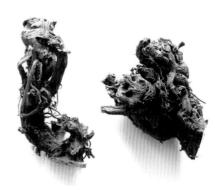

升麻药材 升麻药材

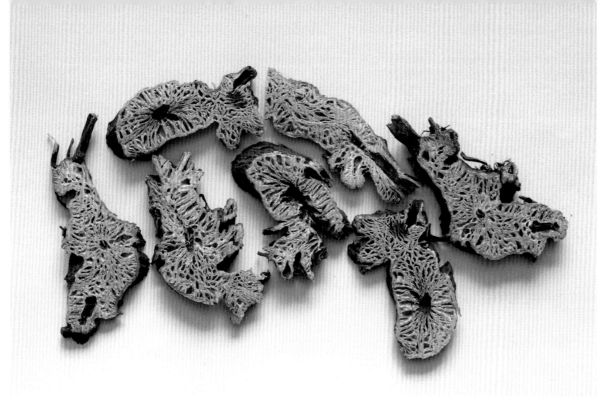

升麻饮片

性味归经 辛、微甘，微寒。归肺、脾、胃、大肠经。

功效主治 发表透疹，清热解毒，升举阳气。本品味辛质轻，具升散之性，其归肺经能发表透疹，归脾经能升举阳气；其性寒而有清热解毒之功效。

用法用量 3～10 g，煎服。发表透疹、解毒宜生用，升举阳气宜炙用。

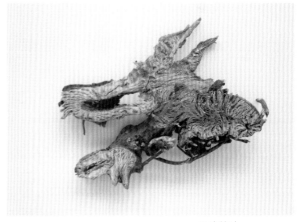

升麻饮片

精选验方

1. **子宫脱垂** 升麻、柴胡各 10 g，黄芪 60 g，党参 12 g，怀山药 30 g。水煎服，连服 1～3 个月。或升麻 6 g，牡蛎 12 g。研细末，每日 1 剂，分 2～3 次空腹服用。

2. **气虚乏力，中气下陷** 升麻、人参、柴胡、橘皮、当归、白术各 6 g，黄芪 18 g，炙甘草 9 g。水煎服。

3. **风热头痛，眩晕** 升麻、薄荷各 6 g，白术 10 g。水煎服。

4. **口疮** 升麻 6 g，黄柏、大青叶 10 g。水煎服。

5. **牙周炎** 升麻 10 g，黄连、知母各 6 g。水煎服。

6. **胃下垂** 升麻、黄芪各 20 g，茯苓、麦芽、党参各 15 g，山楂 12 g，鸡内金、白术、枳实、三棱、莪术、川芎、柴胡各 10 g，红花 9 g。水煎取药汁，每日 1 剂，分 2 次服用。

使用禁忌 麻疹疹出已透，阴虚火旺、肝阳上亢、上盛下虚者忌用。

升麻

石斛

SHIHU

藏 药 名 | 布协孜。

别　　名 | 扁草、比玛拉、吊兰花、西热母拉、札朵布尔。

来　　源 | 为兰科植物金钗石斛 *Dendrobium nobile* Lindl. 的茎。

识别特征 | 多年生附生草本植物。茎圆柱形，稍扁，粗达 1.3 cm，丛生，直立，高 30 ~ 50 cm，黄绿色，不分枝，具多节，节间长 2.5 ~ 3.5 cm。叶近革质，常 3 ~ 5 枚生长于茎上端；叶片长圆形或长圆状披针形，长 6 ~ 12 cm，宽 1.5 ~ 2.5 cm，先端不等侧 2 圆裂，叶脉平行，通常 9 条；叶鞘紧抱于节间，长 1.5 ~ 2.7 cm；无叶柄。总状花序自茎节生出，通常具 2 ~ 3 花；苞片卵形，小，膜质；花大，下垂，直径 6 ~ 8 cm；花萼及花瓣白色，末端呈淡红色；萼片 3，中萼片离生，两侧萼片斜生于蕊柱足上，长圆形，长 3.5 ~ 4.5 cm，宽 1.2 ~ 1.5 cm；花瓣卵状长圆形或椭圆形，与萼片几等长，宽 2.1 ~ 2.5 cm，唇瓣近卵圆形，生于蕊柱足的前方，长 4 ~ 4.5 cm，宽 3 ~ 3.5 cm，先端圆，基部有短爪，下半部向上反卷包围蕊柱，两面被茸毛，近基部的中央有一块深紫色的斑点；合蕊柱长 6 ~ 7 mm，连足部长约 12 mm；雄蕊圆锥状，花药 2 室，花药块 4，蜡质。蒴果，花期 5 ~ 6 月，果期 7 ~ 8 月。

生境分布 | 生长于海拔 600 ~ 1700 m 的高山岩石上或林中树干上。分布于贵州、四川、云南、湖北、广西、台湾等省区。

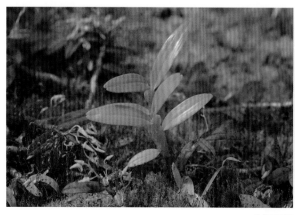

金钗石斛

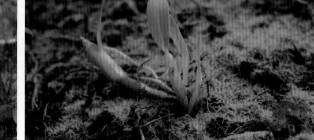

金钗石斛

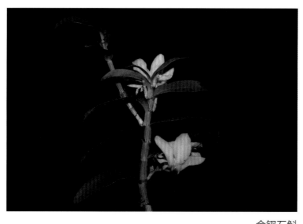
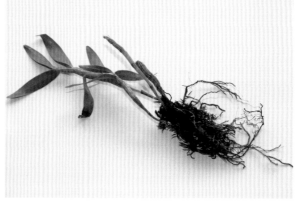

金钗石斛 金钗石斛药材

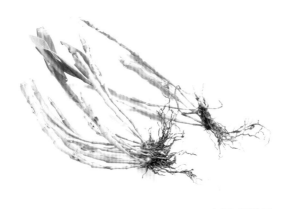
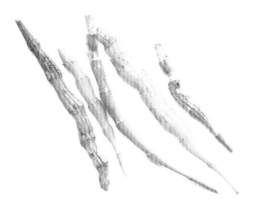

金钗石斛药材 金钗石斛药材

采收加工 四季均可采，鲜用或晒干。

药材鉴别 茎扁圆柱形，长 25 ～ 40 cm，直径 0.4 ～ 0.8 cm，节明显，节间长 1.5 ～ 3 cm。表面金黄色或绿黄色，有光泽，具深纵沟及纵纹，节稍膨大，棕色，常残留灰褐色叶鞘。质轻而脆，断面较疏松。气微，味苦。

性味归经 味甜，性冷。归热经。

功效主治 生津养胃，滋阴清热，润肺益肾，明目强腰。主治热病伤津，口干烦渴，胃痛干呕，干咳虚热不退，阴伤目暗，腰膝软弱。

用法用量 内服：煎汤，6 ～ 15 g，鲜品加倍；或入丸、散；或熬膏。

精选验方

1. **糖尿病** 石斛 10 g，瓜蒌根、大夜关门根各 15 g。水煎服。

2. **发烧口渴** 石斛、山药各 10 g，鲜芦根 20 g。水煎服。

3. **跌打损伤** 小石斛、见血飞、矮陀陀、大血藤各 10 g。泡酒 1000 ml，每次服 20 ml。

4. **雀目** 石斛、淫羊藿各 30 g，苍术 15 g。共研为细末，每次服 6 g，空腹用开水调服，每日 3 次。

石斛

石榴子
SHILIUZI

藏 药 名｜ 塞珠。

别　　名｜ 培根塔起、波瓦尼、帕啦达嘎、嘎都、扎之玛。

来　　源｜ 为安石榴科植物石榴 *Punica granatum* L. 的种子。

识别特征｜ 灌木或小乔木，高达 7 m。树皮灰褐色，幼枝略带 4 棱，先端常为刺状。叶对生或簇生，叶片狭长椭圆形或近倒卵形，长 2 ～ 9 cm，宽 1 ～ 2 cm，先端圆钝，基部楔形，全缘，上面有光泽，侧脉不明显。花单生于枝顶叶腋间，两性，多数花的子房常退化不育，有短梗，花红色，花萼肥厚肉质，红色，管状钟形，顶端 5 ～ 7 裂；花瓣与萼片同数，宽倒卵形，质地柔软多皱；雄蕊多数，着生萼筒上半部。子房下位，分为相叠的 2 层，上部为 6 室，下部为 3 室。浆果近球形，果皮厚革质，顶端有直立宿存的花萼。花期 5 ～ 6 月，果期 7 ～ 8 月。

生境分布｜ 生长于田边或住宅附近土质较肥沃处。分布于西藏的阿里和珞隅、门隅、芒康等地。

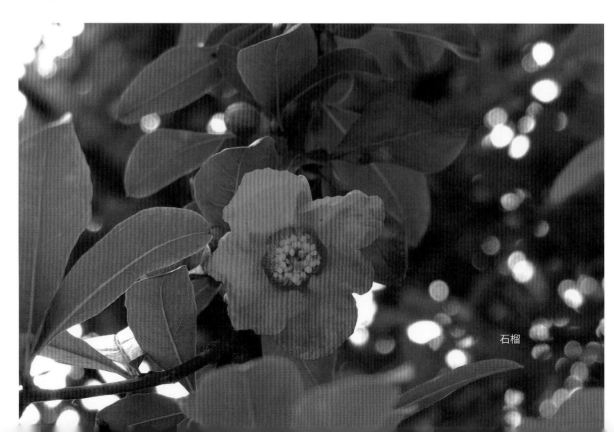

石榴

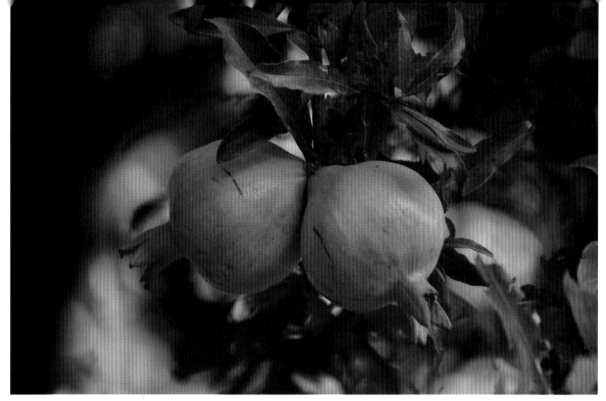

石榴

采收加工 | 9～10 月果实成熟，顶端开裂时采摘，将种子剥出，晒干，备用。

药材鉴别 | 多数倒卵形，带棱角，有时由多数种子粘连成块状。外种皮干缩于种子表面，黄红色或暗褐色，具黏性，味甜。内种皮亚骨质，淡红棕色，质较硬。种仁乳白色，子叶重叠卷曲。气微，味酸、甜。

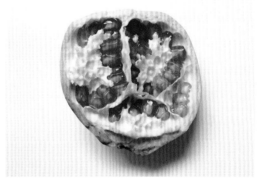

石榴子药材

性味归经 | 味酸、甘；消化后味酸，性温、润。

功效主治 | 助消化，温胃肾。主治胃寒引起的食欲不振、消化不良以及肾腰疼痛。

用法用量 | 内服：研末，3～6 g；或入丸、散。

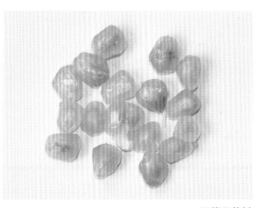

石榴子药材

精选验方 |

1. 胃溃疡 石榴子、木瓜、甘草、藏茜草、芫荽果各 25 g，豆蔻 15 g，荜茇 20 g，熊胆 10 g。以上七味粉碎成细粉制散，每日 1 次，每次 3 g。

2. 胃寒腹胀，消化不良，手足发冷，肾腰疼痛 五味石榴丸：石榴子 250 g，干姜、桂皮各 80 g，荜茇 50 g，豆蔻 40 g。以上五味，研成细粉，过筛，用水泛丸，每日 1 次，每次 3 g，早晨空腹服。

石燕
SHIYAN

藏 药 名 | 齐吾果。

别　　名 | 差果。

来　　源 | 为古生代腕足类石燕子科动物中华弓石燕 *Cyrtiospirifer sinensis*（Graban.）及近缘动物的化石。

识别特征 | 略呈肾脏形而扁，长 2 ～ 3 cm，宽 1.5 ～ 4 cm，表面青灰色或土棕色。两面中央隆起，具有银杏叶般的纹理。其中一面在隆起中部有一纵沟。一端较细向另一端展开。细端向下弯曲作鸟喙状，在其下面有一条横沟通向两侧。质坚如石，不易破碎。砸碎后，断面呈青灰色或棕色，或有部分为白色碎石堆集成颗粒状。

生境分布 | 产于西藏日喀则、热莎、拉孜洞长顿、那苍、那曲、安多等地。

采收加工 | 四季均可采收，地层中采出化石后洗净泥土。

药材鉴别 | 本品形似蚶而小，略呈肾脏形而扁。土褐色或土黄色。两面中央凸起，具扇形纹理，质坚体重，不易破碎，砸碎后断面青灰色或棕色，部分因破碎而堆积呈颗粒状。气微，味淡。

性味归经 | 味涩，消化后味苦，性温而钝。

功效主治 | 补骨，健胃，生肌，托引黄水。主治骨伤、疮疡、黄水病。

用法用量 | 内服：研末，2 ～ 3 g；或入丸、散。

精选验方 |

各种原因引起的筋肉和脉络损伤，头部创伤，骨折等 石燕、炉甘石、草红花、嘎布白架、多刺绿绒蒿、高山大黄各 50 g，贝母 35 g，熊胆 0.9 g。以上八味除熊胆外，其余研细混匀，再加熊胆混匀，制散，早、晚各服 3 g。

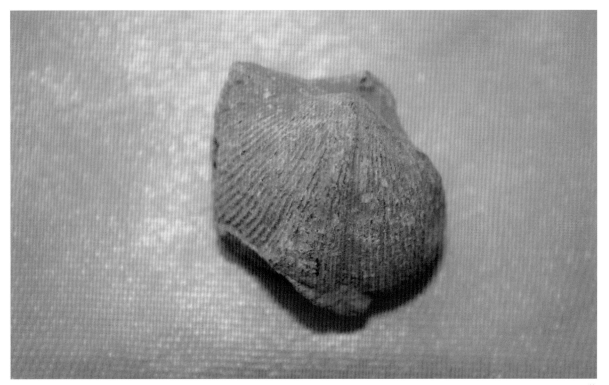

石燕

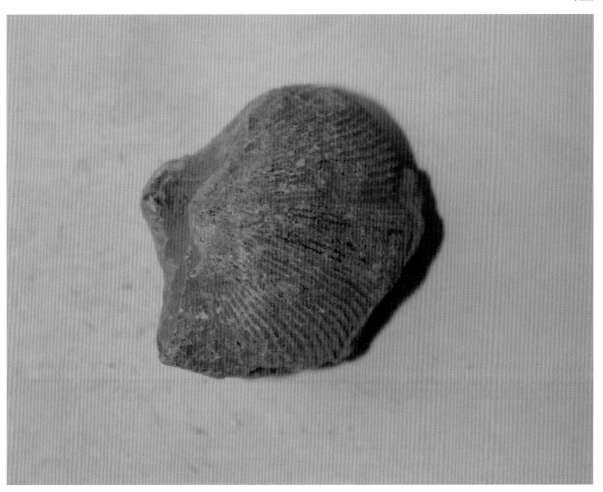

石燕

石
燕

石燕

手掌参

SHOUZHANGSHEN

藏 药 名 ｜ 忘保拉巴。

别　　名 ｜ 加金、多布吉、陆尔堆孜、昂扎巴奈、昂扎嘎热。

来　　源 ｜ 本品为兰科植物手参 *Gymnadenia conopsea*（L.）R. Br. 的块茎。

识别特征 ｜ 多年生草本，高 20 ～ 40 cm。块茎肉质，掌状分裂；茎直立。叶线状舌形或披针形，3 ～ 5 枚，着生于茎的中部以下，长 8 ～ 10 cm，斜上升，先端稍外倾，钝或急尖。花序顶生，由多数密集的小花组成穗状，轮廓呈圆柱形；苞片披针形，长渐尖，等于或稍长于花。花粉红色，稀白色；中萼片卵状长圆形或长圆形，先端钝或略成兜状，长 5 ～ 8 cm，侧萼片斜卵形，边缘外卷，稍长于中萼片；花瓣卵状三角形，与中萼片近等长，先端钝，全缘或有稀疏细锯齿；唇瓣阔倒卵形，长达 1 cm，先端 3 裂，中裂片稍大，长线形，细瘦，长过子房，内弯。花期 6 ～ 7 月，果期 7 ～ 8 月。

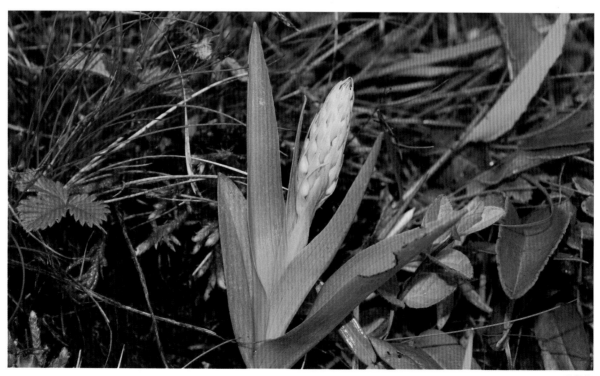

手掌参

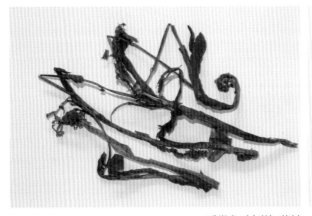
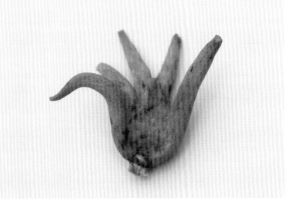

手掌参（全草）药材　　　　　　　　　　　　　　手掌参药材

生境分布｜ 生长于海拔 1300 ～ 3600 m
的山坡林下或草地上。分布于西藏东部、青
海东部、四川西部。

采收加工｜ 8 ～ 9 月采挖，去茎叶及
须根，洗净，放入锅内加 2 倍的水煮至水完
全渗入药中时，变为温性；药材上再加 4 倍
的山羊奶，煮至奶完全渗入药中，可增强功效。

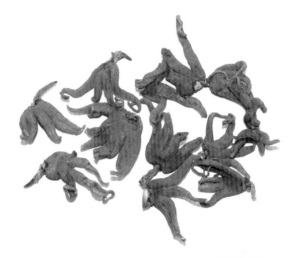

手掌参药材

药材鉴别｜ 块茎略呈手掌状，长
1 ～ 4.5 cm，直径 1 ～ 3 cm。表面浅黄色、褐色，
有细皱纹，顶部有茎残基痕，其周围有点状
根痕，下部有 3 ～ 12 指状分枝，分枝长 0.3 ～ 2.5 cm，直径 2 ～ 8 mm。质坚硬，不易折断，
断面黄白色，角质样。无臭，味淡，嚼之发黏。

性味归经｜ 味甘、微苦，性温。

功效主治｜ 补肾益虚，补肺理气，生精润肺。主治久病体虚，肺病，中毒等。

用法用量｜ 内服：研末，3 g；或入丸剂。

精选验方｜

1. 体虚多病，面色苍白，阳痿　手掌参、牛奶膏、加基羔玛尔肉各 15 g，公鸡肉、雪雨
肉、绵羊睾各 10 g，诃子、天门冬、白芝麻、茅膏菜、寒水石各 5 g。以上十一味研成细粉，
用牛奶制丸，每次 3 g，每日 1 次（黎明）。

2. 阳痿少精，贫血，睡眠困难，皮肤粗糙，身体虚弱　六味蜂蜜散：手掌参、天麻、茅
膏菜、螃蟹甲、小叶杜鹃各 30 g，蜂蜜 40 g。以上六味研成细粉，过筛，混匀，制散内服，每
日 2 次，每次 3 g。

手掌参

蜀葵
SHUKUI

藏 药 名 | 多丹。

别　　名 | 破尖木、哈洛嘎保、美多哈洛。

来　　源 | 为锦葵科植物蜀葵 *Althaea rosea*（L.）Cav.的花和根。

识别特征 | 高大草本，高约2 m。茎粗壮，直立，圆柱形，不分枝，被白色茸毛和分叉毛。叶互生，宽卵形或卵状长圆形，长7～15 cm，先端圆形，边缘具5～7浅裂并具齿，基部心形；叶柄长5～10 cm，密被分叉毛；具托叶。花单生于叶腋，白色、粉红色或紫色；小苞片6～7，基部合生；花萼钟形，5中裂至深裂，裂片狭三角形，苞片和萼均密被分叉毛；花直径约9 cm，单瓣或重瓣，花瓣倒卵状三角形，基部有短爪、爪被长髯毛；雄蕊多数，花丝连合成筒状，子房多室，每室具1胚珠。果扁圆形，直径2～3 cm，成熟时每心皮由中轴分离，包于宿存的花萼内。种子棕色，斜肾形，长2～4 mm，较坚硬。花期6～9月，果期8～10月。

生境分布 | 产于西藏各地。我国各地均有栽培。

采收加工 | 花盛开期，采摘花朵，阴干。根秋季采挖，阴干。

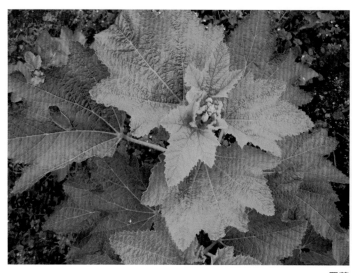

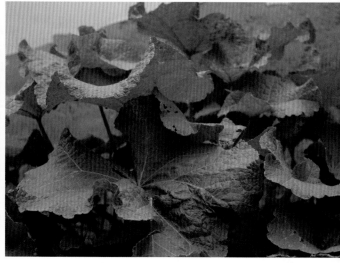

蜀葵　　　　　　　　　　　　　　　　　　　　　　　　蜀葵

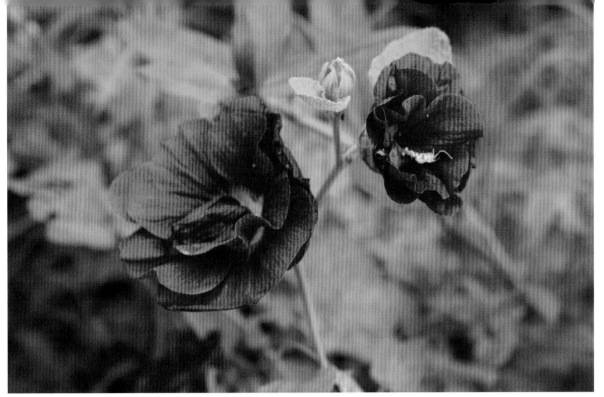

蜀葵

药材鉴别 花卷曲，呈不规则圆柱状，长 2 ~ 4.5 cm。有的带有花萼和副萼，花萼杯状，5 裂，裂片三角形，长 1.5 ~ 2.5 cm，副萼 6 ~ 7 裂，长 5 ~ 10 mm，两者均呈黄褐色，并被有较密的星状毛。花瓣皱缩卷折，平展后呈倒卵状三角形，爪有长毛状物。雄蕊多数，花丝联合成筒状。花柱上部分裂呈丝状。质柔韧而稍脆。气微香，味淡。

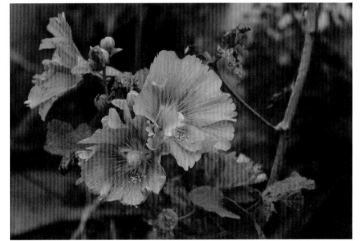

蜀葵

性味归经 味甘，消化后味甘，性凉，效锐。

功效主治 利尿通淋，清热消肿，强肾，止渴。花用于遗精；果用于尿闭，浊淋，水肿，口渴，肾热，膀胱热。

用法用量 内服：研末，10 ~ 15 g；或入丸、散。

精选验方

1. 血尿，尿道痛 蜀葵花 30 g，余甘子 20 g，宽筋藤、紫草茸、山矾叶各 15 g。混合后研成细粉，每日 2 次，每次 1 g。

2. 腰肾疼痛，血尿，尿痛 蜀葵花 165 g，山矾叶 135 g，熊胆 3 g，冰糖 6 g。混合后研成细粉，口服，每次 1.8 g，每日 2 次。

蜀葵

鼠曲草
SHUQUCAO

藏 药 名 | 干得巴渣。

别　　名 | 赤行布、赤桑布、农丹干得巴渣。

来　　源 | 为菊科植物鼠曲草 *Gnaphalium affine* D. Don. 的地上部分。

识别特征 | 一年生草本，高 10 ~ 40 cm。茎直立或斜升，不分枝，密被白色绵毛，基部叶花期枯萎，下部和中部叶匙形或倒披针形，长 5 ~ 7 cm，宽 1.1 ~ 1.4 cm，先端钝，具小尖头，基部渐狭，稍下延，两面被灰白色的绵毛。头状花序小，径 2 ~ 3 mm，多数，在茎端密集成伞房花序，总苞钟形，总苞片 2 ~ 3 层，膜质，金黄色或绿黄色，有光泽，外层倒卵形或倒卵状匙形，内层长匙形，长 2.5 ~ 3 mm，小花长约 3 mm，雌花花冠丝状，顶端 3 裂；两性花管状，较少顶端 5 裂。瘦果长圆状倒卵形，有乳头状突起，冠毛 1 层，污白色，基部连合成 2 束，易脱落。花期 7 ~ 8 月，果期 9 ~ 10 月。

生境分布 | 生长于田边、路旁、山坡草丛中。分布于西藏大部分地区，青海、甘肃、云南等地也有分布。

采收加工 | 7 ~ 8 月花期采全草，除尽杂质，晒干，备用。

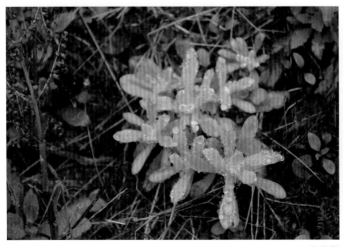

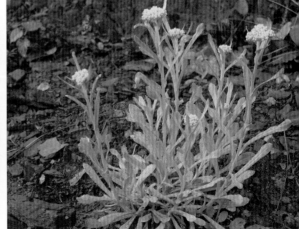

鼠曲草　　　　　　　　　　　　　　　　鼠曲草

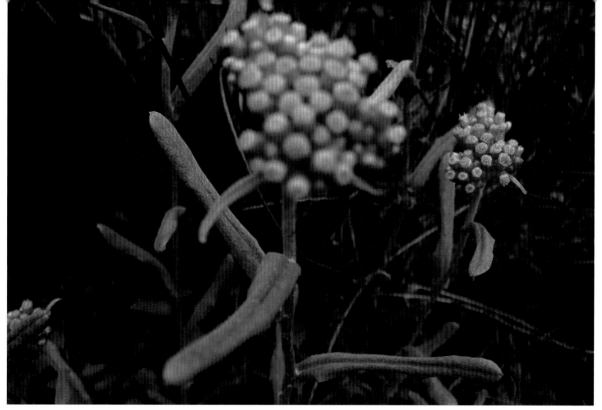

鼠曲草

药材鉴别 | 干燥全草带有花序，茎灰白色，密被绵毛，质较柔软，叶片两面密被灰白色绵毛，皱缩卷曲，柔软不易脱落。花序顶生，苞片卵形，赤黄色，膜质，多数存在，花托扁平，花冠多数萎落。

性味归经 | 味甘而辛，消化后味甘，性温，效糙。

功效主治 | 祛风湿，消痞瘤，主治"培根"病、痞瘤、风湿病。

用法用量 | 内服：研末，3 g；或入丸、散。

精选验方 |

1. "培龙"引起的热泻 鼠曲草、香附子、芜荽、葫芦各 50 g，门恰热、干姜各 400 g。同研成细粉，过筛，制成散剂，早、晚各服 2.5 g。

2. 营养不良引起的水肿，黄疸性肝炎、寒性肝病引起的水肿等 五味红花丸：鼠曲草、藏木香各 40 g，红花 50 g，葫芦 35 g，齐当嘎 30 g。共研细末，过筛混匀，用蜂蜜水制成蜜丸，口服，每日 2 次，每次 3 g。

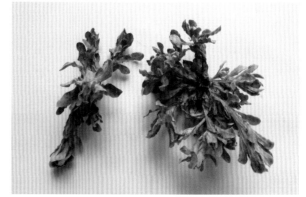

鼠曲草药材

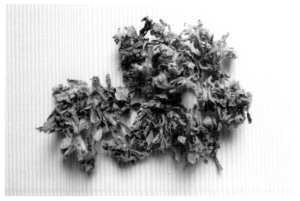

鼠曲草饮片

鼠曲草

水母雪莲花
SHUIMUXUELIANHUA

藏 药 名 | 西称掐规素巴。

别　　名 | 蔷敌秦、拉退嘎布、他其嘎布、杰布拉退间。

来　　源 | 为菊科植物水母雪莲花 *Saussurea medusa* Maxim. 的全草。

识别特征 | 多年生草本，高 5 ～ 20 cm。全株密被白色绵毛。根肉质，粗壮，茎直立，顶端稍膨大；基部和地下部被褐色枯存叶柄，径约 1 cm。茎中、下部叶具长柄，叶片圆形或扇形，长宽几相等，长 2 ～ 2.5 cm，茎上部叶菱形或披针形，羽状裂，下反；最上部叶线形。头状花序多数，在茎端密集成半球形，总苞筒状，宽约 5 mm，总苞片多层，膜质，线状长圆形，近

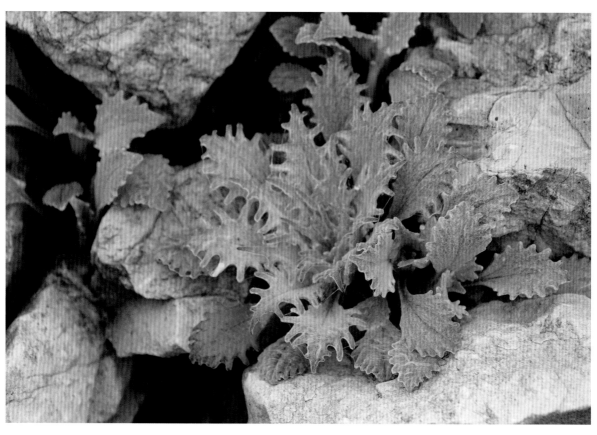

水母雪莲花

等长，先端黑紫色，钝或急尖。小花全部管状，红紫色，花药基部有尾。瘦果线状倒披针形，长约9 mm，黑褐色，光滑，冠毛白色，2层，外层短，粗毛状，内层羽毛状，与小花等长或稍长。花、果期7～9月。

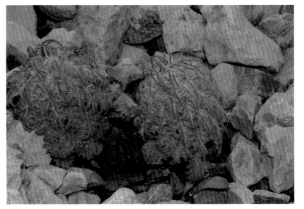

水母雪莲花

生境分布｜生长于海拔3900～5600 m的高山流石滩。分布于西藏、青海、四川、云南、甘肃等地。

采收加工｜7～9月采收带根全草，洗净晾干。

药材鉴别｜全草外形似棉球状、圆柱状或圆锥形，表面黄褐色、灰褐色或深灰色，茎长7～25 cm，基部有残存的黑色叶基，呈覆瓦状密集排列，膜质，茎中部至顶端的叶片密集，皱缩卷曲，密被白色或黑褐色绒毛。完整叶片卵圆形、匙形、倒披针形或狭倒卵形，边缘近全缘或齿状，头状花序集生茎顶，呈半圆球形，花冠紫色、白色或红紫色。稀见瘦果，具白色或黑褐色冠毛，密集成毡状，形似灰白色绒球，可见紫红色或紫黑色的花柱栓或柱头露于冠毛外，组成紫灰相间的斑点，气淡，味微苦，涩。

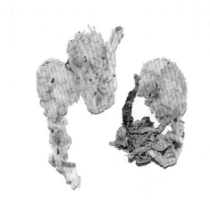

水母雪莲花药材

性味归经｜味苦，消化后味苦，性凉。

功效主治｜清热解毒，消肿止痛。主治头部创伤、炭疽、热病痛症、风湿病、黄水病、中风。

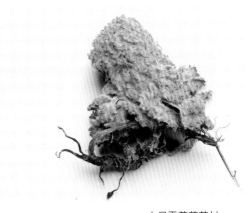

水母雪莲花药材

用法用量｜内服：煎汤，2～4 g；或入丸、散。外用：适量，研末撒或调敷。

精选验方｜

1. 头部、四肢及体腔创伤　水母雪莲花、刺柏、帕路、大籽蒿各250 g，平车前、吉秀、车前状垂头菊、扎阿哇、杜鹃花各100 g，轮叶棘豆、手掌参各50 g。以上十一味研成细粉，混匀，制散，或丸，每日服2.5 g。或以上药研碎成粗粉，煎煮药浴。

2. 肌肉腐烂的恶创及炭疽　八味雪莲花丸：水母雪莲花30 g，硫黄（去毒）20 g，银朱（去毒）10 g，银粉、轮叶棘豆各15 g，吉擦、白花木通、虎掌草种子各17.5 g。以上八味研成细粉，过筛，混匀，制水泛丸，内服，每日2次，每次2.5 g。

水母雪莲花

水牛
SHUINIU

藏 药 名 | 马黑。

别　　名 | 秋确、萨捏、索日把、命马儿、球如知、吉巴久巴。

来　　源 | 为牛科动物水牛 *Bubalus bubalis* Linnaeus 的肉、角、奶、酥油。

识别特征 | 为大型家畜之一，体长 2.5 m 以上，体粗壮，额方，鼻宽，嘴向前伸。雌雄均有角 1 对。角较长而扁，弧形较短，蹄较大。皮厚无汗腺，毛粗而短，体前部较密，后背及胸腹各部较稀疏。体色大多灰黑，偶有黄褐色或白色者。

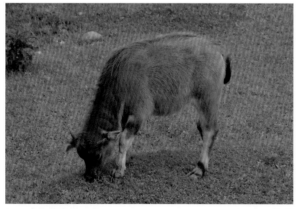
水牛

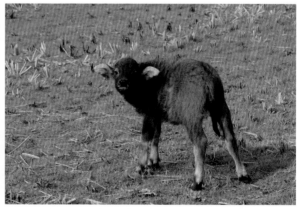
水牛

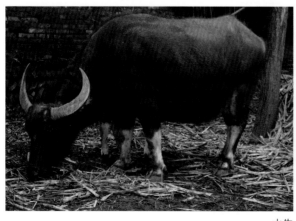
水牛

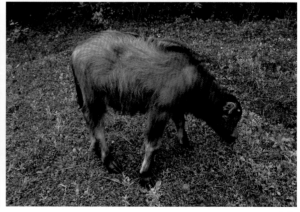
水牛

生境分布┃ 生活于海拔较低的热带地区，原系野生。原产于印度，后为人类所驯养，以杂草和粮食为食。分布于我国南方大部分地区及西藏东部地区。

采收加工┃ 全年均可采收。肉鲜用或晾干备用；角劈成细丝；水牛奶兑水后煮开使用。

药材鉴别┃ 角呈弧形弯曲，中空；根部略呈三角形，一侧表面有多数平行的凹纹，上部渐尖，有纵纹；质坚硬，不易劈开，纵剖面纹理较细，不清晰，丝不顺直，多有裂丝翘起，气腥。

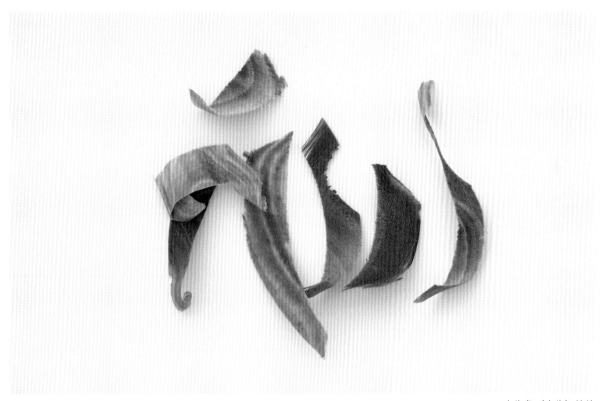

水牛角（水牛）饮片

性味归经┃ 肉：味甘，消化后味甘，性润而温。角：味涩、咸，消化后味苦，性凉，效锐。奶：味甘，消化后味甘，性凉，效重。酥油：味甘，消化后味甘，效润、重而平。

功效主治┃ 肉：滋补强身，催眠。主治身体消瘦及失眠症。角：利尿消肿，生头发。主治寒、热两种引起的水肿及头发脱落症。奶及酥油：治'龙'病及失眠症。

用法用量┃ 常用配方用角，3 ~ 6 g；肉、奶及酥油适量。

精选验方┃

各种头发脱落症 水牛角25 g，久如50 g。同碎成粗粉，加3倍量水，煎煮至煮熟，过滤，取药渣火煅成灰后，加入滤液中混匀成糊状，每日擦1次。

水牛

水獭
SHUITA

藏 药 名 | 萨姆。

别 名 | 曲嘴、格几误、尼阿孜、曲益折、曲尔基蛙、武巴屈其。

来 源 | 为鼬科动物水獭 *Lutra lutra* Linnaeus 的肉、肝、骨、尾、毛及粪。

识别特征 | 身体细长，体重一般 2 ~ 6 kg，体长 62 ~ 80 cm，尾长 32 ~ 50 cm，头部扁而略宽。四肢短而圆，趾间有蹼，嘴须粗硬，耳小而圆，且不显眼。全身被毛短而致密，绒毛丰厚，具丝绢光泽。体背和尾巧克力色或棕暗褐色。喉、颈下和胸部较淡，略带灰色，腹面毛长，呈浅棕色。

生境分布 | 栖息于河流、湖泊或溪水中及岸边,也见于稻田内,在湖岸及水流平缓处较多,为半水栖兽类。在水边、堤坡、灌丛、石隙、杂草中或树根下筑洞，洞较浅，有几个出口。昼伏夜出。嗅觉敏锐。擅长游泳、潜水，在水中鼻孔和耳均可关闭。食物以鱼类为主，也吃青蛙、螃蟹、水鸟、鼠类等。一年繁殖 2 次，通常在春、夏二季交配，怀孕期约 2 个月，每胎 1 ~ 5 仔。分布于西藏各地。

采收加工 | 尾：晒干。肝：切片，晾干。毛：烧灰。骨：晾干。粪：烧焦。肉：夹在牛等其他动物的瘦肉中，四周缝好，再火烤，外肉烤焦时取出入药或晾干。

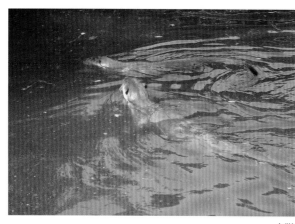

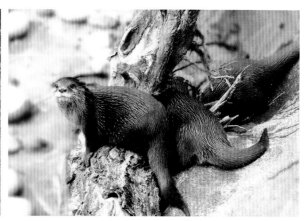

水獭　　　　　　　　　　　　　　　　　　　　　　水獭

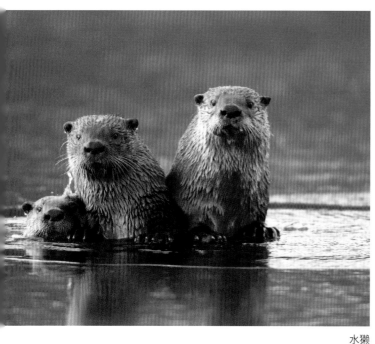
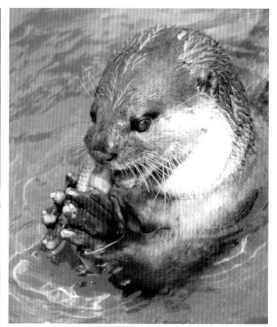

水獭   水獭

药材鉴别 水獭肝：多卷缩呈团块状，直径 3.5 ～ 8 cm，悬挂干燥者呈纺锤形或长锥形，搁置干燥者体形宽短，卷缩明显。肝分 7 叶，前面 3 叶上部联合，下部由左向右渐次变长；左右两侧肝叶较对称，长 5 ～ 9 cm，宽 3 ～ 8 cm，后面 2 叶较小，其最小的一叶呈短尾状，长 1 ～ 2 cm，宽 0.5 ～ 1.2 cm，另一叶稍狭长，呈三角锥形或犁头样，有一条由下腔静脉压迫形成的纵槽，各肝叶中厚边薄，质坚实细腻，有明显的鱼腥气，味微咸。水獭骨：呈黄白色，四肢骨形似豹骨，而较小，一般为豹骨的 1/2 ～ 1/3，后肢的帮骨（小骨）离挺骨更宽，前肢骨无"凤眼"。有腥气。以身干、无残留油、肉者为佳。

性味归经 肉、尾及肝味甘。粪味微咸，消化后味甘，性温。

功效主治 肉、尾：壮阳，滋补。主治肾寒症。肝：利尿。主治眼病、水肿、尿闭、闭经等。骨、粪：消腹水。粪：治胎宫病。毛：止血。

用法用量 内服：研末，1 ～ 3 g；或入丸剂。外用：适量，毛（烧灰）外涂。

精选验方

1. 滋补，壮阳，治肾寒 水獭尾 20 g，雪蛙（去毒）25 g，猫尾、中性寒水石各 15 g，肉豆蔻、硫黄、五灵脂膏、马尿泡果各 10 g。共捣罗为细粉，混匀，制散，内服，每日 1 次，于黎明时服 5 g。

2. 肾寒，肾损，尿频，滑精 水獭肉、手掌参各 40 g，兔眼、姜黄、小檗中皮、蒺藜、余甘子、草红花各 50 g，熊胆 10 g。共研细末，过筛，混匀，制丸，内服，每日 2 次，每次 1.8 g。

丝瓜
SIGUA

藏 药 名 | 塞吉普布。

别　　名 | 塞尔普、塞尔朵、赛尔饶合。

来　　源 | 为葫芦科植物丝瓜 *Luffa cylindrica* （L.）M. J. Roem. 的鲜嫩果实或霜后干枯的老熟果实（天骷髅）。

识别特征 | 一年生攀缘草本植物。茎枝粗糙，有棱沟，被微柔毛。茎枝通常长10 ～ 12 cm，近无毛。叶互生，三角形或近圆形，长、宽均 10 ～ 20 cm，通常掌状 5 ～ 7 裂，裂片三角形，中间较长，长 8 ～ 12 cm，先端尖，边缘有锯齿，基部深心形，上面深绿色，有疣点，下面浅绿色，有短柔毛，脉掌状，具白色长柔毛；叶柄粗壮略短于叶片。花单性，雌雄同株；雄花通常 10 ～ 20 朵生于总状花序的顶端，花序梗粗壮，长 12 ～ 14 cm，花梗长 2 cm；花萼筒锥形，被短柔毛；花冠黄色，开后直径 5 ～ 9 cm，裂片 5，长圆形，长 0.8 ～ 1.3 cm，宽 0.4 ～ 0.7 cm，里面被黄白色长柔毛，外面具 3 ～ 5 条突起的脉，雄蕊 5，稀 3，雌花单生，花梗长 2 ～ 10 cm；花被与雄花同，退化雄蕊 3，子房长圆柱状，有柔毛，柱头 3，膨大。果实圆柱状，直或稍弯，长 15 ～ 30 cm，直径 5 ～ 8 cm，通常有深色纵条纹，未成熟时肉质，成熟后干燥，里面有网状纤维，由先端盖裂。种子多数，黑色，卵形，扁，平滑，边缘狭翼状。花、果期在夏秋季。

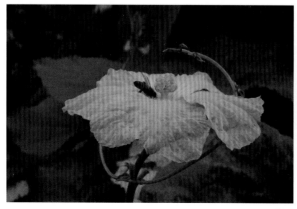

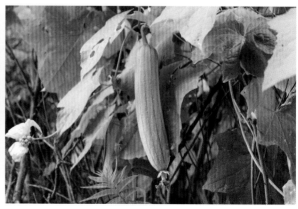

丝瓜　　　　　　　　　　　　　　　　　　　　　　丝瓜

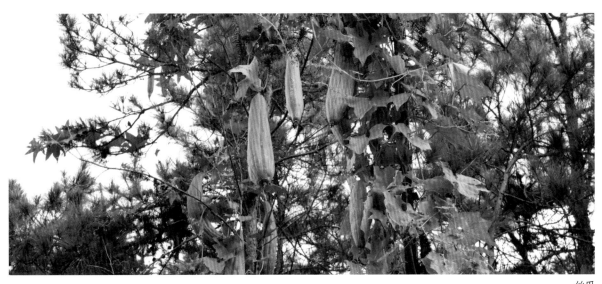

丝瓜

生境分布 | 我国各地普遍栽培。

采收加工 | 嫩丝瓜于夏、秋间采摘，鲜用。老丝瓜于秋后采收，晒干。

药材鉴别 | 果实长圆柱形，长 20 ～ 60 cm，肉质，绿而带粉白色或黄绿色，有不明显的纵向浅沟或条纹，成熟后内有坚韧的网状瓜络。

性味归经 | 味甜，性冷。归热经。

功效主治 | 清热化痰，凉血解毒。主治热病，身热烦渴，咳嗽痰喘，肠风下血，痔瘘出血，血淋，崩漏，痈疽疮疡，乳汁不通，无名肿毒，水肿。

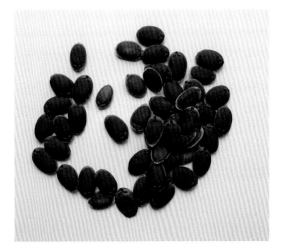

丝瓜子药材

用法用量 | 内服：煎汤，9 ～ 15 g，鲜品 60 ～ 120 g，烧存性为散，每次 3 ～ 9 g。外用：捣汁涂，或捣烂外敷，或研末调敷。

精选验方 |

1. **疮毒脓疱** 嫩丝瓜适量。捣烂敷患处。

2. **筋骨疼痛** 生丝瓜适量。切片晒干，研末，每次 3 g，用酒吞服。

3. **水肿** 丝瓜 1 条，冬瓜皮 9 g，艾叶、车前草各 6 g，通草 3 g。水煎服。

4. **烧烫伤，火伤** 丝瓜瓤适量。炕干，烧成灰，调茶油涂患处。

5. **绞肠痧** 鲜丝瓜叶适量。捣茸绞汁，冲淘米水服。

使用禁忌 | 体虚内寒、腹泻者不宜多食。

酸藤果
SUANTENGGUO

藏 药 名 齐当嘎。

别　　名 门巴那、色糖嘎、培拉嘎、尼都巴、森布素。

来　　源 为紫金牛科植物酸藤子 *Embelia laeta* （L.） Mez 的果实。

识别特征 攀缘灌木或藤本，稀为小灌木，长 1 ～ 3 m。茎、枝纤细，赤褐色，无毛而有点状皮孔。单叶互生，具短柄，叶片坚纸质，倒卵形或长圆状倒卵形，长 3 ～ 6 cm，宽 1 ～ 2.5 cm，顶钝或圆，有的微凹，背面灰绿色，常被白粉。总状花序侧生或腋生，长 5 ～ 8 mm，被细微柔毛，有花 3 ～ 8 朵，基部具 1 ～ 2 轮苞片；花 4 数，长约 2 mm，花萼 4 裂，深达 1/2 ～ 2/3，裂片卵形或三角形，具腺点；花瓣白带黄色，分离，里面密生乳头状突起，具腺点；雄蕊在雌花中退化，长达花瓣的 2/3，在雄花中超出花瓣，雌蕊在雄花中退化或几无，在雌花中比花瓣略长。果球形，红色或紫黑色，酸甜，直径 5 ～ 6 mm，平滑或有纵皱条纹，干时果皮与果仁分离。花期 12 月至翌年 3 月，果期 4 ～ 6 月。

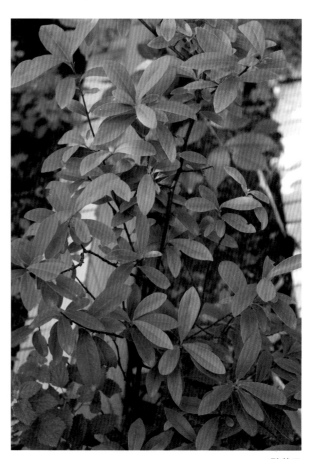

酸藤子

生境分布 生长于阳坡、路边、丘陵或疏林中。分布于西藏波密、墨脱、察隅。云南、江西、福建、台湾、广东、广西等地也有分布。

采收加工 7 ～ 8 月，果实成熟后采集，阴干。

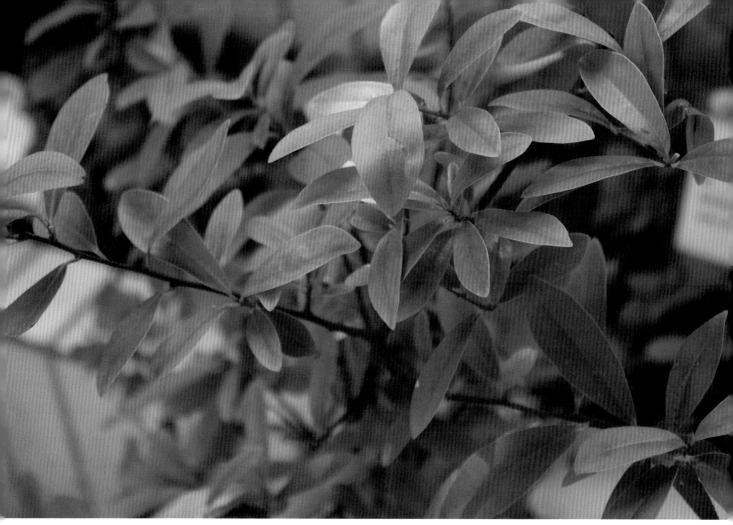

酸藤子

药材鉴别 本品呈球形或椭圆形，直径 3 ～ 9 mm，表面绿棕色或灰紫色，常有皱纹，顶端具花柱残基，下端附果梗及小宿萼，长 2 ～ 5 mm。果皮质脆易剥离；种子 1 枚，被棕色种皮；种仁质坚硬，横切面黄白色，角质样，外侧可见种皮错入胚乳的花纹。气微，味淡，久嚼有辣麻感。

性味归经 味甘、酸，性平。

功效主治 杀虫，提升胃温。主治绦虫病，浮肿。

用法用量 内服：研末，2 ～ 3 g；或入丸、散。

精选验方

1. 驱虫 酸藤果 50 g，天仙子、紫钡子、马便（制）、俄巴奇都各 25 g，甘松香、山矾叶各 40 g。其研成细粉，过筛，早、晚各服 2.5 g。

2. 热、寒虫病及肠绞痛 酸藤果 500 g，草乌 50 g，诃子 250 g，土木香 150 g，藏菖蒲 100 g，麝香 1 g。同研成细粉，过筛，早、晚各服 1.5 g。

3. 痔疮 驱虫散：酸藤果 40 g，松树、蒺藜、喜马拉雅紫茉莉各 30 g，白花木通 20 g。共碎成细粉，过筛内服，每日 2 次，每次 3 g。

酸藤果

317

桃儿七

TAOERQI

藏 药 名 | 奥毛赛。

别　　名 | 达据、法玛鲁鲁、昂如都木、奥玛斯斯。

来　　源 | 为小檗科植物桃儿七 *Sinopodophyllum hexandrum* （Royle）Ying 的果实、根和根茎。

识别特征 | 多年生草本，高 60 ～ 70 cm。根茎粗壮，着生多数细长的根，表面浅褐色，茎单一，圆柱形，绿色，具棱，中空，基部有叶状膜质鞘，上部有 2 ～ 3 叶。叶片心形，直径约 25 cm，掌状 3 或 5 深裂几达基部，裂片再 2（3）裂达近中部，小裂片先端渐尖，边缘有不整齐锯齿，上面绿色，下面色稍淡，有白色长柔毛，具长叶柄。花单生于叶腋，粉红色，先叶开放，萼片早衰；花瓣 6，花丝向内弯，花约狭长圆形，花柱短。浆果卵圆形，成熟时红色，种子多数，卵形、类长圆形或三棱形，稍扁，长 4 ～ 6 mm，直径约 4 mm，暗紫色，一端稍尖，另一端钝圆。花期 4 ～ 5 月，果期 6 ～ 8 月。

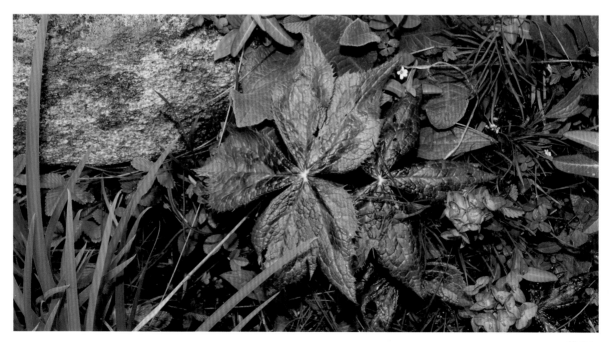

桃儿七

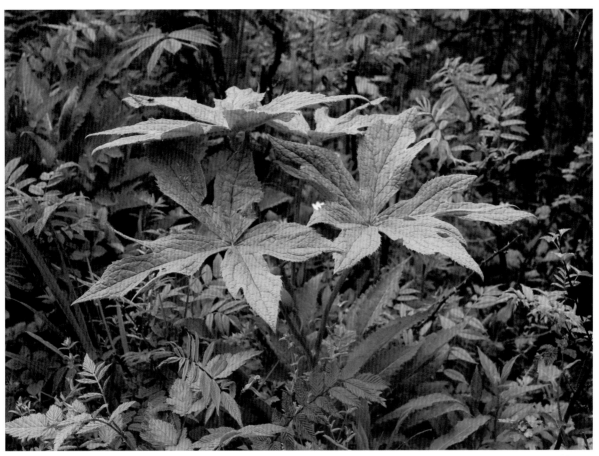

桃儿七

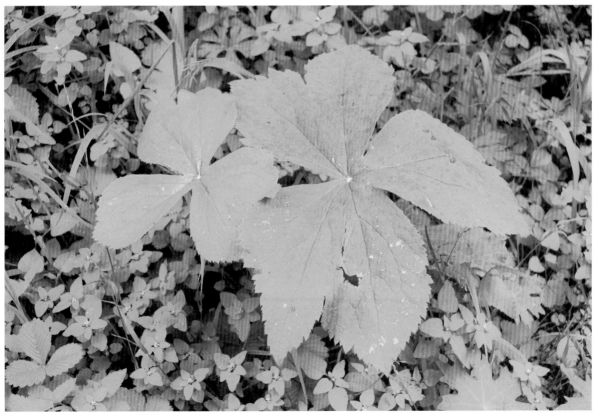

桃儿七

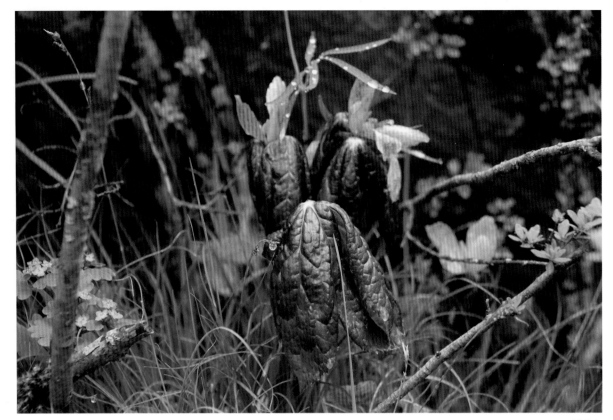

桃儿七

生境分布 生长于海拔 2500 ~ 3400 m 的山坡林下阴湿的地方。分布于西藏林芝、波密、米林、亚东，青海、甘肃、四川西部、云南等地也有分布。

采收加工 7 ~ 8 月采收成熟的果实，晒干；8 ~ 10 月挖取根茎及根，洗净泥沙，去掉杂质，切段，晒干，防止霉烂变质。

药材鉴别 果实呈椭圆形或近球形，多压扁，长 3 ~ 5.5 cm，直径 2 ~ 4 cm。表面紫红色或紫褐色，皱缩，有的可见露出的种子，顶端稍尖，果梗黄棕色，多脱落，露出一圆形凹陷的黄白色疤痕。果皮与果肉粘贴，较薄，柔软，内表面色稍淡。种子多数，黏结成团，近卵形，类长圆形或三棱形，长 4 ~ 6 mm，直径约 4 mm，表面暗紫色，具细皱纹，一端有小突起。

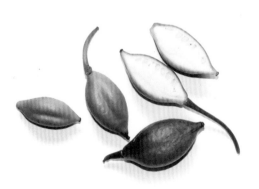

桃儿七果实药材

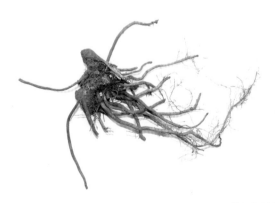

桃儿七药材

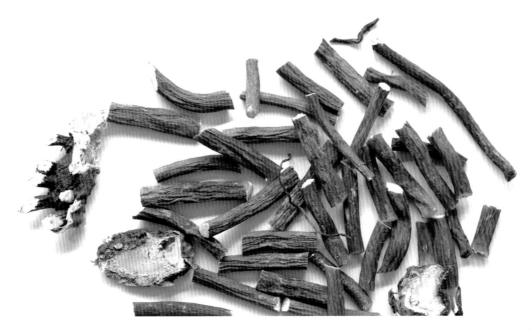

质坚硬，种仁白色，有油性，气微，味酸甜、微涩。种子味微苦。以完整、色红紫、味酸甜者为佳。根茎粗短，红褐色或淡褐色；根细而长，长 15 ～ 25 cm，粗约 2 mm，连接根状茎处弯曲，表面浅棕色或棕黄色，有细纵皱，并附有卷曲的细须根，断面圆形黄白色，气腥，味苦。

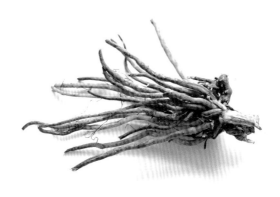

性味归经 味甘，性温。

功效主治 调经活血，保胎，消肿，止痛。主治子宫病，月经不调，闭经，胎盘滞留，子宫内膜炎，腰痛，癣，黄水疮，脾肿，痔疮等症。

桃儿七药材

用法用量 内服：研末，1.5 ～ 2 g；或入丸、散。

精选验方

1. 死胎及胎盘滞留 桃儿七、天南星花、高山大戟、马尿泡各 15 g。捣为细粉，过筛，混匀，制散或丸，每日 2 次，每次 1 g。

2. 肾、腰、肠疼痛，月经不调，子宫内膜炎，胎病及身虚等 五味奥毛塞丸：桃儿七膏、假耧斗菜、鬣羚角（煅烧）、花椒各 20 g，硇砂 10 g。以上五味，除桃儿七膏外，其余各味研细，过筛，混匀，再用桃儿七膏加适量开水所成溶液来泛丸，内服，每日 2 次，每次 1.5 g。

使用禁忌 忌生冷和酸味食物。

桃儿七

桃仁

TAOREN

藏 药 名 | 康布。

别　　名 | 洒新、阿修、思康、光桃仁、炒桃仁。

来　　源 | 为蔷薇科植物桃 *Prunus persica* (L.) Batsch 或山桃 *Prunus davidiana* (Carr.) Franch. 的干燥成熟种子。

识别特征 | 桃为落叶乔木，高 3 ～ 8 m。树皮暗褐色，老时粗糙。叶互生，在短枝上呈簇生状，具线状托叶一对，宿存。叶柄长 1 ～ 1.2 cm，具腺体；叶片椭圆状披针形或倒卵状披针形，长 8 ～ 15 cm，先端渐尖，基部阔楔形，边缘具细锯齿。花单生，先叶开放；花梗极短；花萼基部合生成短筒状，萼片 5，外面密被白色短柔毛；花瓣 5，基部具短爪，粉红色或白色；雄蕊多数；子房 1 室，胚珠 2 个，通常只有一个发育。核果心状卵形或近球形，密被短毛，直

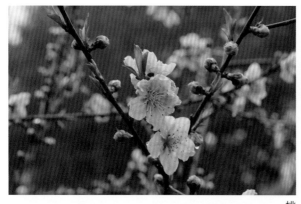

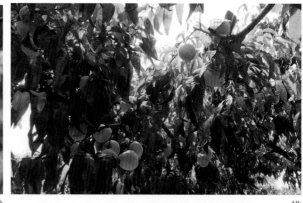

桃

桃

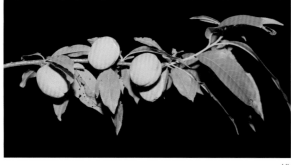

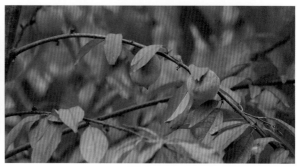

桃

桃

径 5 ~ 7 cm 或更大。山桃：与上种相似，唯树皮光滑，暗紫红色。托叶早落；叶片卵状披针形，长 4 ~ 10 cm，近基部最宽，鲜绿色。萼外面多无毛，果实直径约 3 cm。桃核近球形，表面有孔纹和短沟纹。花期 4 月，果期 5 ~ 9 月。

生境分布 | 生长于海拔 800 ~ 1200 m 的山坡、山谷沟底或荒野疏林及灌木丛内。全国大部分地区均产。分布于四川、陕西、河南、山东、河北等地。以山东产者质优。

采收加工 | 夏、秋二季果实成熟时采摘果实或收集果核，除去果肉和核壳，取出种子，晒干。以秋季采者质佳。

药材鉴别 | 本品呈椭圆形，微扁。外皮棕黄色或棕红色，有纵皱，顶端尖，中间膨大，底部略小钝圆而偏斜，边缘薄。气微，味微苦。

性味归经 | 苦、甘，平；有小毒。归心、肝、大肠经。

功效主治 | 活血祛瘀，润肠通便。本品味苦降泄，入心、肝经走血分，故活血祛瘀，其味甘则和畅血脉，甘苦相合而导瘀通经；富含油脂，入大肠经而润燥滑肠。故有活血祛瘀、润肠通便之功。

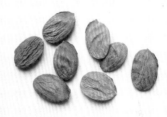
桃仁饮片

用法用量 | 5 ~ 10 g，煎服，宜捣碎入煎。

精选验方 |

1. 高血压、脑血栓形成有热象者 桃仁 10 g，决明子 12 g，蜂蜜适量。以适量水煎，加蜂蜜冲服，代茶频饮。

2. 习惯性流产 桃仁 15 g，益母草 60 g。水煎取汁，代茶饮。

3. 小儿百日咳恢复期 党参 9 g，胡桃仁 15 g。加水煎取药汁，每日 1 剂，分 1 ~ 2 次食用。

4. 精神病 桃仁 12 g，大黄 21 g（后下），芒硝 15 g（冲），甘草 6 g，桂枝 3 g。水煎服。

5. 子宫内膜炎，宫颈炎，附件炎 桃仁 20 g，繁缕 100 ~ 150 g，牡丹皮 15 g。水煎去渣，每日 2 次分服。

6. 小儿支气管哮喘 桃仁 60 g，杏仁 6 g，栀子 18 g，胡椒 3 g，糯米 4.5 g。共为末，蛋清调匀，呈软面团状，分 4 份，用不透水的塑料薄膜包之，双侧涌泉穴及足背相对处各敷 1 份，12 h 去药，隔 12 h 再用药，一般 1 ~ 3 次可缓解。

7. 经闭，痛经 桃仁、延胡索各 15 g，土鳖虫 10 g，丹参 25 g，赤芍、香附各 20 g。水煎服。

使用禁忌 | 孕妇及血虚者忌用；便溏者慎用。本品有小毒，不可过量。

桃仁

天冬
TIANDONG

藏 药 名 | 尼兴。

别　　名 | 达西、天门冬、尼加木、明天冬、尼苏合巴。

来　　源 | 本品为百合科植物天冬 *Asparagus cochinchinensis* (Lour.) Merr. 的干燥块根。

识别特征 | 攀缘状多年生草本。块根肉质，簇生，长椭圆形或纺锤形，灰黄色。茎细，常扭曲多分枝，有纵槽纹。主茎鳞片状叶，顶端尖长，叶基部生长为 2.5 ~ 3 cm，木质倒生刺，在分枝上的刺较短或不明显，叶状枝 2 ~ 3 枚簇生叶腋，扁平有棱，镰刀状。花通常 2 朵腋生，淡绿色，单性，雌雄异株，雄花花被 6，雄蕊 6 枚，雌花与雄花大小相似，具 6 枚退化雄蕊。浆果球形，熟时红色，有种子 1 粒。花期 5 ~ 7 月，果期 8 月。

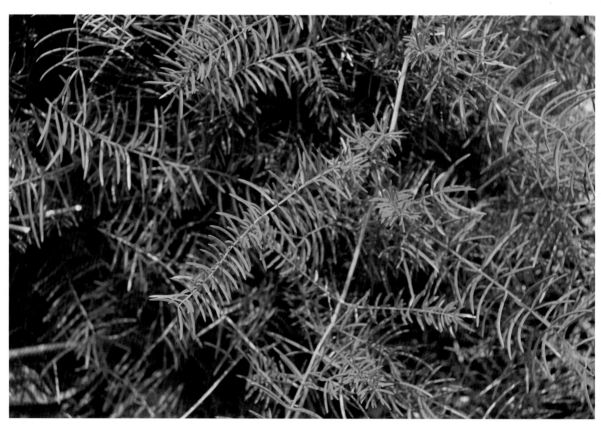

天冬

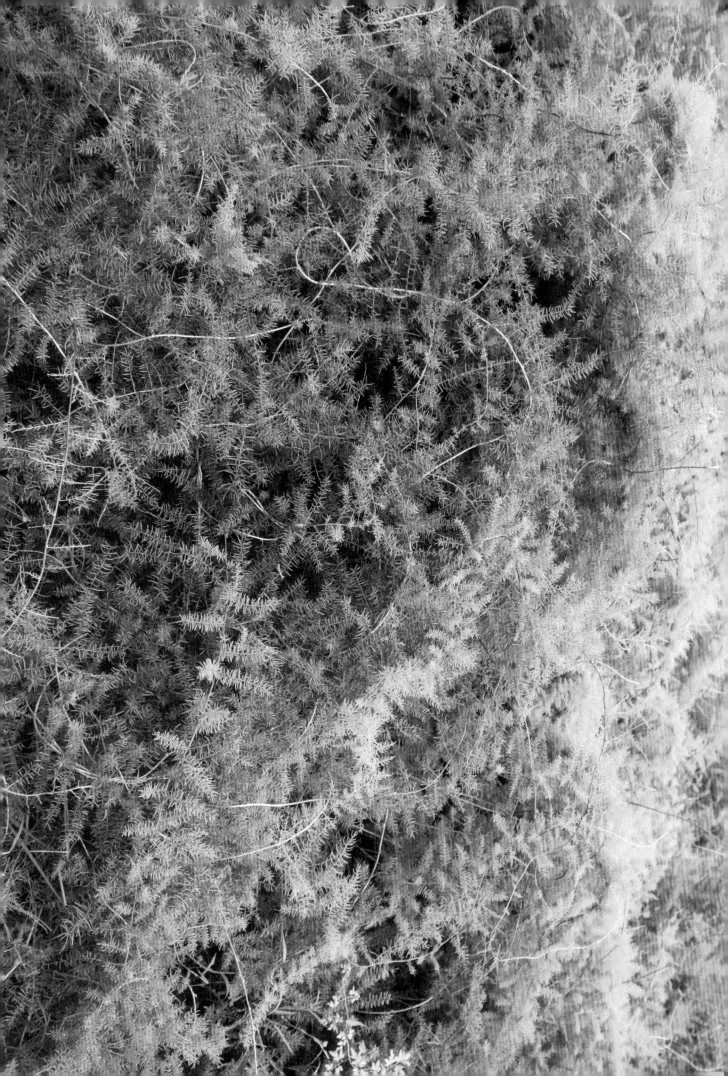

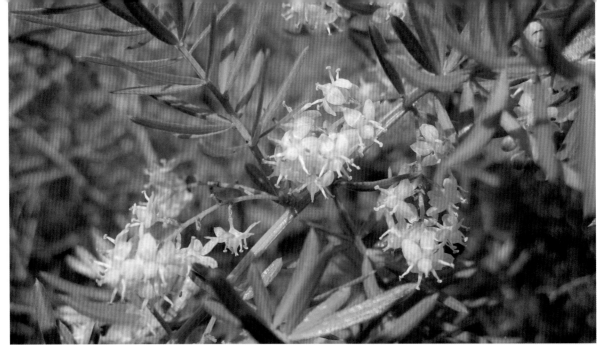

天冬

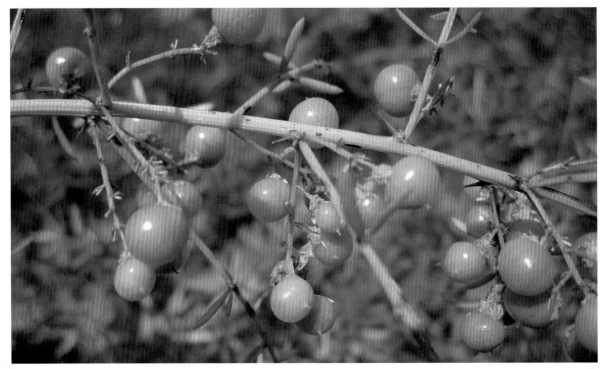

天冬

生境分布 | 生长于阴湿的山野林边、山坡草丛或丘陵地带灌木丛中。分布贵州、四川、广西、浙江、云南等地。陕西、甘肃、湖北、安徽、河南、江西也产。

采收加工 | 秋、冬两季采挖，洗净，除去茎基和须根，置沸水中煮或蒸至透心，趁热除去外皮，洗净干燥。

药材鉴别 | 本品呈长纺锤形，略弯曲。外皮黄白色或淡黄棕色，半透明，光滑或具深浅不一的纵皱纹，偶有灰棕色外皮残存。质硬或柔润，有黏性，切面角质样，中柱黄白色。气微，味甜、微苦。

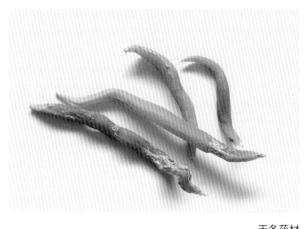
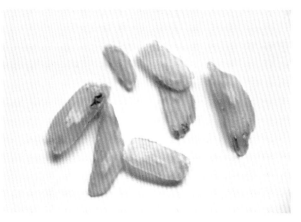

天冬药材   天冬饮片

性味归经 | 甘、苦，寒。归肺、肾经。

功效主治 | 养阴清热，润肺滋肾。本品甘寒清润，有养阴清热之功，入肺、肾二经，既可养阴清肺，又可滋肾润燥。

用法用量 | 6～15 g，煎服。

精选验方 |

1. 疝气 鲜天冬 25～50 g。去皮，水煎服，酒为引。

2. 催乳 天冬 100 g。炖肉服。

3. 风癫发作（耳如蝉鸣、两胁牵痛） 天冬（去心、皮）适量。晒干，捣为末，每次 1 匙，酒送下，每日 3 次。

4. 心烦 天冬、麦冬各 15 g，水杨柳 9 g。水煎服。

5. 扁桃体炎，咽喉肿痛 天冬、山豆根、麦冬、桔梗、板蓝根各 9 g，甘草 6 g。水煎服。

6. 高血压病 天冬、白芍、玄参、龙骨、牡蛎、龟甲各 15 g，代赭石、牛膝各 30 g，胆南星 6 g。水煎取汁 250 ml，每日 1 剂，分 2～4 次服用。

7. 食管癌放疗后引起的放射性食管炎 天冬、金银花各 30 g，蜂蜜 20 g。将天冬、金银花洗净，入锅加水适量，煎煮 30 min，去渣取汁，待药汁转温后调入蜂蜜即成。代茶频饮，每日 1 剂。

8. 甲状腺功能亢进症 天冬、麦冬、昆布、沙参、海藻、天花粉、生地黄各 15 g，五倍子、大贝各 10 g。水煎取药汁，每日 1 剂，分 2 次服用。

9. 血热型月经过多 天冬 15～30 g，白糖适量。将天冬放入砂锅，加水 500 毫升煎成 250 毫升，趁沸加入白糖，调匀即成。月经前每日 1 剂，分 3 次温饮。连服 3～4 剂。

使用禁忌 | 脾胃虚寒、大便溏薄及感冒风寒或痰饮湿浊咳嗽者忌服。

天冬

327

天仙子
TIANXIANZI

藏 药 名 | 汤冲莨菪孜。

别 名 | 加汤冲、莨菪子、色布达度热。

来 源 | 为茄科植物莨菪 *Hyoscyamus* niger L. 的干燥成熟种子。

识别特征 | 二年生草本植物，高 15 ~ 70 cm，有特殊臭味，全株被黏性腺毛。根粗壮，肉质，茎直立或斜上伸。密被柔毛。单叶互生，叶片长卵形或卵状长圆形，顶端渐尖，基部包茎，茎下部的叶具柄。花淡黄绿色，基部带紫色；花萼筒状钟形；花冠钟形；花药深紫色；子房略呈椭圆形。蒴果包藏于宿存萼内。种子多数，近圆盘形，淡黄棕色。花期 6 ~ 7 月，果期 8 ~ 9 月。

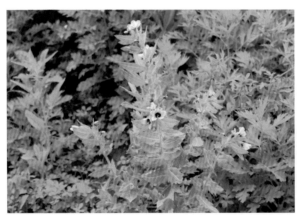
莨菪

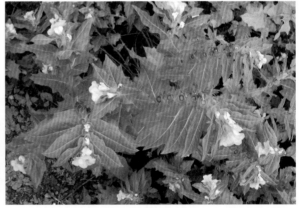
莨菪

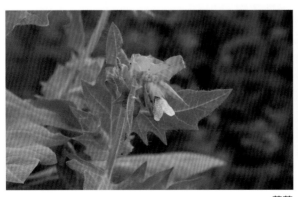
莨菪

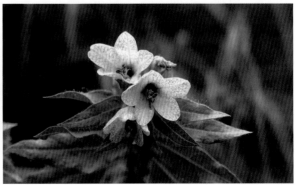
莨菪

生境分布 | 生长于海拔 1700 ～ 2600 m 的山坡、林旁和路边。分布于华北、东北、西北诸地，诸如河南、河北、辽宁省等。

采收加工 | 夏、秋二季果实成熟、果皮变黄色时割取全株或果枝，曝晒，打下种子，筛去枝梗、果皮，晒干。

药材鉴别 | 本品呈类扁肾形或扁卵形，直径约 1 mm。表面棕黄色或灰黄色，有细密的网纹，略尖的一端有点状种脐。剖面灰白色，油质，有胚乳，胚弯曲。无臭，味微辛。

性味归经 | 苦、辛，温；有大毒。归心、胃、肺、肝经。

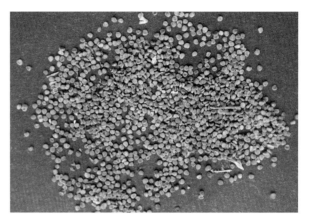

天仙子饮片

功效主治 | 解痉止痛，安心定痫。主治脘腹疼痛，风湿痹痛，风虫牙痛，跌打伤痛，喘嗽不止，泻痢脱肛，癫狂，惊痫，痈肿疮毒。

用法用量 | 0.06 ～ 0.6 g，研末服。外用：适量，煎水外洗或研末调敷。

精选验方 |

1. 恶疮似癫者 天仙子适量。烧末调敷。

2. 风痹厥痛 天仙子 15 g（炒），大草乌头、甘草 25 g，五灵脂 50 g。研为细末，糊丸，梧桐子大，以螺青为衣，每服 10 丸，男以菖蒲酒下，女以芫花汤下。

3. 积冷痃癖，不思饮食，四肢羸困 天仙子 1.5 g（水淘去浮者），大枣 49 枚。上药，以水三升相和，煮至水尽，取枣去皮核，每于饭前吃 1 枚，也可用粥饮下，觉热即止。

4. 石痈坚如石、不作脓者 醋和天仙子末，敷头上。

5. 赤白痢、脐腹疼痛、肠滑后重 天仙子 50 g，大黄 25 g。捣罗为散，每服 5 g，饭前以米饮调下。

6. 胃病 天仙子粉末 0.6 g。温开水送服，每日 2 次。

7. 慢性气管炎 20% 莨菪液（醇提取注射每 2 ml 含生药天仙子 0.4 g）2 ml 加 10% 葡萄糖 2 ml，注射于定喘（左、右）及肺俞（左、右），每日交叉取 2 穴注射，10 次为 1 个疗程。

8. 龋齿痛（蛀牙） 天仙子粉末 0.3 g。装烟袋中吸烟熏牙，但不要咽下唾液。

9. 痈疖肿毒 天仙子适量。捣烂敷患处。

使用禁忌 | 本品大毒，内服宜慎重，不能过量或持续服用。心脏病、青光眼、肺热痰稠者和孕妇忌服。

天仙子

田螺

TIANLUO

藏 药 名 布玖。

别　　名 东扎、露塔尔、萨丝东、滚塔尔、贡布桑国。

来　　源 为田螺科动物中国圆田螺 *Cipangopaludina chinensis*（Gray.）的肉、壳、厣。

识别特征 贝壳大，成体壳高达 60 mm，壳宽约 40 mm。贝壳薄而坚固，呈圆锥形。有 6 ~ 7 个螺层，各螺层高、宽度增长迅速，壳面凸。缝合线极明显。螺旋部高起呈圆锥形，其高度大于壳口高度，壳顶尖锐。体螺层膨大，贝壳表面光滑，无肋，具有细密而明显的生长线，有时在体螺层上形成褶襞。壳面呈黄褐色或绿褐色。壳口呈卵圆形，上方有一锐角，周缘具有黑色框边，外唇简单，内唇上方贴覆于体螺层上，部分或全部遮盖脐孔，脐孔呈缝状。厣角质，为一黄褐色卵圆形薄片，具有明显的同心圆生长线，厣核位于内唇中央处。

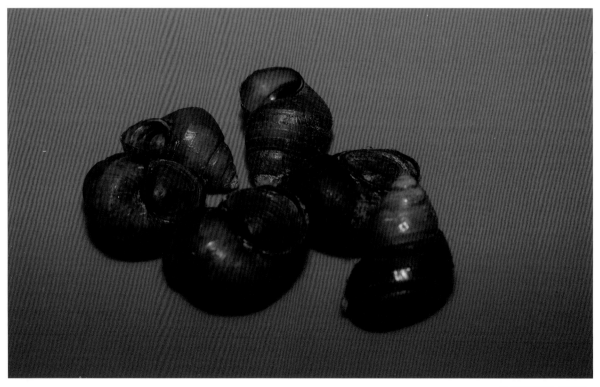

中国圆田螺（田螺）

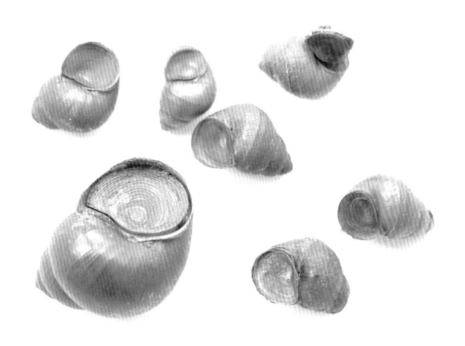

中国圆田螺（田螺）

生境分布 | 常栖于水草茂盛的湖泊、水库、河沟、池塘及水田中，以水生植物及低等藻类为食。雌雄异体，卵胎生，每年6～7月为产仔盛期，仔螺生长一年可发育至性成熟。冬季潜泥土内冬眠，翌春出土活动。分布于全国大部分地区。

采收加工 | 夏、秋二季捕捉，肉，煮食；壳用炭火煅烧至虚松、白色后备用。厣，焙干研末。

性味归经 | 味甘、辛，性温。

功效主治 | 杀虫，消腹水。主治虫症、水肿等症。

用法用量 | 内服：研末，3～6g。外用：适量，研末涂敷。

精选验方 |

1. 消寒性及热性水肿 田螺、草红花各40g，石榴子、苋菜各50g，肉桂、豆蔻、荜茇各25g，芫荽、海金沙、螃蟹、蒺藜各30g，光明盐10g。同捣罗为细散，早、晚以开水服2.5g。

2. 牙痛 田螺壳、水菖蒲各20g，乌头30g。共研为末，以数块布料包裹好，在酥油中煎煮，然后取药裹布，放在牙痛处，日敷2次。

使用禁忌 | 勿让敷过药之后有毒的唾液进入食管。

菟丝子

TUSIZI

藏 药 名 | 竹下巴。

别　 名 | 竹其下巴、菟丝饼、炒菟丝子、苦苦萨赞、盐菟丝子。

来　 源 | 为旋花科植物菟丝子 *Cuscuta chinensis* Lam. 的干燥成熟种子。

识别特征 | 一年生寄生草本，全株无毛。茎细，缠绕，黄色，无叶。花簇生于叶腋，苞片及小苞片鳞片状；花萼杯状，花冠白色，钟形，长为花萼的 2 倍；雄蕊花丝扁短，基部生有鳞片，矩圆形，边缘流苏状。蒴果扁球形，被花冠全部包住，盖裂。花期 7 ~ 9 月，果期 8 ~ 10 月。

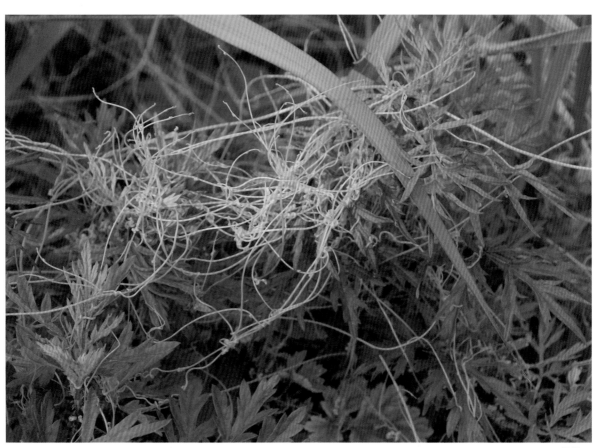

菟丝子

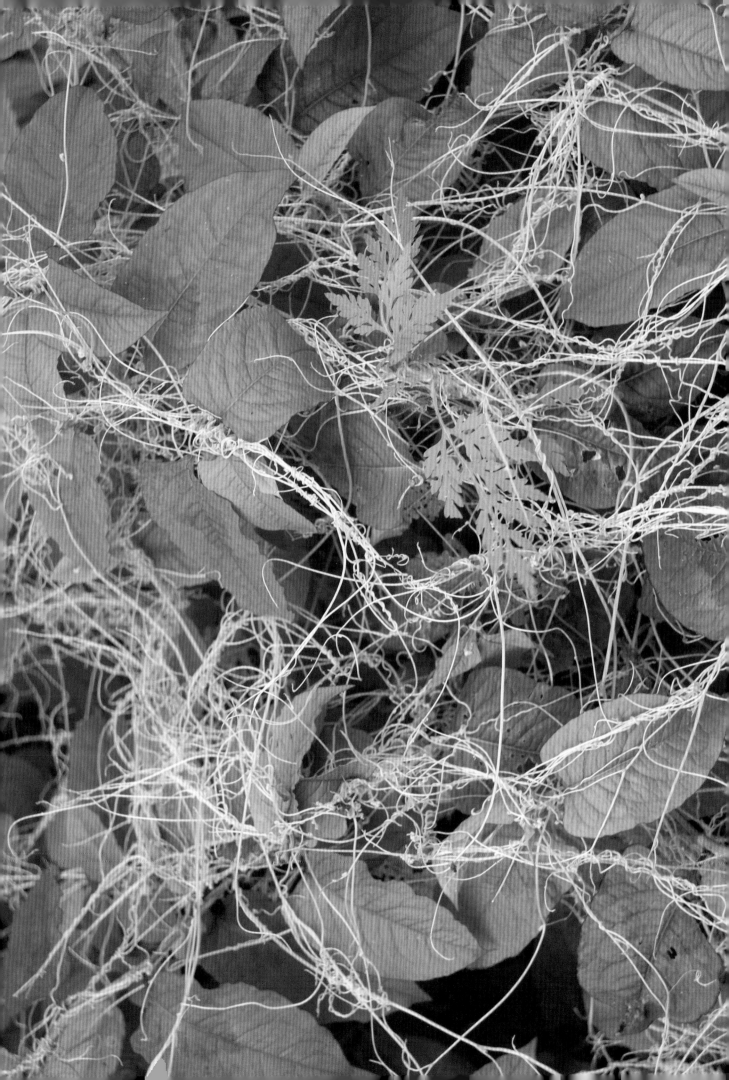

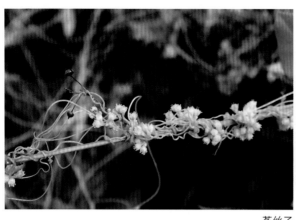 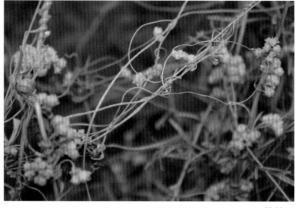

菟丝子　　　　　　　　　　　　　　　　　　菟丝子

生境分布 | 生长于田边、荒地及灌木丛中，常寄生于豆科等植物上。分布于河南、山东、山西以及东北辽阳、盖平等地。

采收加工 | 秋季种子成熟时割取其地上部分，晒干，打下种子，除去杂质。

药材鉴别 | 本品呈类球形，直径 1 ～ 1.5 mm。表面灰棕色或黄棕色。具细密突起的小点，一端有微凹的线形种脐。质坚实，不易以指甲压碎。气微，味淡。

性味归经 | 辛、甘，平。归肝、肾经。

功效主治 | 滋补肝肾，固精缩尿，安胎，明目，止泻。主治阳痿遗精，尿有余沥，遗尿尿频，腰膝酸软，目昏耳鸣，肾虚胎漏，胎动不安，脾肾虚泻，外治白癜风。

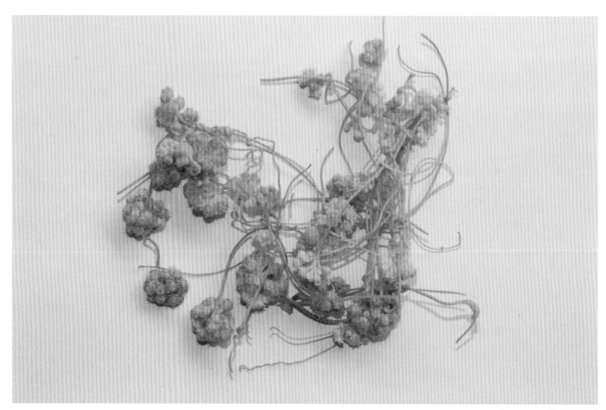

菟丝子药材

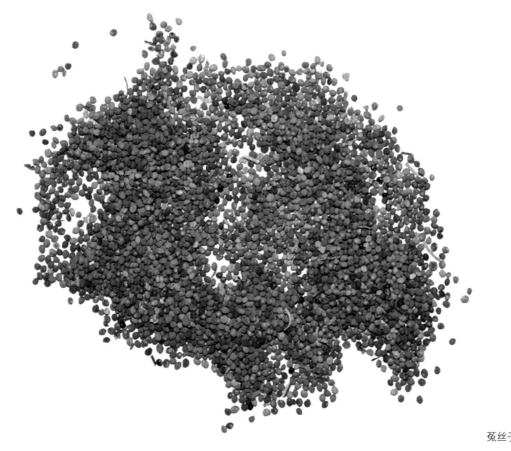

菟丝子饮片

用法用量 | 10 ～ 15 g，煎服；或入丸、散。

精选验方 |

1. 肾虚阳痿、遗精及小便频数 菟丝子、枸杞子、覆盆子、五味子、车前子各 9 g。水煎服。

2. 乳汁不通 菟丝子 15 g。水煎服。

3. 脾虚泄泻 菟丝子 15 g，生白术 10 g。水煎服。

4. 腰膝酸软，遗精早泄，小便频数，带下过多 菟丝子适量，黑豆 60 粒，红枣 5 枚。水煎食服。

5. 胃癌 菟丝子、枸杞子、女贞子各 15 g，生黄芪、太子参、鸡血藤各 30 g，白术、茯苓各 10 g。水煎取药汁，每日 1 剂，分 2 次服用。

6. 气血虚弱型围产期痔疾 菟丝子、党参、地榆、茯苓各 12 g，黄芪 15 g，白术、当归、白芍、熟地黄、阿胶（烊冲）、瓜蒌仁（打碎）、补骨脂、杜仲各 10 g。水煎取药汁，口服，每日 1 剂。

7. 小儿遗尿 菟丝子 7.5 g，五倍子 5 g，五味子 2.5 g，米醋适量。将前 3 味共研细末，用醋调成糊状，敷于脐部，然后用消毒纱布包扎，再用胶布固定，次日早晨取下。

使用禁忌 | 阴虚火旺、大便燥结、小便短赤者不宜服用。

菟
丝
子

豌豆
WANDOU

藏 药 名 | 山唛。

别 名 | 掐破孜孜、山唛梅朵。

来 源 | 为豆科植物豌豆 *Pisum sativum* L. 的花及种子。

识别特征 | 一年生攀缘草本，光滑无毛而有粉霜，高 1 ~ 2 m。羽状复叶，互生，叶轴末端有羽状分枝的卷须，托叶卵形，叶状，常大于小叶，基部耳状，包围叶柄或茎，边缘下部有细牙齿，小叶 2 ~ 6 枚，阔椭圆形或矩形，长 2 ~ 5 cm，全缘。花柄自叶腋抽出，较叶柄为短，花 1 ~ 3 朵，白色或紫色；萼钟形，5 裂，裂片披针形，花冠蝶形，旗瓣圆形，翼瓣与龙骨瓣贴生；雄蕊 10，成 9 与 1 两束；花柱扁平，顶端扩大，内侧具毛。荚果长椭圆形，长 5 ~ 10 cm，种子 2 ~ 10 粒。花期 6 ~ 7 月。

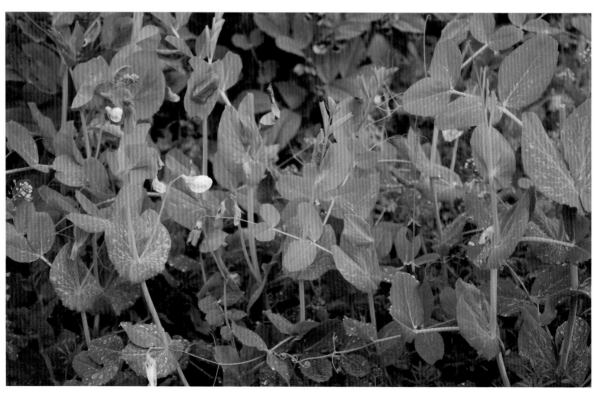

豌豆

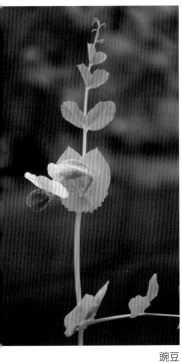
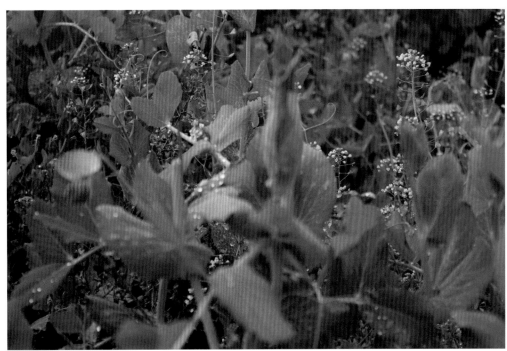

豌豆 豌豆

生境分布 | 西藏各地均有种植。

采收加工 | 6～7月采花，晾干，备用。8～9月荚果成熟时，采荚果晒干，取出种子。

药材鉴别 | 种子类圆形，直径 0.3～0.5 cm。表面青绿色或黄绿色，有时有皱纹，一侧有种脐，长圆形，质坚实，破开后可见子叶2枚，黄白色。气微，味淡。

性味归经 | 味甘，消化后味甘，性凉而轻。

功效主治 | 豌豆花：活血调经，益肾，止血。主治肾病，月经过多，诸出血症。种子：解毒，降低胆固醇。治中毒引起的六腑疾病及痘疮。

用法用量 | 内服：煎汤，3～5 g；或入丸、散。

精选验方 |

1. 肺痨之出血 豌豆花25 g，小檗花15 g，紫草茸、红花各20 g，熊胆5 g。研成细粉，早、晚各服2.5 g。

2. 月经过多，各种原因引起的出血 豌豆花（研细）、麻黄（碎成粗粉）各50 g，肉桂、甘草、山矾叶各25 g，草莓100 g，熊胆、藏红花各5 g，紫草茸40 g。加水1500 ml浸泡1夜，加水煎煮，用温火浓缩成膏状，搅匀，制成水泛丸，每日2次，每次5 g。

3. 恶性及良性痘疹和痘疮 七味豌豆丸：豌豆40 g，玄参根、矮紫堇、茜草、翼首草、洪连、白花秦艽各30 g。同研成细粉，过筛混匀，制成水泛丸，内服，每日2次，每次1.5 g。

豌豆

乌梢蛇
WUSHAOSHE

藏 药 名 | 加追。

别 名 | 门追、乌蛇、米妥、吉娃、米给妥欺。

来 源 | 本品为游蛇科动物乌梢蛇 *Zaocys dhumnades* (Cantor) 除去内脏的全体。

识别特征 | 体长可达 2 m，鼻孔大，椭圆形。眼大。体背呈青灰褐色，各鳞片的边缘黑褐色。背中央的 2 行鳞片黄色或黄褐色，其外侧的 2 行鳞片呈黑色纵线。上唇及喉部淡黄色；腹鳞灰白色，其后半部则呈青灰色。鼻间鳞宽大于长，眼上鳞大，长与其额鳞前缘至吻端的距离相等，有一较小的眼前下鳞；眼后鳞 2 片；上唇鳞 8 片，第 4、5 片入眼；下唇鳞 9 ～ 11 片，第 6 片最大。体鳞 16 ～ 16 ～ 14 行，少数 17 ～ 14 ～ 14 行。从颈的后部起，背中央有 2 ～ 4 行鳞片起棱。腹鳞 186、205 片，肛鳞 2 裂。尾下鳞 101 ～ 128 对。

生境分布 | 分布于我国东部、中部、东南部和西南部海拔 1600 m 以下的中低山平原地带、丘陵地带或低山地区。全国大部分地区有分布。

采收加工 | 夏、秋两季捕取。用酒闷透，晒干切段入药。

药材鉴别 | 本品为段状。表面黑褐色或绿黑色，脊部高耸成屋脊状。断面黄白色或淡棕色。质坚韧。气腥，味淡。

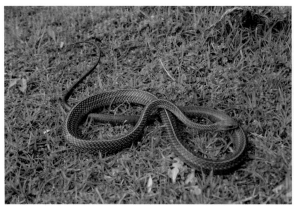
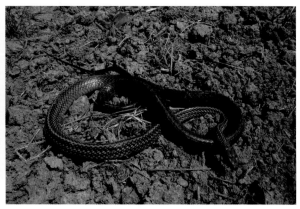

乌梢蛇   乌梢蛇

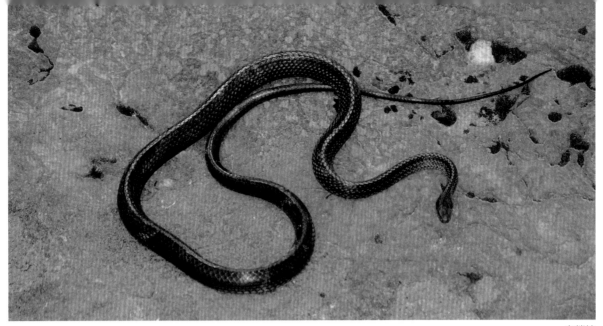

乌梢蛇

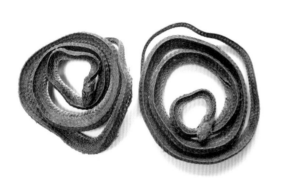

乌梢蛇药材

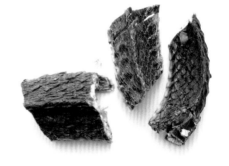

乌梢蛇饮片

性味归经 甘，平。归肝经。

功效主治 祛风通络，定惊止痉。蛇类药特点：性善走散，归肝经以散肝经之内风，内风息、经络通，则惊风、痉挛抽搐自止，故有定惊止痉之效。

用法用量 5～10 g，煎服；散剂，每次 2～3 g。

精选验方

1. 破伤风 乌梢蛇、蕲蛇各 30 g，蜈蚣 1 条。研为细末，温酒送服，每次服用 6 g。

2. 风痹，手足缓弱、不能伸举 乌蛇肉 90 g，天南星、干蝎、白附子、羌活、白僵蚕、肉桂各 30 g，麻黄 60 g，防风 1 g。研为细粉，炼蜜为丸，每服 6 g。

3. 肾炎 乌梢蛇、蝉蜕、浮萍、西河柳各 30 g，白鲜皮、地肤子、蛇床子各 12 g，麻黄 6 g，晚蚕沙 30 g。水煎服。

4. 脉管炎 乌梢蛇、附子各 20 g，赤芍 15 g。浸于 500 ml 白酒中，2 日后饮酒，每日 2 次，每次 100 ml。

使用禁忌 乌梢蛇虽甘、平、无毒，但如属阴亏血虚或内热生风者，仍应慎用。

乌梢蛇

无患子
WUHUANZI

藏 药 名 布苏恰。

别　　名 苏恰、那嘎扁代、龙东米。

来　　源 为无患子科植物无患子 *Sapindus rnukorossi* Gaertn. 的种子。

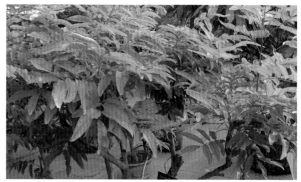

无患子

识别特征 落叶乔木，高 10 ~ 25 m。树皮黄褐色。偶数羽状复叶，连柄长 20 ~ 45 cm，互生。小叶 4 ~ 8 对，互生或近对生，纸质，卵状披针形或长圆状披针形，长 7 ~ 15 cm，宽 2 ~ 5 cm，无毛。圆锥花序顶生，长 15 ~ 30 cm，有茸毛；花小，通常两性，萼片与花瓣各 5，边有细毛，雄蕊 8，花丝下部生长柔毛。核果肉质，球形，有棱，直径约 2 cm，熟时黄色或橙黄色；种子球形，黑色，坚硬。花期 6 ~ 7 月，果期 9 ~ 10 月。

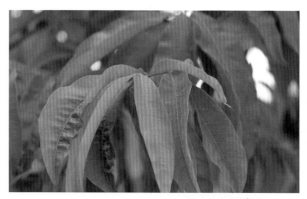

无患子

生境分布 多生长于温暖、土壤疏松而稍湿润的疏林中。分布于台湾、湖北西部及长江以南各地。

采收加工 9 ~ 10 月采摘成熟果实，除去果肉，取种子，晒干。

药材鉴别 本品呈球状，直径达 14 mm。外表黑色，光滑。种脐线形，周围附有白色绒毛。种皮骨质，坚硬。无胚乳，子叶肥厚，黄色，胚粗壮，稍弯曲，气微，味苦。

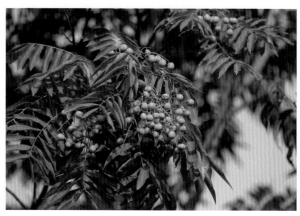

无患子

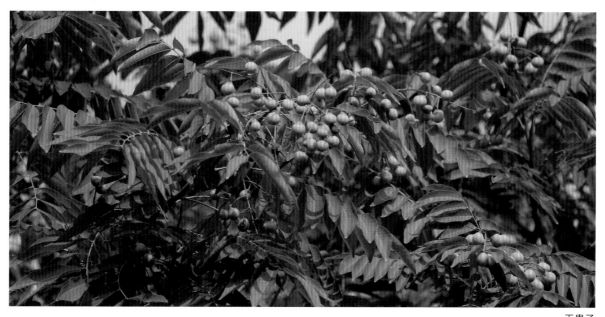

无患子

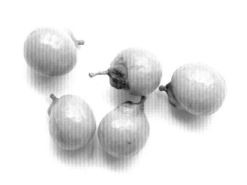

无患子药材

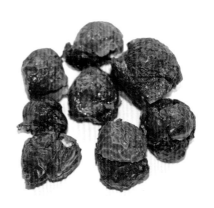

无患子饮片

性味归经 | 味甘、辛，消化后味甘，性温。

功效主治 | 催吐，益精。主治"培根"病。

用法用量 | 内服：研末，5～9 g；或入丸、散。

精选验方 |

1. 催吐培根病　无患子、荜茇、菖蒲、黄帚囊吾、飞廉各 25 g，喜马拉雅大戟 15 g，光明盐 5 g。以上七味药粉碎成粗粉，煎汤服用，每日 1 次。

2. 催吐　无患子、木鳖子、江才嘎保、黄帚囊吾、菖蒲各等份。共研为细末，用蜂蜜泛丸，每次 0.5～2.5 g，每日 1 次。

使用禁忌 | 脾胃虚寒者慎用。

五味子
WUWEIZI

藏 药 名 塔之。

别   名 久母、索孜、阿比亚、北五味子。

来   源 本品为木兰科落叶木质藤本植物五味子 *Schisandra chinensis* （Turcz.）Baill. 的干燥成熟果实。

识别特征 多年生落叶木质藤本，长达 8 m。茎皮灰褐色，皮孔明显，小枝褐色，稍具棱角。叶互生，柄细长、叶片薄而带膜质，卵形、阔倒卵形或阔椭圆形，长 5 ～ 11 cm，宽 3 ～ 7 cm，先端尖，基部楔形、阔楔形或圆形，边缘有小齿牙，上面绿色，下面淡黄色，有芳香。花单性，雌雄异株。雄花具长梗，花被 6 ～ 9，椭圆形，雄蕊 5，基部合生。雌花花被 6 ～ 9，雌蕊多数，螺旋状排列在花托上，子房倒梨形，无花柱，授粉后花托逐渐延长成穗状。浆果球形，直径 5 ～ 7 mm，成熟时呈深红色，内含种子 1 ～ 2 枚。花期 5 ～ 7 月，果期 8 ～ 9 月。

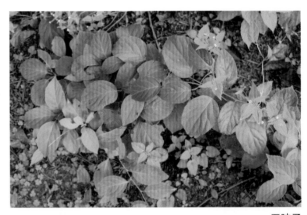

五味子

生境分布 生长于半阴湿的山沟、灌木丛中。北五味子分布于东北、内蒙古、河北、山西等地。南五味子多分布于长江流域以南及西南地区。

采收加工 秋季果实成熟时采收，拣去枝梗，晒干，备用。

药材鉴别 本品呈类球形，直径 3 ～ 8 mm。外表棕黑色或黑色，皱缩，果肉稍厚，略显油润，有的表面显黑红色或出现"白

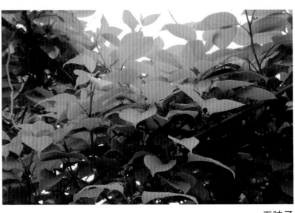

五味子

霜"。内有种子 1 ~ 2 枚，种皮薄而脆。肾形，红棕色，有光泽，质坚脆。气微，味酸、微辛。

性味归经 | 酸，温。归肺、肾、心经。

功效主治 | 敛肺滋肾，涩精止泻，生津敛汗，宁心安神。本品酸能收敛，性温而润，归肺、肾、心三经。上能敛肺气而止咳、止汗，收心气而宁心安神，下能滋肾阴而涩精、止泻。

用法用量 | 3 ~ 9 g，煎服。敛肺止咳用 3 ~ 6 g；滋肾宁心用 6 ~ 9 g。研末，每次服 1 ~ 3 g。

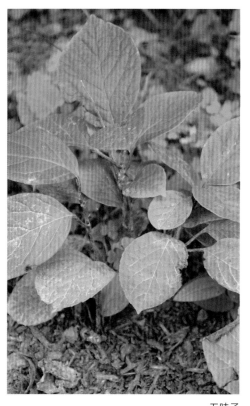

五味子

精选验方 |

1. 肾虚遗精、滑精、虚赢少气 五味子 250 g。加水适量，煎熬取汁，浓缩成稀膏，加适量蜂蜜，以小火煎沸，待凉备用。每次服 1 ~ 2 匙，空腹时沸水冲服。

2. 失眠 五味子 6 g，丹参 15 g，远志 3 g。水煎服，午休及晚上睡前各服 1 次。

3. 耳源性眩晕 五味子、山药、当归、酸枣仁各 10 g，龙眼肉 15 g。水煎 2 次，取汁 40 ml，分早、晚 2 次服。

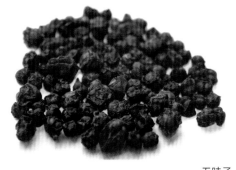

五味子

4. 过敏性鼻炎 五味子、乌梅、柴胡、防风各 12 g，甘草 8 g。水煎取药汁，每次饮用时加 15 g 蜂蜜，每日 1 剂，分 2 次服用。

5. 肾衰所致的肺气肿 五味子、熟地黄、山茱萸、补骨脂、胡桃肉各 9 g，肉桂（后下）2.5 g。水煎取药汁，每日 1 剂，分 2 次服用。

6. 肺结核咳嗽 五味子、丹参、川芎、葛根、黄芪、桔梗、羌活各 15 g。水煎取药汁，每日 1 剂，分 2 次服用。

7. 低血压症 五味子 25 g，肉桂、桂枝、甘草各 15 g。水煎取药汁，口服，每日 1 剂。

使用禁忌 | 本品酸涩收敛，新病、实邪者不宜用。

西谷米

XIGUMI

藏药名 | 玛。

别　名 | 兴参、巴参、多尔扯、多尔莪、玛玛米加。

来　源 | 为棕榈科植物桄榔 *Arenga pinnata* (Wurmb.) Merr. 的树干髓部。

识别特征 | 常绿乔木，高 10 ～ 20 m，基部生多数萌芽。老叶鞘包茎，叶鞘生有硬刺，或有渐次脱去的。叶羽状，似椰子，无刺，小叶线形，急尖，叶轴龙骨状突起。肉穗花序顶生，具互生的分枝，穗长 125 ～ 200 mm，花小，淡红色，包以黄褐色、有光泽的鳞片。果三年成熟，圆形，大小如小苹果，鳞片发亮，興沟。

生境分布 | 产于南亚热带地区。分布于西藏墨脱，内地热带地区有栽培。

采收加工 | 秋季取树干的髓部，晒干。

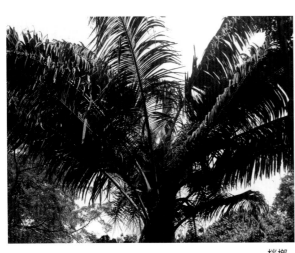

桄榔

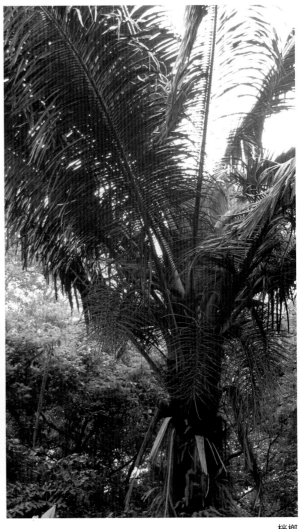

桄榔

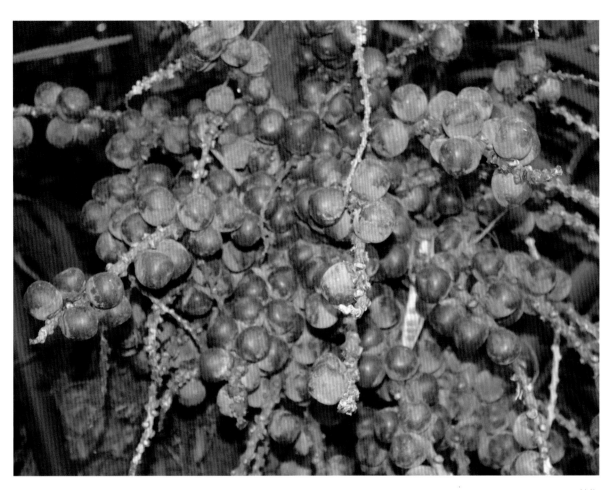

桄榔

药材鉴别 | 色泽白净,颗粒饱满均匀,表面光滑圆润,揉的时候质硬而不碎,嚼之有韧性。

性味归经 | 味涩,消化后味苦。

功效主治 | 止泻。主治寒热诸痢。

用法用量 | 内服:研末,3 g;或入丸剂。

精选验方 |

1. 寒性痢疾 西谷米、肉豆蔻、木橘、豆蔻、丁香、藏羚血、草果、五味子各50 g。研成细粉,过筛,每服3.5 g,早、晚各服1次。

2. 寒性腹泻,热性腹泻 五味子丸:西谷米、螃蟹甲、平车前各25 g,五味子30 g,毛翠雀花20 g,荜茇15 g,藏羚血10 g。共研成细粉,过筛,混匀,制丸内服,每次2.5 g,每日2次。

使用禁忌 | 糖尿病患者忌用。

西谷米

345

菥蓂子
XIMINGZI

藏 药 名 | 寨卡。

别 名 | 蛾穷停停、蛾穷卡热、加卓、笨保蛾库、格隆恰日、蛾塔其。

来 源 | 为十字花科植物菥蓂 *Thlaspi arvense* L. 的成熟种子。

识别特征 | 一年生草本，高 20 ～ 60 cm。全株无毛。茎直立，单一或有分枝。叶互生，基生叶倒卵状长圆形，长 3 ～ 5 cm，宽 1 ～ 1.5 cm，先端钝或急尖，基部楔形；茎生叶长圆状披针形或倒披针形，长 1 ～ 5 cm，宽 0.5 ～ 1 cm，先端钝，基部箭形，边缘具疏齿，无柄，

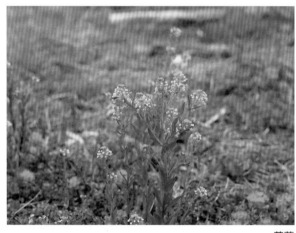
菥蓂

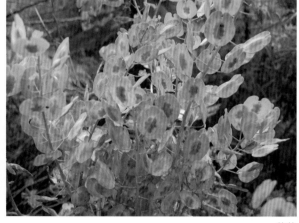
菥蓂

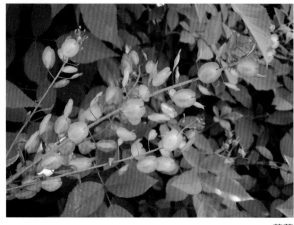
菥蓂

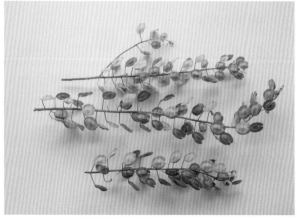
菥蓂

耳状抱茎，总状花序顶生，花白色，直径约 2 mm；花梗长 0.5 ～ 1.8 cm。花白色；萼片 4，黄绿色，椭圆形，长约 2.5 mm，宽约 1 mm，边缘白色膜质；花瓣 4，匙形，长约 3.5 mm，宽约 1.2 mm，先端钝圆，基部变狭呈爪；雄蕊 6，4 强。短角果扁平，近倒心形，先端凹缺，周围具宽翅，翅宽约 2 mm，基部圆形，长 1.3 ～ 1.6 cm，宽 0.9 ～ 1.3 cm，2 室，每室有种子 5 ～ 10 粒。种子红褐色，倒卵形，表面有同心圆状花纹。花、果期 5 ～ 8 月。

生境分布 生长于海拔 4000m 以下的田边、村宅附近、沟边及山谷草地。分布于西藏各地。青海、甘肃、云南等地也有分布。

采收加工 7 ～ 8 月果实成熟时采收，取出种子，晒干。

药材鉴别 种子略呈扁卵圆形，长约 1.5 mm，宽 1 ～ 1.4 mm，表面红褐色或暗褐色，少数红棕色，具同心性隆起环纹，种脐位于种子尖突部分，色浅，点状。种皮薄而脆。种仁黄色，有油性，无臭，味微苦，辛。

性味归经 味辛，性平。

功效主治 清肾热，肺热，健胃，燥黄水，主治肾热，淋浊，肝病，肺热，咳嗽，消化不良，呕吐等症。

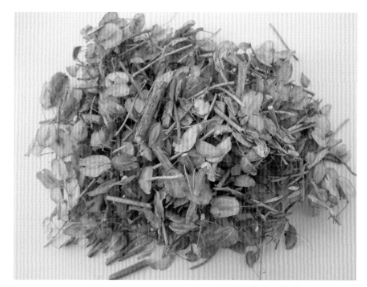

菥蓂子饮片

用法用量 内服：煎汤，2 ～ 3 g；或入丸、散。

精选验方

1. 肺水肿 菥蓂子、寒水石（制）、白花木通各 18 g，蛰型蒿 30 g，沙棘膏 12 g，小叶杜鹃、甘青青兰各 21 g。以上七味除沙棘膏外，其余研细，过筛混匀，再用适量水冲泡沙棘膏所成的溶液泛丸，早、晚各服 2 g。

2. 淋浊，睾丸肿大，膀胱炎，腰痛等 十三味菥蓂子丸：菥蓂子 130 g，芒果核、巴夏嘎各 50 g，蒲桃、刀豆、大托叶云实各 70 g，紫草茸 80 g，茜草、圆柏枝、山矾叶各 100 g，诃子 250 g，豆蔻、波棱瓜子各 40 g。以上十三味，粉碎成细粉，过筛，混匀，用水泛丸，干燥即得，内服，每日 2 ～ 3 次，每次 2 ～ 3 丸。

藓生马先蒿

XIANSHENGMAXIANHAO

藏 药 名｜露如木保。

别　　名｜台知。

来　　源｜为玄参科植物藓生马先蒿 *Pedicularis musciola* Maxim. 的花。

识别特征｜多年生草本，干时变黑。根粗，有分枝，根顶端有鳞片。茎丛生，中间者直立，外围者弯曲匍匐，长达 40 cm。叶互生，叶柄长达 1.5 cm，被长毛，叶片椭圆形或披针形，羽状全裂，裂片具短柄，卵形或披针形，具重锯齿，上面被稀疏短毛，下面近光滑。花均腋生，花梗长达 1.5 cm，花玫瑰色，花萼圆筒形，长达 1.1 cm，主脉 5 条，被长毛，萼齿 5 枚，近相等，叶状，有少数锯齿，花冠管长 4 ~ 7.5 cm，外面被疏毛，盔直立部分短，近基部向左方扭转而使其顶部向下，前方渐细为卷曲或 S 形的长喙，喙因盔扭折而反向上方卷曲，长达 10 mm，下唇大，宽约 2 cm，侧裂片宽达 1 cm，中裂较狭，长圆形，花丝两对均无毛；花柱稍伸出于喙。花期 5 ~ 8 月。

生境分布｜生长于海拔 3000 ~ 4000 m 的山坡、山脚处的碎石缝及杂木林中。分布于西藏的大部分地区及山西、陕西、甘肃、青海、云南、四川等地。

采收加工｜6 ~ 7 月采收花，晾干。

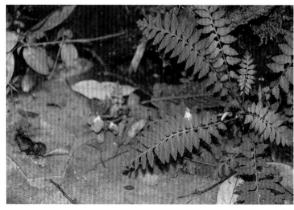
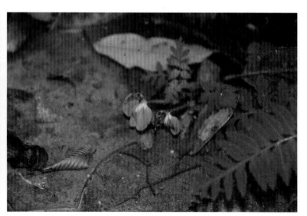

藓生马先蒿　　　　　　　　　　　　　　　　　　　　　　藓生马先蒿

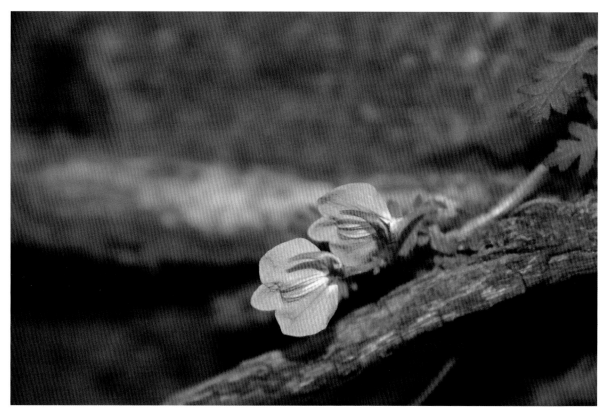

药材鉴别 | 本品为皱缩的花，棕褐色或浅红色。花梗黑褐色，细长。薄圆筒状，前方不裂，具数条主脉，其上被毛，萼齿5枚，向上渐细，后又膨大，叶状，或有锯齿。花冠近基部扭转，前方渐细为卷曲或"S"形的长喙；下唇大，长圆形，花丝无毛，花柱伸出于喙。气微香，味淡，微苦。

性味归经 | 味苦、涩。消化后味苦，性凉。效钝。

功效主治 | 敛毒，清热，生发乌发。主治"培根木布"病，食物中毒，热性腹泻，痞瘤，肺病，脉病。

用法用量 | 内服：研末，2~5g。

精选验方 |

1. **"培根木布"综合征** 藓生马先蒿50g，芫荽子、土木香、锡金岩、木瓜、黄芪、木瓜各40g，寒水石25g。混研成细粉，过筛，每日2次，每次5g。

2. **中毒引起的肝胃疼痛、腹胀、肠鸣、体虚、月经不调、头昏等** 藓生马先蒿、贯众各35g，西河柳中皮、猪血块各25g，蚓果芥膏、岩精膏各15g，糖茶藨中皮30g。以上七味药中，除两种膏外，其余研成细粉，并取两种膏泡于水中，用此溶液泛制成丸，每日2次，每次2.5~3g。

3. **防毒与解毒** 四味石榴散：藓生马先蒿25g，石榴子30g，小檗中皮20g，白芥子15g。混合后研成细粉，过筛，内服，每日1次，每次1~2g。

相思子
XIANGSIZI

藏 药 名 | 达据。

别　　名 | 玛如高纳。

来　　源 | 为豆科植物相思子 *Abrus precatorius* L. 的种子。

识别特征 | 缠绕藤本。枝柔细，被平伏短柔毛。小叶 16 ～ 40，膜质，长椭圆形或长椭圆状倒卵形，长 9 ～ 22 mm，宽 3.5 ～ 8 mm，先端圆形或截形，具细尖，基部近圆形或宽楔形，上面无毛，下部疏生平伏短柔毛，总状花序腋生；花小，密集成头状，生于短枝上；花序轴短而粗，肉质；紫色，长约 8 mm；萼钟状，被平伏短柔毛，萼齿短，牙齿状；旗瓣卵形，基部近心形，具窄三角形爪，翼瓣与龙骨瓣狭窄，子房被毛，花柱无毛。荚果矩形，长 2 ～ 3 cm，宽 1.1 ～ 1.3 mm，稍膨胀，密被平伏状短柔毛，先端具弯曲的喙，含 1 ～ 6 粒种子，种子椭圆形，长约 6.5 mm，在脐的一端黑色，上端朱红色。花期 3 ～ 5 月，果期 5 ～ 6 月。

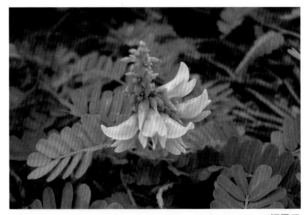

相思子

生境分布 | 生长于疏林中或灌木丛中。分布于西藏（墨脱、杂日）、云南、广东、广西、台湾等地。

采收加工 | 夏、秋二季分批采收成熟果荚，晾干，打出种子。

药材鉴别 | 种子为卵形，少数为球形，长 5 ～ 7 mm，直径 3 ～ 5 mm。表面具光泽，一端（约 2/3）朱红色，另一端（1/3）黑色。种脐凹陷，椭圆形类白色，位于黑色处的侧面，

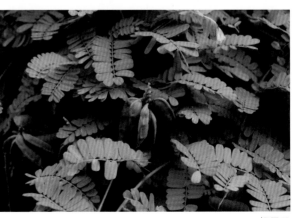

相思子

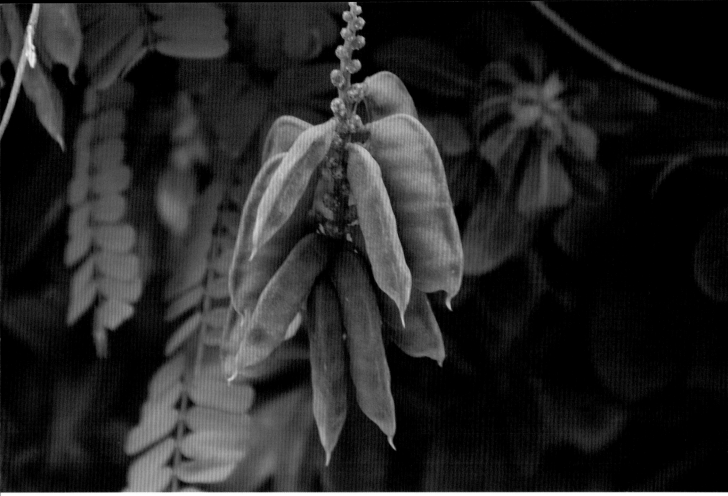

相思子

有时残存短小种柄。质坚硬。浸泡后剥去种皮，可见黄白色子叶 2 枚，肥厚，胚根明显。具青草气，味微苦、涩。

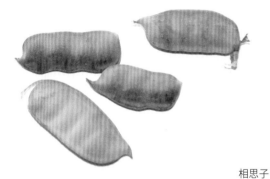

相思子

性味归经｜ 味辛、苦。

功效主治｜ 解石，通脉，催产。主治妇科病、胆结石、难产等。

用法用量｜ 内服：研粉，1.5 ～ 2 g；或入丸、散。

精选验方｜

1. 催产或利于胎位异常 相思子 20 g，假耧斗菜 25 g，羚羊角（煅）10 g。同研成细粉，过筛，内服，每日 1 次，每次 3 g。

2. 难产 相思子、鬣羚角（煅）各 250 g，光明盐 50 g，藏羚羊角 150 g。共研细粉，过筛，用青稞酒作药引，每日服 2.5 g。

3. 月经滴沥，积聚或积血化脓等症 五味肉果草散：相思子 20 g，肉果草 25 g，光明盐 10 g，硇砂 5 g，红糖 15 g。混合研成细粉，过筛，制成散，口服，每日 1 ～ 2 次，每次 1 ～ 2 g。

香附

XIANGFU

藏 药 名 拉岗。

别　　名 门鲁、朗苟拉、瑞堆木智、门曲如巴、生香附、醋香附。

来　　源 为莎草科植物莎草 *Cyperus rotundus* L. 的干燥根茎。

识别特征 为多年生草本，根茎匍匐，块茎椭圆形，茎三棱形，光滑。叶丛生，叶鞘闭合抱茎。叶片长线形。复穗状花序，顶生，3～10 个排成伞状，花深茶褐色，有叶状苞片 2～3 枚，鳞片 2 列，排列紧密。每鳞片着生一花，雄蕊 3 枚，柱头 3 裂，呈丝状。小坚果长圆倒卵形，具 3 棱。花期 6～8 月，果期 7～11 月。

生境分布 生长于路边、荒地、沟边或田间向阳处。分布于广东、河南、四川、浙江、山东等地。

采收加工 秋季采挖，燎去毛须，置沸水中略煮或蒸透后晒干，或燎后直接晒干。

药材鉴别 本品多呈纺锤形，有的略弯曲，长 2～3.5 cm，直径 0.5～1 cm。表面棕褐色或黑褐色，有纵皱纹，并有 6～10 个略隆起的环节，节上有未除净的棕色毛须及须根断痕；去净毛须者较光滑，环节不明显。质硬，经蒸煮者断面黄棕色或红棕色，角质样；生晒者断面色白而显粉性，内皮层环纹明显，中柱色较深，点状维管束散在。气香，味微苦。

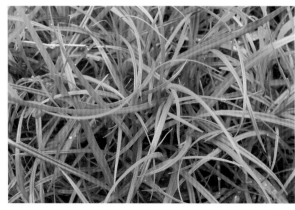

香附

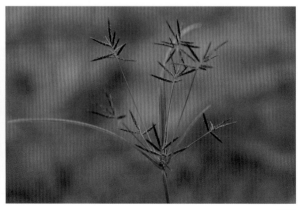

香附

性味归经 辛、微苦、微甘、平。归肝、脾、三焦经。

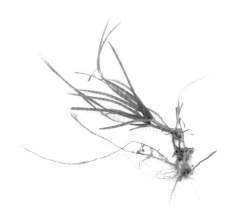

香附药材

功效主治 疏肝理气，调经止痛。本品味辛行散、苦主降泄、甘能缓急，为肝经之主药，肝无郁滞则经调痛止，故有疏肝理气、调经止痛之效。

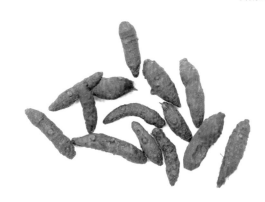

香附药材

用法用量 6～12 g，煎服。醋炙止痛力增强。

精选验方

1. 妊娠呕吐 香附 10 g，黄连 6 g，竹茹、紫苏叶、半夏各 6～10 g，生姜 3 g。煎 2 次，混合煎液，先以小量频服，后分 2 次于饭前服用，服用 1～5 剂。

2. 偏头痛 香附子（炒）12 g，川芎 60 g。研为细末，以茶调服。

3. 尿血 香附子、地榆各等份。分别水煎，先服香附汤，后服地榆汤。

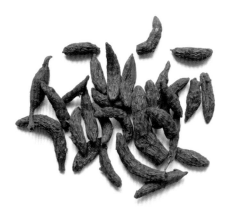

香附药材

4. 痛经 香附 12 g，艾叶 4 g。水煎服。

5. 胃、十二指肠溃疡 炒香附、煅牡蛎各 60 g，炒五灵脂 30 g。共研末，早、晚各服 5 g，服完后隔 5 日再服第 2 剂，2 个月为 1 个疗程。

6. 丹毒 香附 30 g。研细末，黄酒送服，微醉为度，不饮酒者，以温开水送服。

7. 扁平疣 香附 150 g，木贼、生薏苡仁各 10 g。水煎外洗，并同鸦胆子去壳捣烂摩擦局部。

8. 乳腺增生 香附、柴胡、郁金、穿山甲、浙贝母、瓜蒌、夏枯草各等量。水煎服。

9. 链霉素中毒之眩晕 香附、柴胡各 30 g，川芎 15 g。研细末，装入胶囊，成人每次 2 丸，每日 3 次，饭后温开水送服，老人与儿童量酌减，连用 2 剂。

使用禁忌 血虚气弱者不宜单用，阴虚血热者慎服。

香附

小茴香
XIAOHUIXIANG

藏 药 名 | 司拉嘎保。

别 名 | 茴香、谷茴香、修热孜热、孜拉白扎。

来 源 | 本品为伞形科植物茴香 *Foeniculum vulgare* Mill. 的干燥成熟果实。

识别特征 | 多年生草本，高 1 ~ 2 m，全株有香气。茎直立，有纵棱。叶互生，3 ~ 4 回羽状全裂，裂片丝状线形；叶柄基部鞘状抱茎。复伞形态序顶生；花小、黄色。双悬果，每分果有 5 纵棱。本品呈小圆柱形，两端稍尖，长 3 ~ 5 mm，径 2 mm 左右，基部有时带细长的小果柄，顶端有黄褐色柱头残基，新品黄绿色或棕色，陈品为棕黄色。分果容易分离，背面有 5 条略相等的果棱，腹面稍平；横切面略呈五角形。花期 7 ~ 9 月，果期 9 月以后。

生境分布 | 全国南北各地均有栽培。

采收加工 | 秋季果实初熟时采割植株，晒干，打下果实，除去杂质。

药材鉴别 | 本品为稻谷状小粒。表面黄绿色或淡黄色。背面隆起，有纵棱 5 条。果实易分离成瓣，每瓣呈椭圆形。断面灰白色，有油性。气芳香，味辛而后甘。

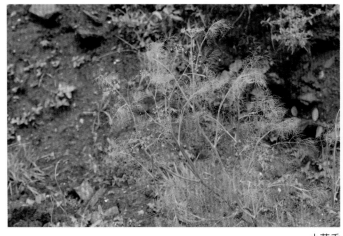
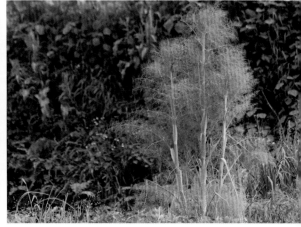

小茴香　　　　　　　　　　　　　　　　　小茴香

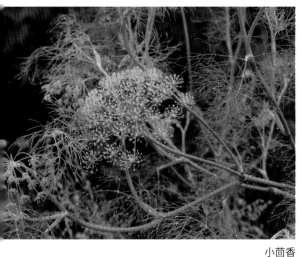
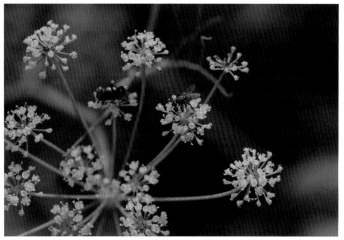

小茴香   小茴香

性味归经 ｜ 辛，温。归肝、肾、脾、胃经。

功效主治 ｜ 有增强胃肠运动的作用。
在胀气时，可促进气体排出，减轻疼痛。

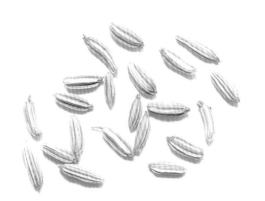

小茴香饮片

用法用量 ｜ 2 ～ 4 g，煎服；0.5 ～ 1 g，
研末服。外用：适量。

精选验方 ｜

1. 闪挫腰痛 小茴香适量。研细末，酒
服 3 ～ 5 g。

2. 嵌闭性小肠疝 小茴香适量。成人 10 ～ 15 g（小儿量酌减），开水冲汤，趁热顿服，
如 15 ～ 30 min 后不见效，同量再服 1 次；或成人 3 ～ 6 g（小儿量酌减），开水冲汤服，间
隔 10 min 后，同量再服 1 次，服后仰卧 40 min，下肢并拢，膝关节半弯曲。

3. 鞘膜积液，阴囊象皮肿 小茴香 15 g，盐 4.5 g。同炒焦，研细末，打入青壳鸭蛋 1 ～ 2
个，同煎为饼，临睡前用温米酒送服，4 日为 1 个疗程，间隔 2 ～ 5 日，再服第 2 个疗程。

4. 肠绞痛，睾丸和附睾肿痛 小茴香、木香各 3 g，川楝子、白芍各 12 g，黄柏 9 g，槟
榔 6 g，生薏苡仁 25 g。水煎服，也可用于睾丸鞘膜积液。

5. 阳痿 小茴香、炮姜各 5 g。研细末，加盐少许，用少许人乳汁调和（也可用蜂蜜或鸡
血代替）敷于肚脐，外加胶布贴紧，一般 5 ～ 7 日后可去除敷料。

6. 肾绞痛 小茴香、干姜、官桂、沉香粉（冲服）各 5 g，延胡索、五灵脂、没药、川芎、
当归、蒲黄、赤芍、乌药各 10 g。每日 1 剂，水煎服。

7. 慢性痢疾 小茴香 9 g，石榴皮 15 g。水煎服。

使用禁忌 ｜ 阴虚火旺者慎服。

小
茴
香

蝎子
XIEZI

藏 药 名 | 迪巴那保。

别　　名 | 迪巴热尖、迪巴热杂、迪巴热尼。

来　　源 | 为钳蝎科动物东亚钳蝎 *Buthus martensi* Karsch 的全体。

识别特征 | 体长约 60 mm，分为头胸部及腹部。头胸部背甲梯形，有中眼一对，似腹眼，侧眼 3 对，系单眼。胸板三角形，整肢的钳状上肢有 2 齿。触肢钳状，上下肢内侧有 12 行颗粒斜列。胸部有步足 4 对，均 7 节，末端有勾爪 2 枚。前腹部的前背板上有 5 条隆脊线，前腹部宽广，共有 7 节；第 1 节腹面有一生殖厣，内有生殖孔，第 2 节栉状器有 16 ～ 25 枚齿。后腹部的前 4 节各有 10 条隆脊线，第 5 节仅有 5 条，第 6 节的毒针下方无距。

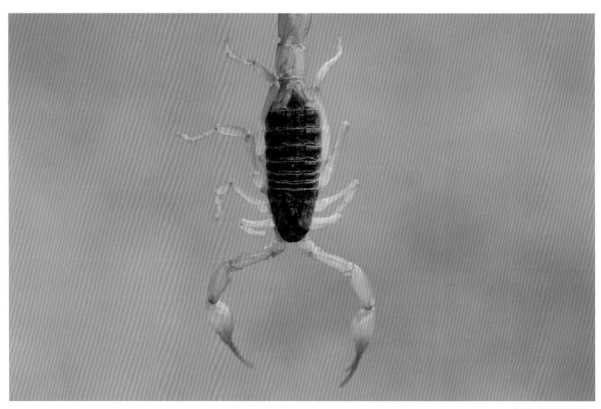

蝎子（东亚钳蝎）

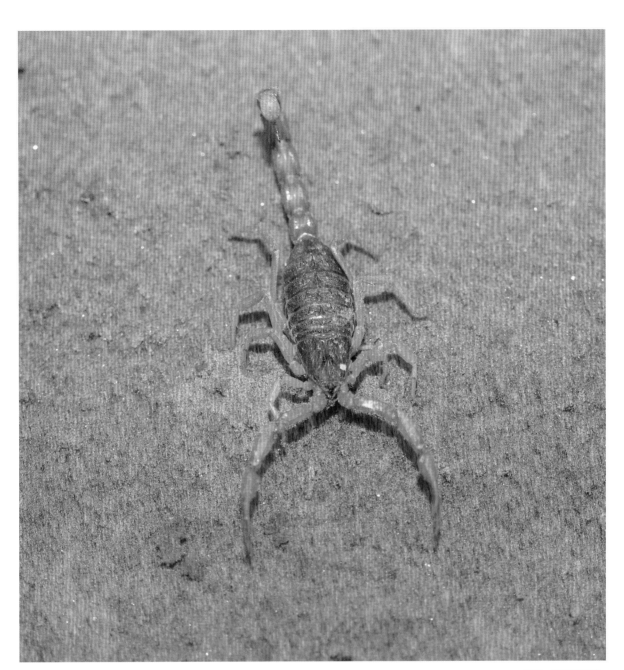

蝎子（东亚钳蝎）

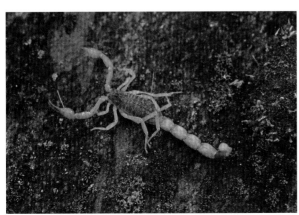

蝎子（东亚钳蝎）

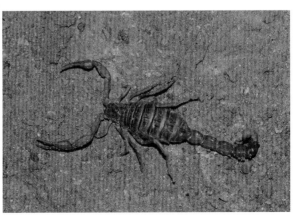

蝎子（东亚钳蝎）

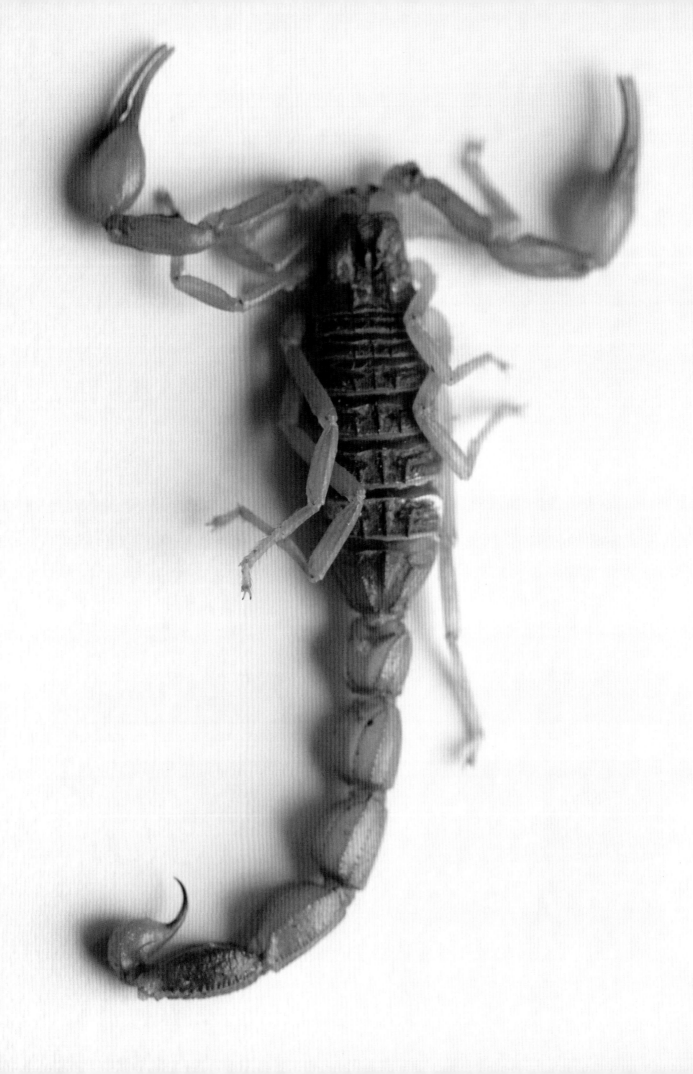

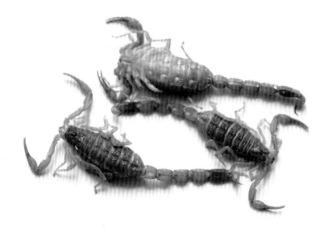
全蝎材药

生境分布 | 栖息于石底及石缝的潮湿阴暗处，多穴居，以昆虫、蜘蛛等为食。冬季蛰伏，惊蛰后活动。主要分布于西藏各地、河南、河北、山东、辽宁等地。野生或饲养。

采收加工 | 立秋后捕捉或采集，晾干。

药材鉴别 | 本品头胸部与前腹部呈扁平长圆形，后腹部呈尾状，皱缩弯曲，完整者体长约60 mm。头胸部呈绿褐色，前面有1对短小的螯肢及1对较长大的钳状脚须，形似蟹螯，背面覆有梯形背甲，腹面有足4对，均为7节，末端各具2爪钩；前腹部由7节组成，第7节色深，背甲上有5条隆脊线。背面绿褐色，后腹部棕黄色，6节，节上均有纵沟，末节有锐钩状毒刺，毒刺下方无距，气微腥，味咸。

性味归经 | 味甘、微辛，性温。

功效主治 | 祛寒，镇痉。主治抽筋，眼病，"龙"病，癫痫，小儿麻痹。

用法用量 | 内服：研末，4～7 g；或入丸、散。

精选验方 |

1. 癫痫引起的突然晕倒、四肢抽搐、口吐白沫等 蝎子（去毒）30 g，斑蝥（去毒）、土木香（膏）、小叶杜鹃、天冬各15 g，云南樟22.5 g，草红花24 g，珍珠母（去毒）12 g，甘草（膏）18 g。以上九味混合，研成细粉，用水泛丸，内服，每服1.8 g，每日2次。

2. 风牙疼痛 蝎子3个，蜂房10 g。炒研末，擦牙。

3. 关节疼痛、筋节挛疼 蝎子7个（炒），麝香0.2 g。研匀，空腹，温酒调服。

4. 偏头痛 蝎子、藿香、麻黄、细辛各等份。共研细末，每次3 g，开水送服。

5. 痈疮肿毒 蝎子、栀子各10 g。麻油煎黑去滓，入黄蜡，化成膏敷之。

6. 阴囊湿疹成疮 蝎子、延胡索、杜仲（炒）各15 g。水煎服。

7. 乳腺小叶增生 蝎子2 g。夹于馒头或糕点中食之，每日1次，7日为1个疗程。

8. 面神经麻痹 蝎子、制白附、蜈蚣、钩藤、白芷各20 g。共研细粉，每服10 g，每日2次。

9. 小儿急惊风 蝎子、蜈蚣各等量。共研细粉，每服1～1.5 g。

10. 颈淋巴结结核 蝎子、蜈蚣各1条。烤干研粉，每日1剂，分3次服。

使用禁忌 | 本品有毒，中毒剂量为30～60 g，故内服最大用量不宜超过30 g。血虚生风者及孕妇慎用。

蝎子

雄黄
XIONGHUANG

藏 药 名 | 东瑞。

别　　名 | 门西、雄精、明雄黄、么布尺点、玛乃石察。

来　　源 | 为硫化物类矿物雄黄 Realgar 的矿石。

识别特征 | 单斜晶系雄黄矿石，雄黄为主，与雌黄、方解石、石英、辰砂等共生。本品呈柱状、粒柱状单晶呈放射状粒状集合体，常为不规则块状或粉末，大小不一，橙红色或深红色。块状的表面覆有橙黄色粉末，手摸染指。具金刚光泽，断面呈树脂光泽或脂肪光泽，半透明至微透明。质松脆，易碎，硬度 1.5 ～ 2.0，比重 3.4 ～ 3.6，条痕橙黄色。断面色更鲜艳，具细砂孔。其中颜色鲜艳、半透明、有光泽、质松脆的习称"明雄""雄黄精"或"腰黄"。微有特异蒜臭气，味淡。

生境分布 | 分布于湖南、贵州、云南、四川等地。

采收加工 | 随时可采，除去杂质，研成细粉或水飞用。切忌火煅。

药材鉴别 | 本品为橙黄色或淡橘红色的极细粉末。触之易染手，气臭特异，微有刺鼻感，味淡。

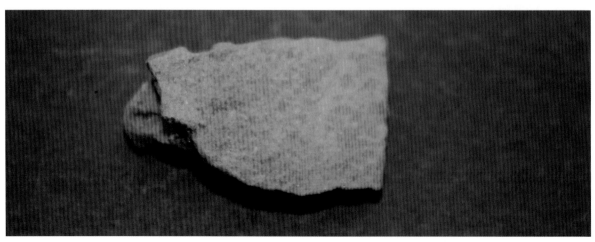

雄黄

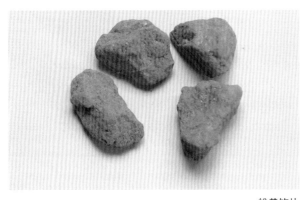

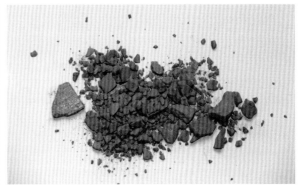

雄黄饮片　　　　　　　　　　　　　　　　　　雄黄饮片

性味归经 | 辛、苦，温；有毒。归心、肝、肾经。

功效主治 | 解毒杀虫，燥湿祛痰。本品辛苦温，性燥有毒。外用以毒攻毒而有解毒杀虫之效；内服性燥而有燥湿祛痰之功。

用法用量 | 0.15～0.30 g。内服：入丸、散。外用：适量，研末敷，调搽或烧烟熏。

精选验方 |

1. 流行性腮腺炎 雄黄 45 g，明矾 50 g，冰片 3～5 g。共研细末，每次 2～3 g，以 75%酒精调成糊状，搽于局部。

2. 血吸虫病 雄黄 6 g，枯矾 10 g，雷丸 11 g，阿魏 25 g。先化阿魏，再将前 3 味共研细末，放阿魏汁炼为丸，每服 4.8 g。

3. 疟疾 雄黄粉 0.3 g，六一散 2 g。二药混匀，分成两包，于疟疾发作前 2 h 调服 1 包，4～6 h 后再服 1 包。

4. 蛲虫病 雄黄 15 g，凡士林油 60 g。同调匀，每晚睡前搽肛门内及周围，次日早晨擦去，连用 3～7 日。

5. 白血病 雄黄、青黛按 1∶9 的重量比混合。研细混匀，装胶囊或压成片剂，每日 10 g，分 3 次口服，配合辨证施治汤药。

6. 癫痫 雄黄、双钩藤、制乳香各 25 g，琥珀、天麻、天竺黄、全蝎、胆南星、郁金、黄连、木香各 19 g，明矾、荆芥穗、甘草各 13 g，朱砂 5 g，珍珠、冰片各 2 g，绿豆 200 粒。上药除雄黄、朱砂外，余药共研细末，制成水丸如绿豆大，雄黄、朱砂研细末为衣，每日 2 次，分早晚温开水冲服，成人每次 4～6 g，1 周岁儿童每次 1～1.5 g，儿童 1 个月、成人 3 个月为 1 个疗程。

使用禁忌 | 孕妇忌服。切忌火煅，煅烧后即分解氧化为三氧化二砷（As_2O_3），有剧毒。雄黄能从皮肤吸收，故局部外用也不能大面积涂搽及长期持续使用。

雄黄

熊胆
XIONGDAN

藏 药 名 ｜ 椭木。

别 名 ｜ 米门朵间、间三顿巴。

来 源 ｜ 为熊科动物黑熊 *Selenarctos thibetanus* G. Cuvier 的干燥胆囊。

识别特征 ｜ 身体粗壮、肥大。体长 1.1 ～ 1.3 m。头宽，吻部略短。耳披长毛。颈两侧毛更长，尾甚短而极不明显。四肢粗而结实，前足腕垫与掌垫相连，后足垫肥厚。通体黑色，具光泽，吻部、脸面呈棕黄色，下颏有显著白斑，胸部有一鲜明的初月状的白毛。

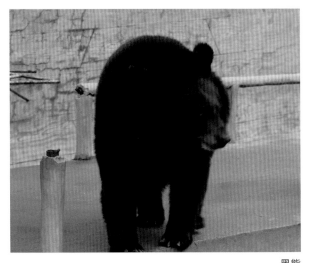

黑熊

生境分布 ｜ 黑熊是一种森林地区兽类。从低海拔的热带常绿雨林、半常绿雨林，到海拔 4000 m 上下的寒温带针叶林均有其踪迹。分布于青藏高原大部林区及西南、华北、东北、华南等地。

采收加工 ｜ 以前在冬、夏季猎取到熊后，立即剖取胆囊，扎紧胆囊口，然后剔去附着的油脂，置通风处或石灰缸中干燥；现多为人工取胆，亦称人工引流熊胆，系采用活胆囊造漏术的方法，引出胆汁，并经低温干燥后得到的胆汁干燥品。

药材鉴别 ｜ 干燥胆囊呈吊囊状，略扁，大小不一，一般长约 10 ～ 20 cm，宽约 5 ～ 10 cm，表面灰褐色或棕黄色，有皱折，囊皮较薄。对光视之上部呈半透明状，囊内含有胆仁，胆仁呈块状、颗粒状、粉末状或稠膏状，有光泽，颜色不一。

性味归经 ｜ 味苦、微甘，消化后味甘，性寒。

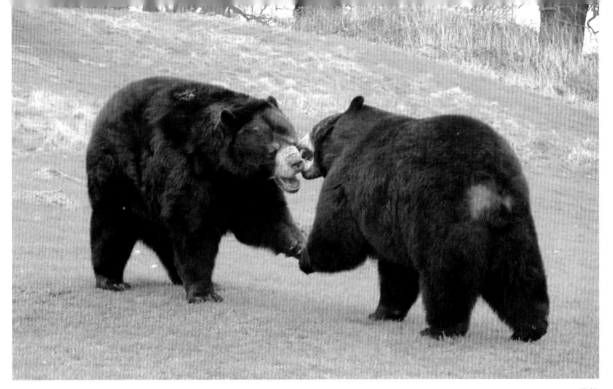

黑熊

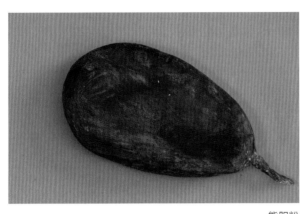

熊胆粉

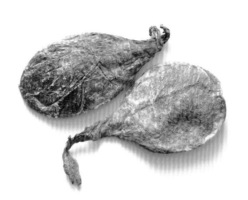

熊胆药材

功效主治 | 清热解毒，镇静，止痛，利胆明目，健胃，杀虫。主治胆热、胆结石等各种胆病，出血症，癫痫，牙痛，目翳，胃痛，疮疡肿痛，各种肝病。

用法用量 | 内服：研末，0.5 ~ 1 g；或入丸、散。肉及脑视情用适量。

精选验方 |

1. 热毒引起的血痢 熊胆 5 g，唐古特青兰 25 g，红花 20 g。共研成细粉，加蜂蜜制成蜜丸，早、晚各服 3 g。

2. 各种"赤巴"病，诸腑瘤，产后痞瘤 熊胆、擦拉（去水）、贝齿（煅）各 25 g，黑冰片 150 g，船形乌头 180 g，止泻木子、沙棘各 50 g，岩白菜、洪连各 40 g，马兜铃 60 g。混研成细粉，过筛，混匀，口服，每日 2 次，每次服 2.5 ~ 3 g。

使用禁忌 | 虚证禁服。

熊
胆

雪蛙
XUEWA

藏 药 名 | 岗白。

别 名 | 塔其、塔其木保、刀卜吉、母地圭坚。

来 源 | 为小鲵科动物羌活鱼 *Batrachuperus pinchonii*（David）的肉、脂。

识别特征 | 呈略扁的长条形，体长约 200 mm，尾略与体干等长，密被棕色有光泽的鳞。头扁，两眼突出，具睑。口内有细齿，躯干两侧各有 13 条肋沟。四肢掌底棕色，各具 4 趾，爪黑色，尾两侧扁压而略呈翅状。

生境分布 | 栖息于高山溪流石间。分布于西藏的阿里、那曲、昌都及四川西部等地。

采收加工 | 取肉、脂，小心贮藏，切不可腐烂。

药材鉴别 | 肉脂混于一起，干燥状，呈淡黄色，长 60 ～ 90 mm，气腥臭。

性味归经 | 味甘、酸。性温。

功效主治 | 益精壮阳，祛寒补肾。主治肾病，阳痿等症。

用法用量 | 内服：研末，6 ～ 9 g；或入丸、散。

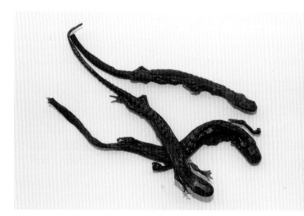

雪蛙药材

精选验方 |

1. 防病益寿，可使脸色变红，头发变黑，心静神安，亦可壮阳 雪蛙肉脂、诃子、喜马拉雅鼠蜥肉、麻雀肉、寒水石各 50 g，蜂蜜 75 g。以上六味除蜂蜜外，其余五味共研为末，再以蜂蜜泛丸，早、晚各服 3 g。

2. 心明安神，强体健身，壮阳益精 雪蛙肉、水獭尾各 40 g，黄精 15 g，手参、虫草、茅膏菜、小叶杜鹃、螃蟹甲各 50 g。共研为末，以牛奶泛丸，每丸 5 g，早、晚各服 1 丸。

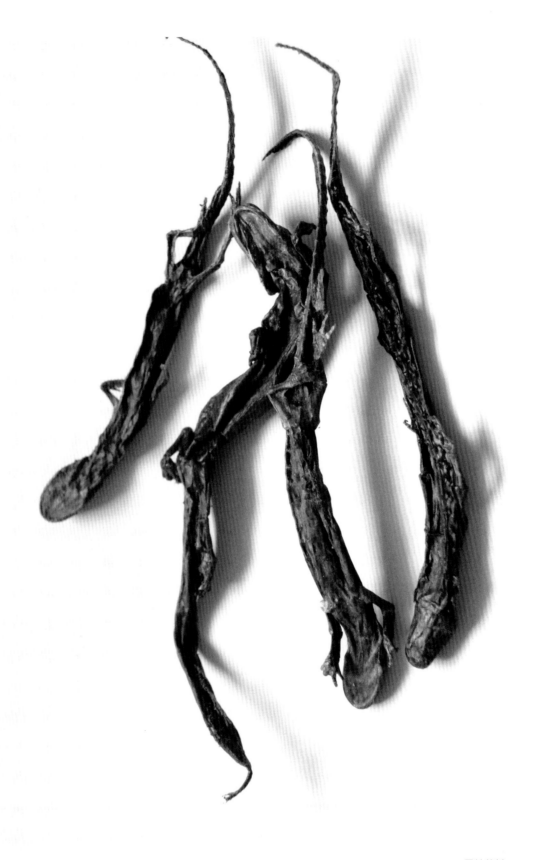

雪蛙药材

使用禁忌 | 非气滞作痛者忌用。

延胡索
YANHUSUO

藏 药 名｜苏咪赛尔保。

别　　名｜元胡、玄胡、元胡索、玄胡索、苏咪止虾干布。

来　　源｜本品为罂粟科植物延胡索 *Corydalis yanhusuo* W. T. Wang 的干燥块茎。

识别特征｜多年生草本，茎纤弱，高约 20 cm。叶互生，有长柄，小叶片长椭圆形或线形，全缘。总状花序顶生，花红紫色，横生于小花梗上，蒴果长圆形。花期 3～4 月，果期 4～5 月。

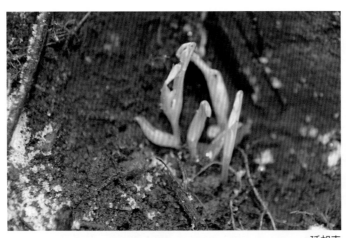
延胡索

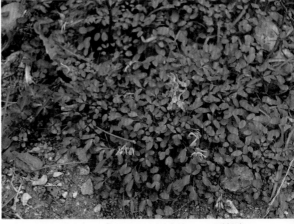
延胡索

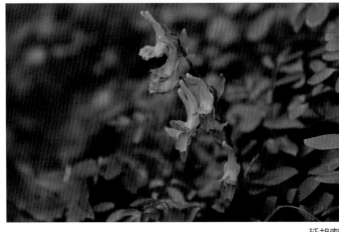
延胡索

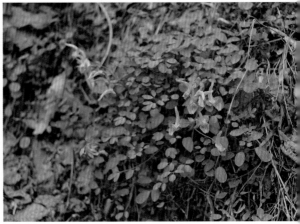
延胡索

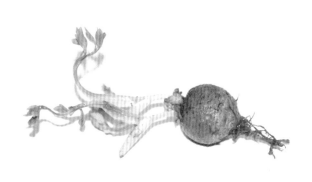
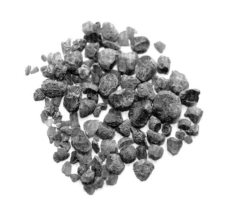

延胡索药材   延胡索饮片

生境分布 丨 生长于稀疏林、山地、树林边缘的草丛中。分布于浙江、江苏、湖北、湖南、安徽、江西等地，大面积有栽培。本品为浙江特产，尤以金华地区产品最佳。

采收加工 丨 夏初茎叶枯萎时采挖，除去须根，洗净，置沸水中煮至无白心时，取出晒干。

药材鉴别 丨 本品为圆形厚片或不规则的碎颗粒，直径 0.5 ～ 1.5 cm。外皮灰黄色或棕黄色，具不规则皱纹。切面金黄色，角质样，有蜡样光泽。质坚硬。气微，味苦。

性味归经 丨 辛、苦，温。归肝、脾、心经。

功效主治 丨 活血，行气，止痛。本品辛散苦降温通，既走血分，又行气分；能行血中气滞，理气中血滞，止一身上下诸痛，作用强，应用颇广，疗效甚捷，故为活血行气止痛良药。

用法用量 丨 3 ～ 10 g，煎汤，研末每次 1 ～ 1.5 g。醋制加强止痛之功。

精选验方 丨

1. 尿血（非器质性疾病引起的）　延胡索 50 g，朴硝 37.5 g。共研为末，每次 20 g，水煎服。

2. 产后恶露下不尽、腹内痛　延胡索末适量。以温酒调服 5 g。

3. 跌打损伤　延胡索适量。炒黄研细，每次 5 ～ 10 g，开水送服；也可加黄酒适量同服。

4. 疝气危急　延胡索（盐炒）、全蝎（去毒，生用）各等份。研为细末，每次 2.5 g，空腹盐酒下。

5. 小儿支气管炎　白芥子 20 g，延胡索 12 g，甘遂、细辛各 6 g，樟脑 3 g，鸡蛋 1 个。将前 5 味共研细末，再与鸡蛋清调匀，敷于肺俞和中府穴。

6. 胆汁返流性胃炎　延胡索、五灵脂（包煎）、郁金各 10 g，大黄、甘草各 6 g，砂仁、厚朴各 8 g。水煎取药汁，每日 1 剂，分 2 次服用，7 日为 1 个疗程。

7. 慢性萎缩性胃炎　延胡索、五灵脂、草豆蔻、没药、白及、木蝴蝶各 10 g，人参 15 g。水煎取药汁，饭前半小时温服，每日 1 剂，分 2 次服用，3 个月为 1 个疗程。

使用禁忌 丨 孕妇忌服。

岩白菜
YANBAICAI

藏 药 名 | 嘎都尔窍。

别　　名 | 乌巴拉贝达、那朵豆、贝扎拉、堆厘。

来　　源 | 为虎耳草科植物岩白菜 *Bergenia purpurascens*（Hook. f. et Thoms.）Engl. 的根及根茎。

识别特征 | 多年生常绿草本，高可达 50 cm。根状茎粗如手指，节间短，每节有扩大成鞘的叶柄基部残余物宿存，干后呈黑褐色。叶基生，肉质而厚，有柄，叶片倒卵形或长椭圆形，长 10 ~ 15 cm，宽 3.5 ~ 7 cm，先端钝圆，基部渐窄或楔形，边缘微呈波状或细牙齿状，上面深绿，有光泽，下面黄绿色。蝎尾状聚伞花序着生于花葶上部，有 6 ~ 7 朵花，常下垂；花萼宽钟状，在中部以上 5 裂；花瓣 5，紫色或暗紫色；雄蕊 10 个。蓇葖果直立。花、果期 6 ~ 8 月。

生境分布 | 生长于海拔 3800 ~ 4000 m 的林下、灌丛、亚高山草甸或石隙中。分布于西藏东部、四川西南部、云南西北部。

采收加工 | 9 ~ 10 月挖根，就近以流水洗去污泥，除去粗皮，切片，晾干即成。

药材鉴别 | 根茎呈类圆柱形，略弯曲。长 10 ~ 30 cm，直径 0.6 ~ 2 cm。表面棕灰色

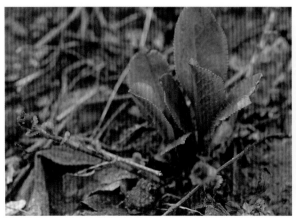
岩白菜

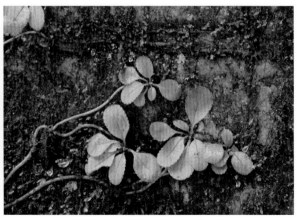
岩白菜

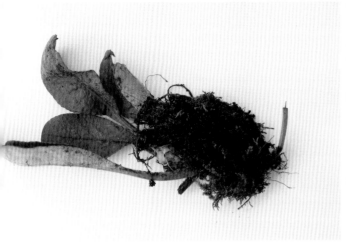
岩白菜药材

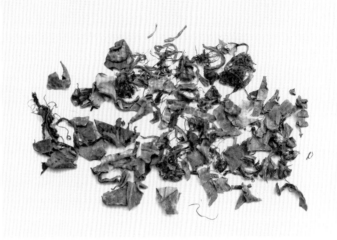
岩白菜饮片

或黑褐色，具密集或微疏而稍隆起的环节，节间长 1 ～ 6 ～ 11 mm，节上有棕黑色鳞片残存，并有皱缩条纹及凹点状或突起的根痕。质坚实而脆，易折断。断面显粉质，类白色或棕黄色，近边缘有一环维管束小点，一侧点稍大，另一侧稍小。以粗壮、质坚、断面白色为佳；色深者质次，黑色枯朽者不可用。气微，味苦涩。

性味归经｜ 味辛、涩，性寒。

功效主治｜ 清热解毒，消肿。主治瘟病，肺热，中毒及四肢肿胀等症。

用法用量｜ 内服：煎汤，3 ～ 9 g；研末，0.6 ～ 1.2 g。

精选验方｜

1. 肺水肿 岩白菜、甘草、草红花、石灰华各 100 g，杉叶藻 75 g，熊胆 15 g，降香 50 g。除熊胆外，上六味研为细散，过筛备用。将熊胆研磨成细粉以开水浸泡，用浸泡液将上备用粉末泛丸，早、晚以 25 g 煎汤服用。

2. 喉病、喑哑等症 岩白菜、白檀香各 15 g，广木香、当归各 10 g，灰蒿根 12.5 g，丁香 8 g。以上六味研为细散，过筛，粉末 5 g 与高山白花龙胆、甘草各 20 g，取相混物 3 g 煎汤，服上清液。

3. 六腑血和赤巴病、霍乱、痢疾等肠道传染病 十三味渣鹏散：岩白菜 14 g，渣驯膏 23 g，诃子、草乌各 5 g，榜嘎 20 g，木香 10 g，豆蔻、藏菖蒲、唐古特青兰各 9 g，红花、黑冰片各 6 g。共为细粉，加入另研的熊胆 5 g，麝香 3 g，研极细粉混匀，口服，每次 1.5 ～ 2 g，每日 2 次。

4. 肺脓疡 九味檀香丸：岩白菜 150 g，檀香、降香各 125 g，石灰华、无茎芥各 200 g，白葡萄干 70 g，甘草、丁香各 50 g，红花 120 g。共为细粉，水泛丸重约 1 g，每次 2 ～ 3 丸，每日 3 次。

使用禁忌｜ 虚弱人有外感发热者慎用。

岩白菜

野牦牛

YEMAONIU

藏 药 名 | 亚规。

别　　名 | 仲、玉仲、日亚。

来　　源 | 为牛科动物野牦牛 *Bos grunniens* Linnaeus. 的角、骨、骨髓、舌、喉头、心、胆汁、血、睾丸、肉等。

识别特征 | 体形大，公牛体重可达 1000 kg 以上，肩高在 1.3 m 以上。体背较平直，肩部中央具显著凸起隆肉，故站立时略显前高后低。头形狭长，脸面平直，鼻唇面小，耳相对亦小。颈下无垂肉。四肢粗短、强壮，下部更甚。蹄大而宽阔，长达 17 cm，宽达 14 cm，乳头 2 对。头、脸、上体和四肢下部被毛短而致密，但体侧下部、肩部、胸部、腹部及腿均披 40 cm 以上的长毛。尾端长毛形成簇。两性均具角，角形相似，但雄牛之角要比雌牛的显著大而粗壮。角自基部开始先向外，上方分歧，然后向前，复又朝内朝上弯曲，角尖略向后弯，两角基部或角尖之间均相距甚远。通体褐黑色，仅吻周、下唇、脸面以及脊背一带呈现微弱的灰白色调，但老年雄体的脊背往往带有微红色。尾纯黑色。

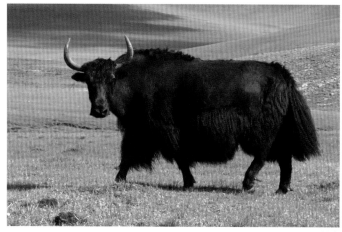

野牦牛

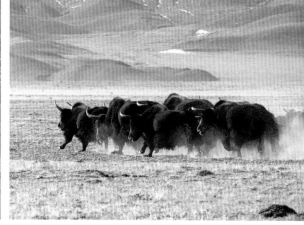

野牦牛

生境分布 ｜ 野牦牛是一种典型的高寒动物，性极耐寒。终年以游荡的方式，栖息于人迹罕至的高山大岭、山间盆地、高寒荒漠、草原等环境中。除个别壮兽有时会单独生活外，一般总是雌雄、老幼活动在一起，少则10数头，多则达200头以上，但每群一般总由一头强壮公牛率领。每年9月末，10月初开始配种。怀孕母牛于翌年夏初产仔，每胎1仔，公牛3岁性成熟。分布于青藏高原，为青藏高原特有。

采收加工 ｜ 角：烧成炭，磨细。骨：熬汤。背髓：晾干，捣碎。舌：晾干，研细。喉头和心：鲜用或晾干。胆囊：于通风处晾干，去净皮膜，研细。血：煮成块，晒干，捣细。睾丸：鲜用或晾干，入同类兽奶中煮食。肉：鲜用或晾干。

药材鉴别 ｜ 野牦牛心为略带血块的干燥心脏。大小不等，重2.5～4.5kg；略带心包膜，动脉血管及少量脂肪，外表棕褐或紫褐色。体重坚实，断面棕色或棕褐色，颗粒状，具黑褐色空腔，气腥、味甘。以个大、质重、无腐坏者为佳。

性味归经 ｜ 角味涩、辛，性温。胆味苦，性凉。其余味甘，性平。

功效主治 ｜ 角：升温，生火，健胃，干脓血。主治腹肿瘤、疮疖，烧焦治"培根"病、颈瘿。骨：主祛寒，增热量，生胃火。骨髓：主治疮疖，皮下虫病，牲畜抵伤。舌：主健胃，祛寒。喉头：主治甲状腺肿大。心：主治心悸，心绞痛，神经衰弱，昏厥癫狂。胆和胆汁：主治内脏出血，增热量。血：主治疮疖，慢性肠胃炎，久泻，酒癖。睾丸：主滋补，壮阳，治腰痛。肉：主干腹水，祛风，对热病有害无益。

用法用量 ｜ 内服：研末，3～6g；或入丸、散。

精选验方 ｜

1. 心绞痛及昏厥癫狂 野牦牛血、诃子、广木香、广酸枣、木棉花、竹黄各30g，肉豆蔻、丁香、阿魏各20g，乳香、沉香各40g。共研成散或泛丸，内服，每日2～3次，每次1g。

2. 下咽困难，胃瘤 野牦牛血50g，诃子、红花、荜茇、胡椒、乳香各25g，熊胆、安息香各2.5g，麝香少许。共为细末，每日3次，每次1～1.5g，用湿开水冲服。

3. 清热散结、止痛，治"培根"病 野牦牛血200g，安息香、丁香、诃子各100g，熊胆5g，麝香2g。以上六味除熊胆、麝香外，其余粉碎成细粉，过筛，加入麝香、熊胆细粉，混匀，用水泛丸，丸重2g，每日2～3次，每服5粒。

野牦牛

野猪
YEZHU

藏 药 名｜帕合郭。

别　　名｜郭洛纳尖、乌儿扎坚、曲仁、亡吉、萨琼、帝木。

来　　源｜为猪科动物野猪 *Sus scrofa* Linnaeus 的肉、额骨、舌、骨髓、血、胆、粪、脂肪。

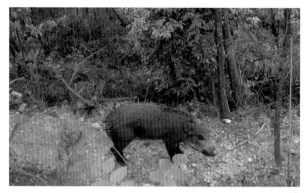
野猪

识别特征｜体长 1～2 m，体重约 150 kg，最大的雄猪可达 250 kg，雄性比雌性大。外形与家猪相似，吻部十分突出。雄猪的犬齿特别发达，上、下颌犬齿皆向上翘，称为獠牙，露出唇外。雌猪獠牙不发达，四肢较短，尾细。躯体被有硬的针毛，背上鬃毛发达，长约 14 cm，针毛与鬃毛的毛尖大都有分叉。毛色一般为棕黑色，面颊和胸部杂有黑白色毛。幼猪躯体呈淡黄褐色，背部有 6 条黄色纵纹，俗称"花猪"。

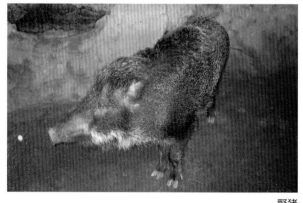
野猪

生境分布｜多栖息于灌木丛、较潮湿的草地、阔叶及混交林中。夜间或晨、昏活动。性极凶猛，一般结群活动。杂食性，以幼嫩树枝、果实、草根、野菜、腐肉等为食，也盗食农作物。分布很广，遍及全国。

采收加工｜猎取野猪后取肉、舌及胆囊，晾干，去净皮膜。额骨：烧成炭，研末。骨髓：捣碎。血：煮成块，晒干，研细。粪：初秋，食果实和鱼、青蛙等后的粪最佳，晒干。

药材鉴别｜野猪的干燥粪便，呈椭圆形、卵圆形或扁圆形块状，长径 2～5 cm，短径 1～1.5 cm。表面褐色或黑褐色，粗糙或含有植物组织，质轻易碎，断面棕褐色，气臭，煅烧

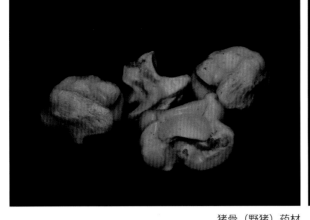

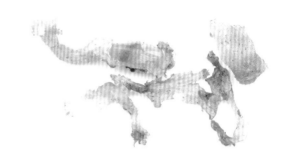

猪骨（野猪）药材　　　　　　　　　　　　猪骨（野猪）药材

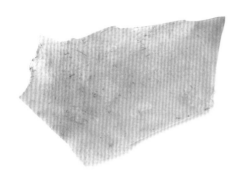

猪骨（野猪）药材　　　　　　　　　　　　猪骨（野猪）药材

后呈大小不等的团块或碎片，表面黑色，微光泽，有多数细孔。体轻，质松脆，易碎、气微，味淡。

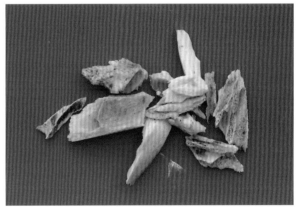

猪骨（野猪）饮片

性味归经 肉、血、脂肪、骨髓、舌、额骨、胆味甘，消化后味甘，性凉，效轻。粪味辛，消化后味苦，性温，效锐。

功效主治 野猪粪：健胃利胆，主治消化不良、瘟疫、胆肿瘤。骨：主治"木布"病。舌：主治骨疣。血：敛毒，主治"木布"扩散症。油脂：敛毒，干黄水；外用治癣症，关节积黄水。额骨：主治腹水。胆汁：清热解毒，益目，主治眼病、疮伤。

用法用量 内服：研末，3 g。

精选验方

1. **消化不良，寒性胆病** 野猪粪 75 g，诃子、石榴子、五灵脂各 50 g，波棱瓜 35 g。粉碎成细粉，每日 2 次，每次 2.5 g。

2. **胆肿瘤引起的胆疼痛、肤黄、皮肤发痒、食欲不振等** 七味蒂达散：黑冰片（炙猪粪）50 g，蒂达、白花秦艽、金腰草、岩参各 30 g，锯锯藤 25 g，波棱瓜 20 g。共碎成细粉，过筛，混匀，制散，内服，每服 3 g，每日 2 次。

野猪

翼首草
YISHOUCAO

藏 药 名 榜孜多乌。

别 名 那古穷、赤迪新、培多、阿盖贝尔钧、榜孜加巴。

来 源 为川续断科植物匙叶翼首花 *Pterocephalus hookeri* (C.B.Clarke) Iluck. 的全草。

识别特征 多年生草本，高 5 ～ 35 cm。根圆锥形，粗状肉质。上部密被褐色残存叶柄。叶基生，匙形或长圆状披针形，长 3 ～ 20 cm，宽 1 ～ 4 cm，通常全缘，或具弯曲粗齿或大头羽状浅裂，基部渐窄成柄，中脉明显，两面被粗短毛。花葶单 1，稀 2 ～ 3，密生倒向粗毛；头状花序球形，径 3 ～ 4 cm，总苞片 2 ～ 3 层，卵状长圆形或三角披针形，密被白色柔毛；苞片似总苞，但狭小。花白色或粉红色；花萼筒状，长约 5 mm，有柔毛；萼全裂成羽状冠毛；花冠漏斗状，长 8 ～ 12 mm，先端 4 ～ 5 裂，冠筒内外均有柔毛；雄蕊 4，稍伸出；子房包藏于副萼内，花柱伸出。瘦果成熟后藏于副萼内，并冠以花萼全裂而成的羽状冠毛。花期 6 ～ 7 月，果期 8 ～ 9 月。

生境分布 生长于海拔 3200 ～ 5700m 的向阳山坡、草甸、林间，分布于西藏各地，青海，四川西部、北部，云南西北部等地。

采收加工 7 ～ 8 月采挖带根全草，洗净，晾干，切段备用。

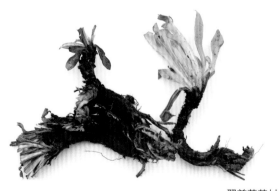

翼首草药材

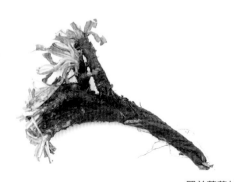

翼首草药材

药材鉴别 | 本品根呈圆柱形，长5～20 cm，直径1～2 cm，表面棕褐色或黑褐色，外皮易脱落，顶端常有数个扭曲状的根茎丛生；体轻，质脆，易折断，断面不平坦，木部白色。叶基生，灰绿色，多已破碎，完整叶片长披针形或长椭圆形，全缘或羽状全裂，两面均被粗毛，头状花序近球形，直径1.5～2.5 cm，花白色或淡红色；萼片为羽毛状，多数，气微，味苦。

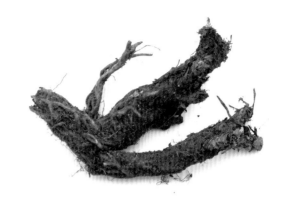
翼首草药材

性味归经 | 味苦，性寒，有小毒。

功效主治 | 解毒，清热止痢，祛风除痹。主治瘀毒，新陈热病，垢甲病，痹症，痢疾，关节炎。

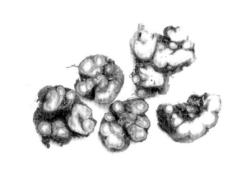
翼首草药材

用法用量 | 内服：研末，1～3 g；或入丸剂。

精选验方 |

1. 虚热症引起的各种陈旧性疾病 翼首草、红花、寒水石各15 g，果台30 g，绿绒蒿、甘松香各10 g，冰片5 g。混合研成细粉，过筛，早、晚各服1勺。

2. 痢疾引起肠痛、腹泻、发烧、寒战等症 翼首草、洪连、乌头、伞梗虎耳草、黄连、高山辣根菜、角茴香等各50 g。混合研成粗粉，过筛，每日30 g，煎汤服用。

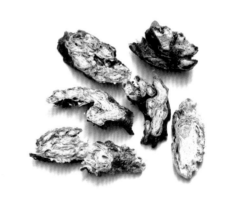
匙叶翼首草饮片

3. 一切炎症和瘟病 十二味翼首草丸：翼首草100 g，榜嘎75 g，角茴香、红花各60 g，石灰华75 g，紫檀香、莪大夏各50 g，安息香25 g，草乌40 g，渣驯膏32.5 g，牛黄、麝香各0.5 g。以上十二味中，除牛黄、麝香分研，渣驯膏加适量水泡于容器中，其余研成细粉，过筛，加入牛黄、麝香细粉，混匀，再用渣驯膏溶液泛丸，干燥即得，内服，每日2次，每次1～1.5 g，饭后服。

使用禁忌 | 脾胃虚寒者及孕妇忌用。

翼首草

茵陈蒿
YINCHENHAO

藏 药 名 | 摇嫫。

别　　名 | 摇庆、茵陈、摇琼、绵茵陈。

来　　源 | 为菊科多年生草本植物茵陈蒿 *Artemisia capillaris* Thunb. 或滨蒿 *Artemisia scoparia* Waldst. et Kit. 的干燥地上部分。

识别特征 | 茵陈：多年生草本，幼苗密被灰白色细柔毛，成长后全株光滑无毛。基生叶有柄，2～3回羽状全裂或掌状分裂，最终裂片线形；花枝的叶无柄，羽状全裂成丝状。头状花序圆锥状，花序直径 1.5～2 mm；总苞球形，总苞片 3～4 层；花杂性，每一花托上着生两性花和雌花各约 5 朵，均为淡紫色管状花；雌花较两性花稍长，中央仅有一雌蕊，伸出花冠外，两性花聚药，柱头头状，不分裂。瘦果长圆形，无毛。

滨蒿：一年生或两年生草本，基生叶有长柄，较窄，叶片宽卵形，裂片稍卵形，疏离，茎生叶线形，头状花序直径约 1 mm，外层雌花 5～7 朵，中部两性花约 4 朵。幼苗多收缩卷曲成团块，灰绿色，全株密被灰白色茸毛，绵软如绒。茎上或由基部着生多数具叶柄的叶，长 0.5～2 cm，叶柔软，皱缩并卷曲，多为 2～3 回羽状深裂，裂片线形，全缘。茎短细，一般长 3～8 cm，直径 1.5～3 mm。花、果期 7～10 月。

生境分布 | 生长于路边或山坡。分布于陕西、山西、安徽等地。

采收加工 | 春季幼苗高 6～10 cm 时采收或秋季花蕾长成时采割，除去杂质及老茎，

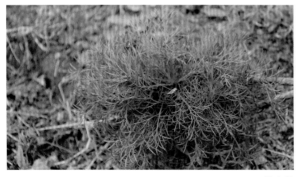

茵陈蒿

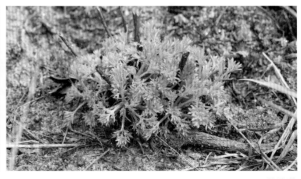

茵陈蒿

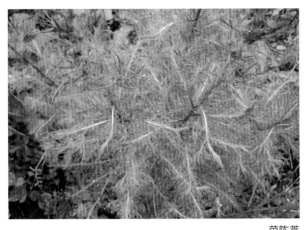
茵陈蒿

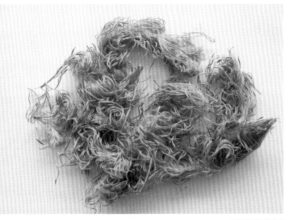
茵陈蒿药材

晒干。春季采收的习称"绵茵陈"，秋季采割的习称"茵陈蒿"。

药材鉴别 | 本品多收缩卷曲成团状，灰白色或灰绿色，全体密被灰白色茸毛，绵软如绒。叶柔软，具柄，皱缩并卷曲；展平后叶片呈一至三回羽状分裂；小裂片卵形或稍呈倒披针形、条形，先端锐尖。气清香，味微苦。

性味归经 | 苦，微寒。归脾、胃、肝、胆经。

功效主治 | 清利湿热，利胆退黄。本品苦泄寒清，能清利肝胆湿热而利胆退黄。

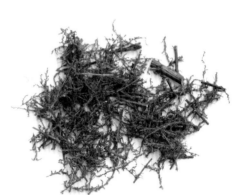
茵陈蒿药材

用法用量 | 10～30 g，煎服。外用：适量。

精选验方 |

1. 黄疸型传染性肝炎 可用茵陈蒿汤，再配白茅根 30 g。水煎服。

2. 病毒性肝炎 茵陈蒿 30 g，丹参 60 g。水煎加红糖 15 g，浓缩为 200 ml，分 2 次服。

3. 预防和治疗感冒、流感 茵陈蒿 6～10 g。水煎服，每日 1 次，连服 3～5 日；或用醇浸剂。

4. 慢性胆囊炎急性发作 茵陈蒿、蒲公英各 50 g，黄芩、山栀子、生大黄、枳壳、海金沙、泽泻各 15 g，郁金 20 g，玄明粉 10 g。水煎服。

5. 胆囊炎 茵陈蒿、蒲公英、郁金各 30 g，姜黄 12 g。水煎服。

6. 胆道蛔虫症 茵陈蒿适量。煎服，配合针刺内关穴止痛；或再配合其他驱蛔措施。

7. 带状疱疹 茵陈蒿、猪苓、鲜仙人掌各 10 g，败酱草、马齿苋各 15 g，金银花、紫草、大黄、木通各 5 g。加水煎 2 次，混合两煎所得药汁，每日 1 剂，分早、晚服。

8. 预防肝炎 茵陈 500 g。加水煎煮 3 次，过滤，3 次滤液合并，浓煎成 500 ml，每服 16 ml，每日 2 次，连服 3 日。

使用禁忌 | 蓄血发黄及血虚萎黄者慎用。

茵陈蒿

377

银

YIN

藏 药 名 | 欧勒。

别　　名 | 村建、比玛拉、多合安、果布都、仁钦尼巴。

来　　源 | 为自然元素类矿物自然银 Native Silver 的煅制物。

识别特征 | 自然银呈银白色，表面常呈棕、黑、灰色的细粒集合体，有的呈树枝状或块状、鳞片状、网状、丝状。具金属光泽，相对密度 10.1 ～ 11.1 g/cm³，硬度 2.5 ～ 3，具较好的延展性。属等轴晶系，在反光显微镜下显亮白色微带乳黄色，其反射率高达 90 ～ 95。

生境分布 | 自然银分布较广，但数量很少，主要产在银矿床的氧化带中，在热液矿床中也有产出。自然银常与其他银矿物、方铅矿、黝铜矿、货铁矿等硫化矿物，以及方解石、石英、重晶石等矿物共生。

采收加工 | 将银打成薄片状；在黑矾、黄矾的浸泡液与相同量 8 岁童尿的混合液中，煮至适当，取出银片，用水冲洗干净，

性味归经 | 味涩，消化后味苦，性平。

用法用量 | 内服：研末，2 g；或入丸、散。外用：适量，研末撒。

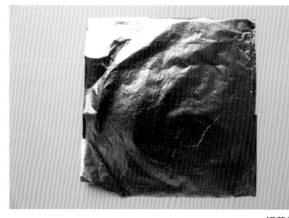

银药材

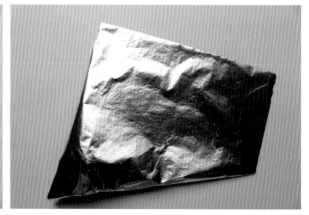

银药材

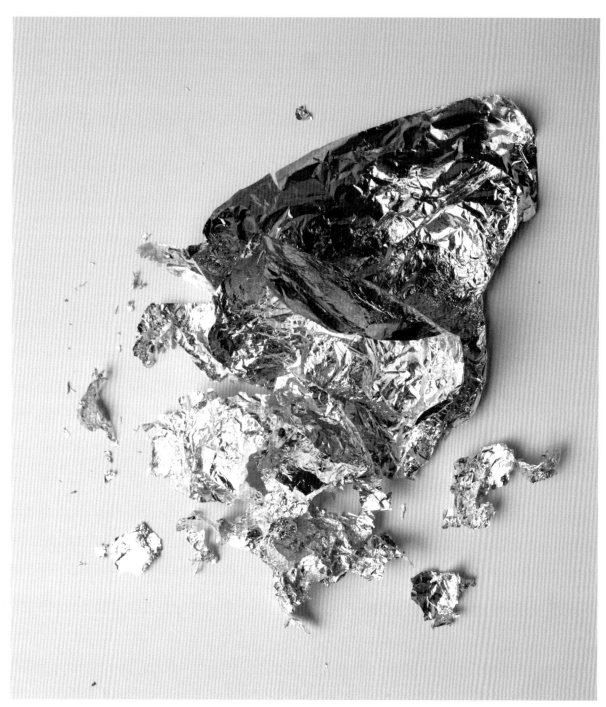

银药材

精选验方

1. 去腐生肌 银灰 1.5 g，熊胆 0.9 g，蜂蜜 3 g。以上三味混合，加适量水，研匀，每次适量，涂于患处，每日 1 次。

2. 延缓衰老，壮体，抗病毒，干黄水及舒心 金灰、银灰、珊瑚、珍珠、水银（制）、铜灰、铁灰、海螺灰、青铜灰、青金石（去毒）各 3 g。以上十味混合，研为细末，口服，每次 0.6 ~ 1.2 g，每日 2 次。

银

379

油松
YOUSONG

藏 药 名 ｜ 准兴。

别　　名 ｜ 高儿赞檀、唐玛准、唐兴、君塞儿、冬光纳玛。

来　　源 ｜ 为松科植物油松 *Pinus tabulae* formis Carr. 的茎、枝及树脂。

识别特征 ｜ 乔木，高 6 ～ 8 m。树皮暗灰棕色，呈鳞片状纵裂，裂缝红褐色；枝轮生，小枝粗壮，淡黄色或灰黄色，鳞片状叶枕短或不存。叶针形，2 ～ 3 针 1 束，粗壮而硬，长 6 ～ 12 cm，两面有气孔带，树脂道边生。花单性，雌雄同株，雄球花圆柱形，长 1 ～ 1.5 cm，淡黄色；雌球花卵形或卵球形，1 ～ 2 个着生于当年小枝顶端，无柄或具短柄，鳞片呈螺旋状排列，每一鳞片内生胚珠 2 枚。球果卵形，长 5 ～ 8 cm，宿存枝上数年不落，果鳞楔形，质硬而厚，鳞盾有隆起的横脊，鳞脐突出。种子卵形或椭圆形、扁，具翅，长约 5 mm，褐色。花期 5 月，果熟期次年 9 月。

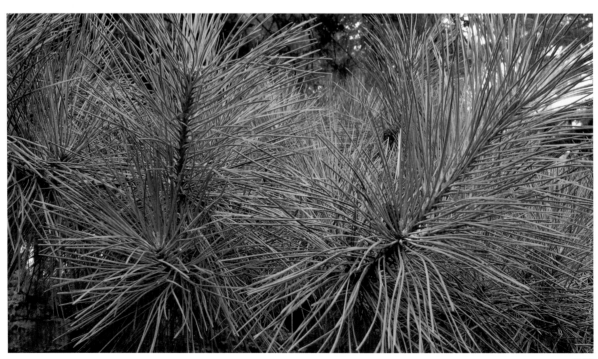

油松

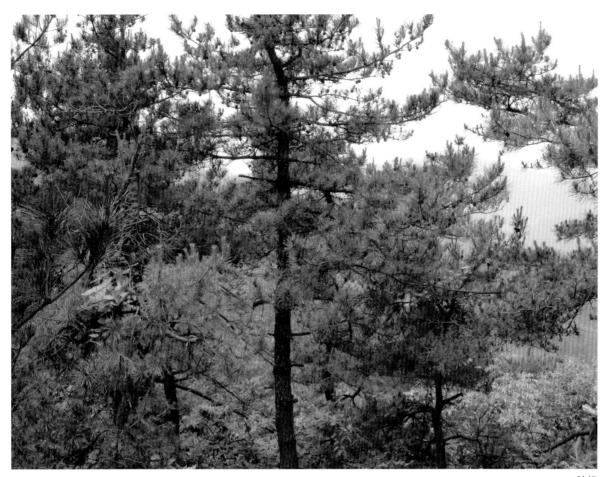

油松

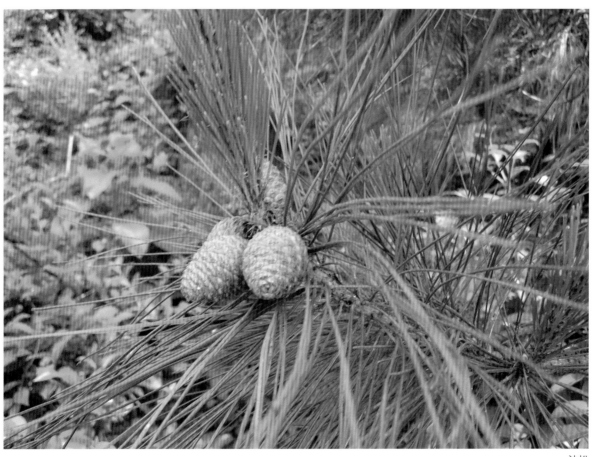

油松

油松

381

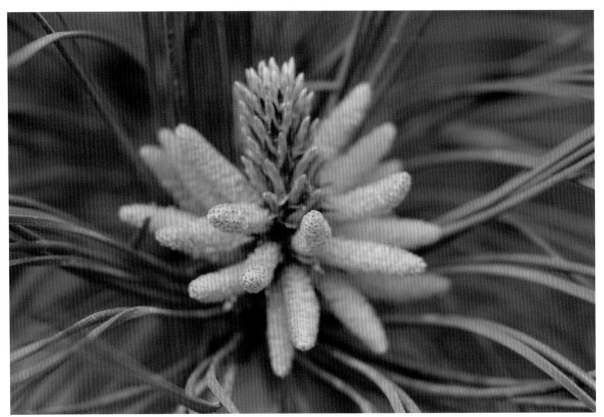

油松

生境分布 | 生长于海拔 3200 m 以下的山地半阴坡较干燥地方。分布于西藏林芝、米林、波密、错纳、察隅，以及青海、四川、宁夏、陕西、内蒙古等地。

采收加工 | 不定时采茎、枝及树脂，晒干。

药材鉴别 | 油松小枝：呈扁圆节段状或呈不规则块状或片状，大小粗细不等。表面黄棕色或红棕色。有的松节渗出呈滴珠状或连为条状的干燥树脂，乳黄色或棕黄色，并有裂纹，断面较粗糙，边缘油润，深棕色，有同心性环纹或纵条纹。体重，质致密坚硬。有松节油香气，味微苦辛。

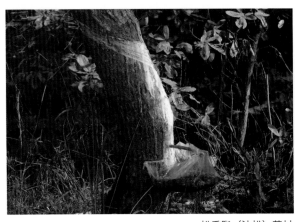

松香脂（油松）药材

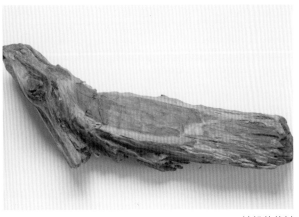

油松节药材

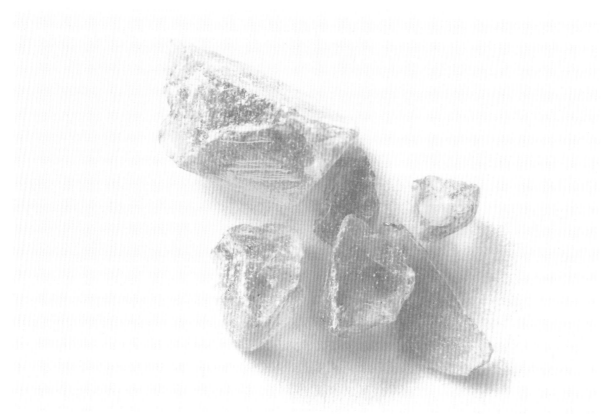

松香脂（油松）药材

性味归经 ｜ 味甘，消化后味甘，性热，效干。

功效主治 ｜ 祛风湿，舒筋络，干黄水。主治"培龙"引起的疾病，筋骨疼痛，肾腰痛，关节积黄水，黄水疮，消化系统疾病。

用法用量 ｜ 内服：研粉，2.5 g；或入丸、散。

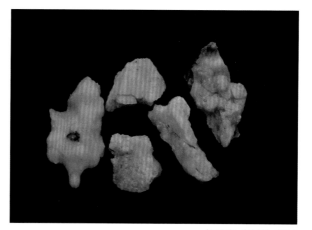

松香脂（油松）药材

精选验方 ｜

润喉，利嗓，醒脑 油松、诃子、甘草、止泻木子、余甘子、藏茴香、荜茇各 100 g。混合，研成细粉，用温开水稀释过的蜂蜜泛丸，黎明时空腹服 5 g。

使用禁忌 ｜ 阴虚血燥者慎用。

油松

余甘子
YUGANZI

藏 药 名 | 居如热。

别　　名 | 巴丹、贡寒、余甘果、余柑子、油柑子、油甘果、油甘子。

来　　源 | 本品系藏族习用药材，为大戟科植物余甘子 *Phyllanthus emblica* L. 的干燥成熟果实。

识别特征 | 小枝被锈色短柔毛。叶互生，两列，条状长圆形，革质，全缘。花小，黄色，有短梗，簇生于下部的叶腋。蒴果肉质，扁球形。种子稍带红色。花期 3 ～ 4 月，果期 8 ～ 9 月。

生境分布 | 一般在年平均气温 20℃ 左右生长良好，0℃ 左右即有受冻现象。野生余甘子分布在云南、广西、福建、海南、台湾、四川、贵州等省，江西、湖南、浙江等省部分地区也有分布。

采收加工 | 冬季至次春果实成熟时采收，除去杂质，干燥。

药材鉴别 | 本品呈球形或扁球形。表面棕褐色或墨绿色，有浅黄色突起，呈颗粒状。

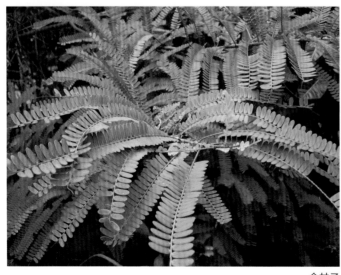

余甘子

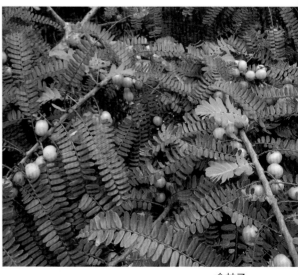

余甘子

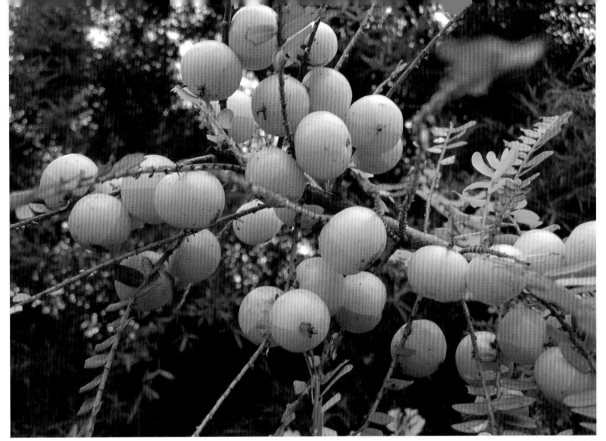

余甘子

外果皮质硬而脆。内果皮黄白色，表面略具6棱。种子近三棱形，棕色。气微，味酸涩，微甜。

性味归经 甘、酸、涩，凉。归肺、胃经。

功效主治 清热凉血，消食健胃，生津止咳。用于血热血瘀、消化不良、腹胀、咳嗽、喉痛、口干。

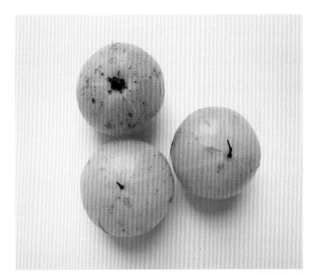

余甘子药材

用法用量 内服：3～9g，多入丸、散服。

精选验方

1. 感冒发热，咳嗽，咽喉痛，口干烦渴，维生素C缺乏症 鲜余甘子果10～30个。水煎服。

2. 白喉 余甘子500g，玄参、甘草各50g。冷开水泡至起霜花，取霜用棉纸铺开晒干后，加马尾龙胆粉6g，冰片0.5g，炒白果仁粉15g，吹喉用。

3. 哮喘 余甘子20个。先煮猪心肺，去浮沫，再加橄榄煮熟连汤吃。

4. 河豚中毒 余甘子适量。生吃吞汁，并可治鱼骨哽喉。

使用禁忌 脾胃虚寒者慎服。

余甘子

385

榆树
YUSHU

藏 药 名 榆保。

别 名 布子、朱出其、榆皮、加尔子。

来 源 本品为榆科植物榆树 *Ulmus pumila* L. 的树皮或根皮的韧皮部。

识别特征 落叶乔木，树干端直，高达 20 m。树皮暗灰褐色，粗糙，有纵沟裂；小枝柔软，有毛，浅灰黄色。叶互生，纸质；叶柄长 2 ～ 10 m，有毛；托叶早落；叶片倒卵形、椭圆状卵形或椭圆状披针形，长 2 ～ 8 cm，宽 1.2 ～ 2.5 cm，先端锐尖或渐尖，基部圆形或楔形，上面暗绿色，无毛，下面幼时有短毛，老时仅脉腋有毛，边缘具单锯齿；侧脉明显，9 ～ 18 对。花先叶开放，簇生成聚伞花序，生于去年枝的叶腋；花被针形，4 ～ 5 裂；雄蕊与花被同数，花药紫色；子房扁平，1 室，花柱 2。翅果近圆形或倒卵形，长 1 ～ 1.5 cm，宽 0.8 ～ 1.2 cm，光滑，先端有缺口，种子位于翅果中央，与缺口相接；果柄长约 2 mm。花期 3 ～ 4 月，果期 4 ～ 6 月。

生境分布 生长于河堤、田埂和路边，山麓、沙地上也有生长。全国大部分地区均有栽培。

采收加工 8 ～ 9 月间取老枝条，立即剥取内皮晒干，切段。

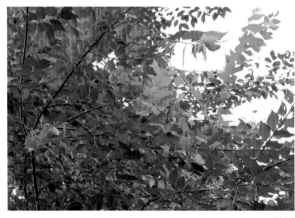

榆树

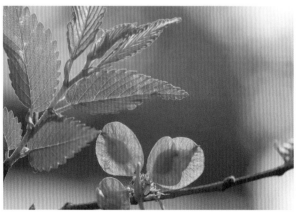

榆树

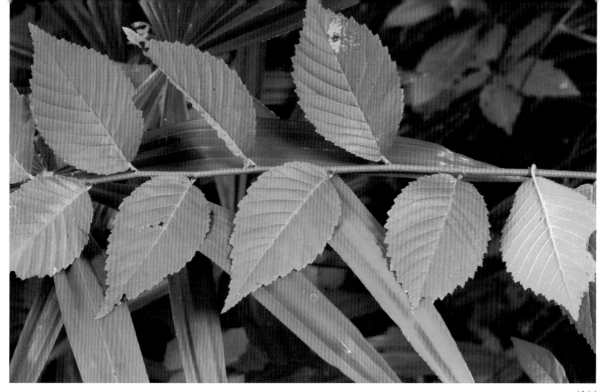

榆树

药材鉴别 本品呈板片状或浅槽状，长短不一，厚 3～7 mm。外表面浅黄白色或灰白色，较平坦，皮孔横生，嫩皮较明显，有不规则的纵向浅裂纹，偶有残存的灰褐色粗灰；内表面黄棕色，具细密的纵棱纹。质柔韧，纤维性。气微，味稍淡，有黏性。

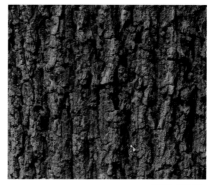

榆树（榆皮）

性味归经 甘，平。归胃、大肠、小肠经。

功效主治 利水，通淋，消肿。本品甘淡性平，利尿通淋。

用法用量 4.5～9 g，煎服。外用：煎洗，研末调敷。

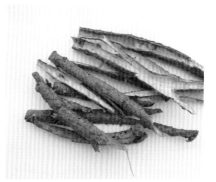

榆树皮药材

精选验方

1. 外伤性出血 榆树韧皮适量。放在 75% 的酒精中浸泡 7 日，取出阴干，研细末外用。

2. 火灼烂疮 榆白皮适量。熟捣涂封。

3. 烧烫伤 榆树皮、大黄、酸枣树皮各 10 g。用 75% 酒精浸泡 48 h 过滤，取滤液。用时清洁创面，用喷雾法向患部喷洒。

4. 小儿白秃疮 榆白皮适量。捣细末，醋和涂敷。

5. 病愈后失眠 榆白皮、酸枣仁各 20 g。水煎取药汁，每日 1 剂，温服。

使用禁忌 脾胃虚寒者慎用。

榆树

芫荽
YUANSUI

藏 药 名 ｜ 吾苏。

别　　名 ｜ 修低、贡恩尔、杰尔名间、达扎、贡嘎雪奴。

来　　源 ｜ 为伞形科植物芫荽 *Coriandrum sativum* L. 的成熟果实及全草。

识别特征 ｜ 一年生或二年生草本，高 20 ～ 60 cm，有强烈香气。根细长，有多数侧根。茎直立，中空，有分枝。叶互生，基生叶及茎下部的叶有长柄，具鞘，抱茎，叶数回羽状复叶或三出叶，叶片宽卵状楔形，深裂，上部条形，细裂，夏季开白色或淡红色小花，为顶生复伞形花序，无总苞；伞梗数条，小花梗短，密集成团，花萼 5 裂，花瓣 5，边花花瓣不等大；雄蕊 5，子房下位，2 室。双悬果近球形，光滑，有棱。花、果期 4 ～ 11 月。

生境分布 ｜ 全国各地均有栽培。原产于欧洲地中海地区。

采收加工 ｜ 7 ～ 8 月果实成熟时采饱满果实，晾干备用。

药材鉴别 ｜ 果实为双悬果，卵圆形，直径 3 ～ 4 mm，表面淡黄棕色或黄棕色，有明显而呈波状的初生和次生肋线各 10 条，二者相间排列。顶端可见极短的柱残基，多分裂为二，萼片宿存。基部钝圆，可见小果柄或果柄痕，分果半圆形，背面隆起，有波状的初生肋线 5 条及次生纵直肋线 4 条，接合面中央下凹。具 3 条纵行的棱线，中央的一条较粗，两侧的呈弧形，有的可见果柄，质坚硬。气芳香，味微辛麻。

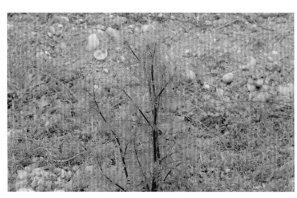

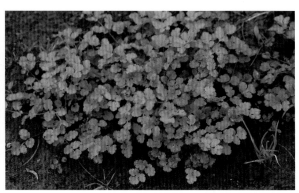

芫荽　　　　　　　　　　　　　　　　　　　　芫荽

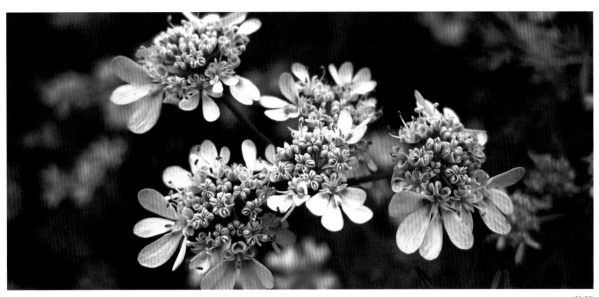

芫荽

性味归经 | 味辛、咸，消化后味苦，性凉而轻、润。

功效主治 | 清热解表，健胃。主治"培根木布"病，消化不良，食欲不振，口渴，胃肠绞痛，小儿麻疹。

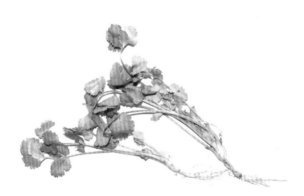

芫荽

用法用量 | 内服：煎汤，3～6g，或入丸、散。

精选验方 |

1. "格根木布"病，热症"木布"病 芫荽子、白檀香各25g，石灰华、红花、马奴巴扎各20g。研成细粉，混匀，制散，早、晚各服2.5g。

2. 寒热两性之水肿 芫荽子、它利各35g，螃蟹甲、高山大黄、江珠各25g，姜黄10g。同研成细粉，制成散或丸剂，早、晚各服2.5g。

3. 小儿麻疹 芫荽子10g。加水适量煎汤，早、晚内服。

4. 胃绞痛，呕血，吐酸水，胃肠胀痛，便秘等 七味芫荽丸：芫荽子25g，木香、猪粪灰（煅）、藏木香各30g，沙棘膏、光明盐各15g，渣驯膏20g。以上七味除两种膏药外，其余药研成细粉，过筛，混匀，再用沙棘膏和渣驯膏水浸液，制成水泛丸，每日3次，每次1.5～2g。

使用禁忌 | 患有癌症、慢性皮肤病、胃及十二指肠溃疡患者慎用。

远志

YUANZHI

藏 药 名 | 切乌森玛。

别　　名 | 关远志、制远志、蜜炙远志、切森那穷、卓玛苏坚。

来　　源 | 本品为远志科多年生草本植物远志 *Polygala tenuifolia* Willd. 或卵叶远志 *Polygala sibirica* L. 的干燥根。

识别特征 | 多年生矮小草本，高约30 cm，茎丛生，纤细，近无毛。叶互生，线形或狭线形，近无柄。总状花序，花偏向一侧，花绿白色带紫。蒴果扁，倒卵形，边缘有狭翅。种子扁平、黑色，密被白色细茸毛。花期5～7月，果期7～9月。

生境分布 | 生长于海拔400～1000 m的路旁或山坡草地。分布于陕西、山西、河北、河南、吉林等地。以山西、陕西产者为道地药材，习称关远志。

采收加工 | 春、秋两季挖取其根，除去残基须根泥沙，晒干，生用或蜜炙用。过去趁

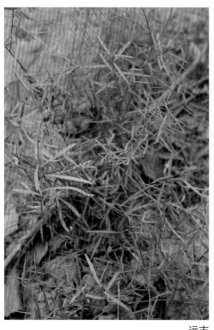

远志

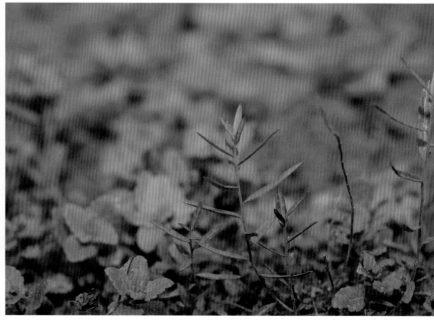

远志

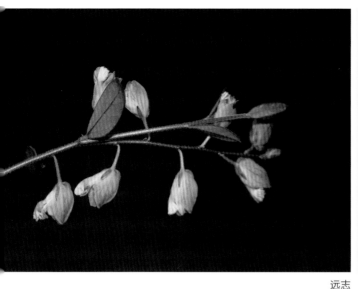

远志

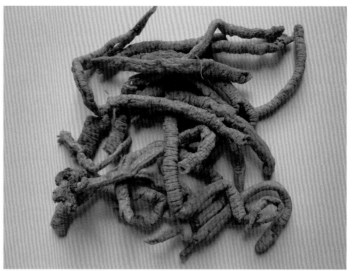

远志药材

新鲜时，选择较粗的根，抽去木心，即称"远志筒"，较细的根，用棒捶裂，除去木心，称"远志肉"，因加工复杂，现药典规定已不再应用此种加工方法。

药材鉴别 本品为圆柱形结节状小段。外皮灰黄色或灰棕色，有较深密且凹陷的横皱纹、纵皱纹及裂纹。质硬而脆，易折断。切面皮部棕黄色，木部黄白色，木部与皮部易分离。气微，味苦、微辛，嚼之有刺喉感。

性味归经 辛、苦，微温。归心、肾、肺经。

功效主治 宁心安神，祛痰开窍，消散痈肿。本品辛苦微温，性善宣泄通达，既能交通心肾，又能助心气，开心郁，故能宁心安神；味辛通利，既能祛痰，又利心窍，故又有祛痰开窍之功；况苦泄温通，有疏通气血之壅滞而达消散痈肿之效果。

用法用量 5～15 g，水煎服。外用：适量。

精选验方

1. **脑风头痛** 远志末适量。吸入鼻中。

2. **喉痹作痛** 远志末适量。吹喉，涎出为度。

3. **乳腺炎** 远志适量。焙干研细，酒冲服 10 g，药渣敷患处。

4. **健忘** 远志末适量。冲服。

5. **神经衰弱，健忘心悸，多梦失眠** 远志适量。研细粉，每次 5 g，每日 2 次，米汤冲服。

6. **心悸失眠** 远志 5 g，珍珠母 25 g，酸枣仁 15 g，炙甘草 7.5 g。水煎服。

7. **阴阳亏虚所致的心悸** 远志肉、桂枝各 6 g，茯苓、白术、当归、党参、赤芍各 10 g，川芎 5 g，甘草 3 g。水煎取药汁，每日 1 剂，分次服用。

使用禁忌 凡实热或痰火内盛者，以及有胃溃疡或胃炎者慎用。

云母
YUNMU

藏 药 名 | 朗才逆。

别　　名 | 多系、阿巴哈热拿布。

来　　源 | 为硅酸盐矿石云母族矿物，以白云母 Muscovite 为主。

识别特征 | 呈白色片状集合体，片体大小不等，产于伟晶岩中者片体粗大。常呈多数薄片叠成。具玻璃光泽，相对密度 2.82 g/cm³，硬度 2.5 ～ 3。属单斜晶系，具二轴晶负光性，光轴角 15°～ 30°。粗大的白云母片层层剥离，薄片表面平滑，透明如玻璃纸，有弹性，能弯曲，不易折断。

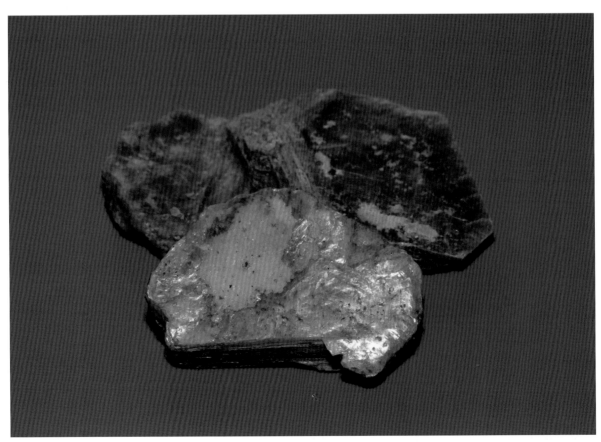

云母（金云母）药材

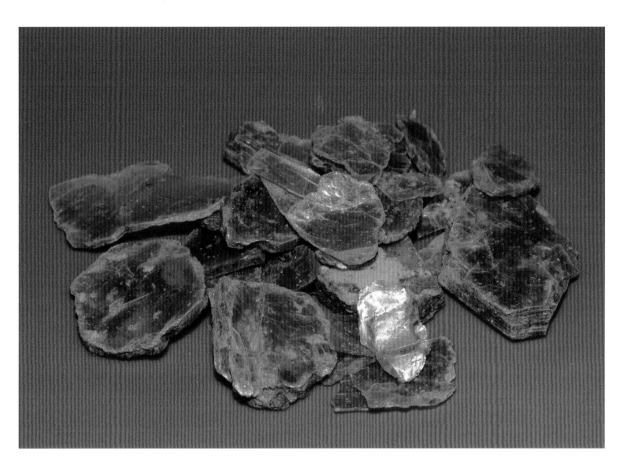

云母（金云母）药材

生境分布 | 常见于变质岩、沉积岩及岩浆岩中，以伟晶岩中产出的白云母质量最佳。分布于山南、那曲等西藏大部分地区，其他省份也有。

采收加工 | 全年可采，采得后洗净泥土，除去杂石。

药材鉴别 | 白云母呈不规则片状，数层或数十层叠合在一起，大小在 1 ~ 7 cm。工业碎料多为单层薄片，无色、绿色、灰绿色，透明。易剥离成薄片，表面光滑，具珍珠样或玻璃样光泽。质韧而有弹性，可以折叠而不折断，有土腥气，无味。

性味归经 | 味甘、辛，消化后味甘，性平。

功效主治 | 补益，解毒，愈疮。主治疮伤、中毒症等。

用法用量 | 内服：研末 1 g；常入丸、散。外用：适量，研粉撒或调敷。

精选验方 |

疮伤，丘疹，浮肿 云母、黄连、乳香、皱叶醉鱼草各 15 g，硫黄 20 g，金矿石 2.5 g，牛黄 1.5 g。以上七味研为细粉，再与藏酒糟或酸奶或清油混匀，适量涂在疮伤处。每日 2 次。

藏菖蒲
ZANGCHANGPU

藏 药 名 | 许达那保。

别 名 | 球达、康毯、长都、那布卓尼、赤阿毯巴、黑如嘎。

来 源 | 为天南星科植物菖蒲 *Acorus calamus* L. 的根茎。

识别特征 | 多年生草本，根茎横走，稍扁，分枝，芳香，芽于根茎各段散生。叶基生，基部两侧膜质叶鞘宽 4 ～ 5 mm，向上渐狭，至叶长 1/3 处渐行消失，脱落；叶片剑状线形，长 90 ～ 150 cm，中部宽 1 ～ 3 cm，基部宽，对折，中部以上渐狭，革质，绿色光亮；中肋在两面均明显隆起，侧脉 3 ～ 5 对，纤弱，平行，大都伸延至叶尖。花序柄三棱形，长 15 ～ 50 cm；叶状佛焰苞剑线形，长 30 ～ 40 cm，肉穗花序斜向上或近直立，狭锥状圆柱形，长 4.5 ～ 8 cm，直径 6 ～ 12 mm。花黄绿色，花被片长约 2.5 mm，宽约 1 mm，花丝长 2.5 mm，宽约 1 mm，子房长圆柱形，长约 3 mm，粗约 1.25 mm。浆果长圆形，红色。花期 2 ～ 9 月。

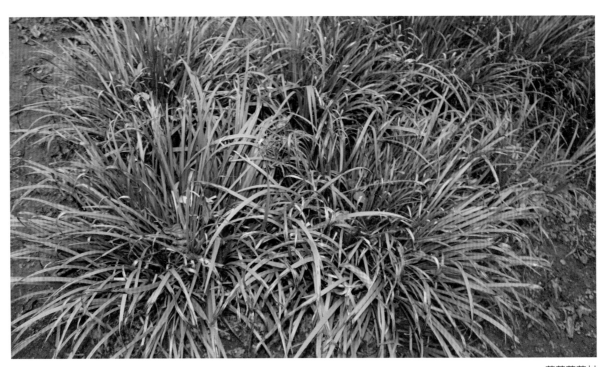

藏菖蒲药材

生境分布｜ 生长于海拔 2600 ~ 3600 m 以下的沼泽湿地。分布于西藏的拉萨、林芝、波密等地，全国各地也有分布。

采收加工｜ 9 ~ 10 月挖取根茎部，除去泥土及毛发状细根，切断、晒干。

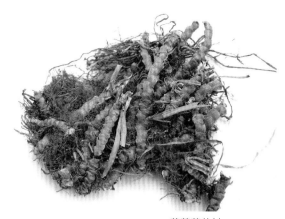

藏菖蒲药材

药材鉴别｜ 本品呈扁圆形条状，略弯曲，极少分枝，长 4 ~ 20 cm，直径 0.8 ~ 1.8 cm，表面黄棕色或棕褐色，节明显，略呈交互排列，细小者节密，粗大者节较稀疏。背面节部常生有密集的灰黄色长毛，腹部具有明显的圆形根迹，其周围略突起，中间微下凹。质脆，易折断，断面色白。微带紫色，显粉性。气芳香，味辛。

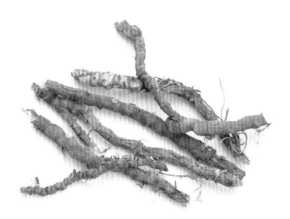

藏菖蒲药材

性味归经｜ 味辛、苦，消化后味苦，性温，效轻而糙。

功效主治｜ 温胃，消食，消炎止痛。主治消化不良、食物积滞、白喉、炭疽等症。

用法用量｜ 内服：研末，3 ~ 5 g；或入丸。外用：适量，研末调敷。

精选验方｜

1. 旧疮与淋巴发炎 藏菖蒲 50 g，木香 40 g，莪达夏 15 g，藏木通、虎掌草、猫爪草各 10 g，麝香 0.5 g。混合研成细粉，过筛，每日 1 次，每次内服 1 勺。

2. "龙"病引起痛风症 藏菖蒲 50 g，木香、烟花、姜黄、小檗皮、独活子各 40 g。共研粗粉，煮沸呈糊状物，涂于患处。

3. 消化不良和陈旧性疾病 藏菖蒲、熊胆、麝香各 25 g，锯锯藤 40 g，木香、诃子各 20 g。混合研成细粉，过筛，制成散，服药时以八岁童尿引药，每日 2 次，每次 2.5 g。

4. 上身疫热症，肠剧痛，白喉，特别用于炎症及温疫症、时疫感冒 索玛达日丸：藏菖蒲、业大黄各 12 g，诃子 25 g，草乌 7.5 g，唐古特青兰、船形乌头、白花秦艽各 15 g，安息香、轮叶棘豆、大戟膏、豆蔻各 10 g。混合后（除大戟膏外）研成细粉，过筛，另大戟膏泡于水中，用此溶液泛制丸，干燥即得，口服，每日 1 次，每次 1 g。

使用禁忌｜ 阴虚阳亢，汗多、精滑者慎用。

藏红花
ZANGHONGHUA

藏 药 名 ｜ 喀吉苦功。

别　　名 ｜ 苦功、清门孜吾、利赤党见、加央多间、西红花。

来　　源 ｜ 为鸢尾科植物番红花 *Crocus sativusl* L. 的柱头。

识别特征 ｜ 多年生草本。地下鳞茎呈球状，外被褐色膜质鳞片。基生叶 9 ～ 15 片，条形，长 15 ～ 20 cm，宽 2 ～ 3 mm，叶缘反卷，具细毛，基部由 4 ～ 6 片膜质的鞘状叶包围。花顶生，直径 2.5 ～ 3 cm，花被 6 片，倒卵圆形，淡紫色，花筒长 4 ～ 6 cm，细管状；雄蕊 3 枚，花药大，基部箭形；雌蕊 3 枚，心皮合生，子房下位，花柱细长，黄色，顶端三深裂，

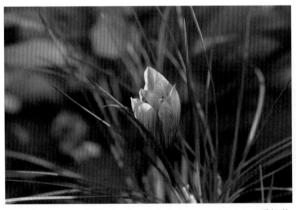
番红花

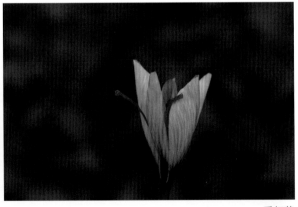
番红花

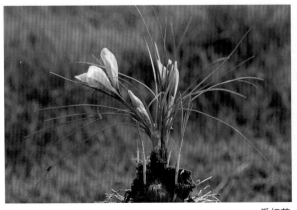
番红花

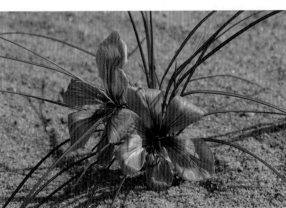
番红花

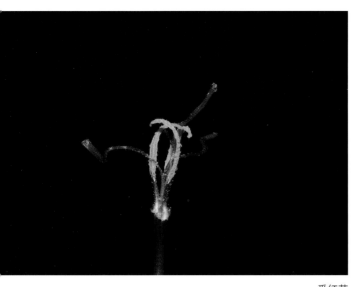

番红花

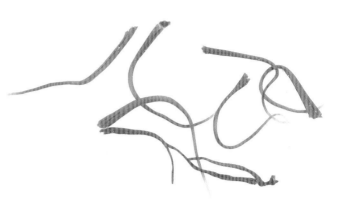

藏红花药材

伸出花筒外部，下垂，深红色，柱头顶端略膨大，有一开口呈漏斗状。蒴果长形，具三钝棱，长约 3 cm，宽约 1.4 cm，当果实成熟时始伸达地上。种子多数，圆球形，种皮革质。花期 10 月下旬至 11 月中旬。

生境分布 | 原产欧洲南部。现我国各地广有栽培，西藏亦栽培成功。

采收加工 | 8 ～ 11 月份开花期摘取花柱，阴干，放置密闭的容器内保存。

药材鉴别 | 柱头呈线形，三分枝，长约 3 cm，暗红色，上部较宽而略扁平，顶端边缘显不整齐的齿状，内侧有一短裂隙，下端有时残留一小段黄色花柱，体轻，质松软，无油润光泽，干燥后质脆易断，气特异。

性味归经 | 味甘，性凉。归心、肝经。

功效主治 | 活血化瘀，凉血解毒，清肝明目，补血，止血。主治各类肝病，血虚，月经不调，以及各种原因引起的出血症。

用法用量 | 内服：研末，1 ～ 2 g；或入丸、散。

精选验方 |

1. 肝区疼痛，肝肿大，乏力，目赤等 藏红花 15 g，甘青青兰、蒂达、它力各 25 g，拉岗、洪连各 20 g。共研成细粉，过筛，制散，早、晚各服 1.5 ～ 2 g。

2. 寒热混乱之胃病，"培根"黏液（胃涎）瘀塞 藏红花 15 g，石榴子 100 g，桂皮、荜茇各 25 g，豆蔻 20 g。共研成细粉，过筛后制散，早、晚各服 1.5 ～ 2 g。

3. 胃溃疡引起的吐血，便血，尿血及刀伤等各种出血症 止血方喀吉苦功散：藏红花、布西孜、草莓各 25 g，降香 20 g，朱砂（去毒）23 g，麻黄膏、角柱花膏各 15 g。共研细末，过筛，混匀，内服，每日 2 次，每次 2 g。

藏红花

藏木通
ZANGMUTONG

藏 药 名 ｜ 叶芒嘎保。

别　　名 ｜ 知母、吉芒、知相、阿洒毛、阿色拉、垂吉莪母达恰。

来　　源 ｜ 为毛茛科植物绣球藤 *Clematis montana* Buch. Ham. ex DC. 的带叶及花果的二年生枝条。

识别特征 ｜ 木质藤本，枝条有纵棱，很快变无毛；自二年生枝的腋芽抽出数叶和2～5花。叶为3出复叶，长5～14 cm；小叶草质，顶生小叶卵形或狭卵形，稀近菱形，长2～6 cm，宽0.9～2.6 cm，顶端渐尖，基部宽楔形或圆形，不分裂或3浅裂，边缘有少数牙齿，两面疏被短柔毛，侧生小叶较小并稍斜，叶柄长2～8 cm，近无毛。花直径2.5～6 cm，花梗长4～10 cm，萼片4，白色，开展，椭圆状卵形或卵形，长1.2～3 cm，外面有疏柔毛或近无毛，内面无毛，雄蕊长约8 mm，无毛，子房无毛。花期5～6月。

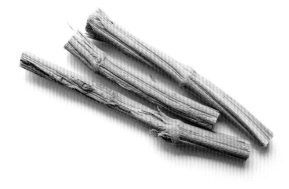

藏木通药材

生境分布 ｜ 生长于海拔1200～3800m的林中或灌丛中。分布于西藏、云南、四川、甘肃、宁夏、陕西、江西、湖北等地。

采收加工 ｜ 8月采枝叶，冲洗泥污，除去枯枝残叶，晒干。

药材鉴别 ｜ 本品茎呈类圆柱形，长短不等，直径2～4 mm，表面黄绿色或暗紫红色，具6条纵沟棱，近无毛，节部膨大，

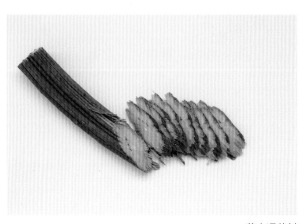

藏木通药材

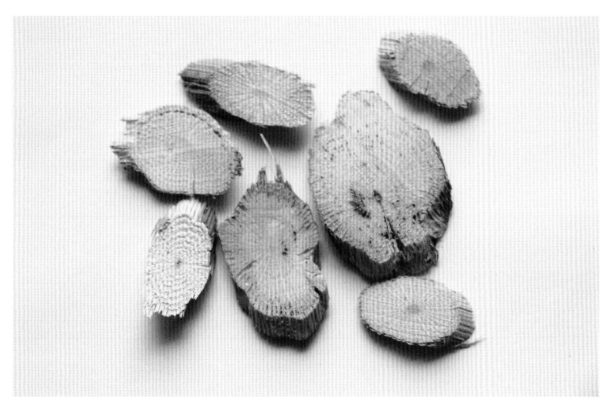

有的残留有花梗或叶柄，腋芽被柔毛。质硬脆，易折断，断面纤维状，髓部黄白色或黄绿色，
有空隙。叶多皱缩或破碎卷曲，表面暗绿色，背面黄绿色，两面有白色疏毛，背面稍多。瘦果
扁卵圆形，长 4 ~ 5 mm，直径约 2 mm，黄棕色，顶端有羽状花柱，长 1 ~ 2.2 mm，污白色。
气微，味微苦。

性味归经 味辛、甘，性温。

功效主治 祛寒，健胃消积，止泻利痰，排脓散痛，消痞瘤，除疮排脓。主治胃肿胀、
消化不良、呕吐、肠痈、痞瘤。

用法用量 内服：煎汤，2.5 g；或入丸、散。

精选验方

1. 消胎宫瘤 藏木通、小叶杜鹃各 50 g，沙棘、寒水石（煅烧）各 40 g，兰石草、喜马
拉雅紫茉莉各 25 g，孜察 10 g。共研为末，每日 2 次，每次 2.5 g。

2. 寒性水肿 藏木通、力嘎都、高山大黄、远志、唐古特青兰各 50 g，长毛风毛菊 35 g，
余甘子 75 g。共粉碎成细粉，每日 1 ~ 25 次，每次 2.5 g。

3. 寒性引起的眼及脚浮肿，小便不通，食欲不振，体虚，口渴等 六味尼嘎散：藏木通
30 g，冬葵叶 50 g，虎掌草子、蒺藜、唐古特青兰各 35 g，余甘子 40 g。共研细粉，混匀，过
筛，制散，内服，每日 2 次，每次 2 g。

珍珠母

ZHENZHUMU

藏 药 名 | 母滴。

别 名 | 波洁、哇坚、曲瑞巴、巴尼帕拉、煅珍珠母、曲折布萨玛拉。

来 源 | 为蚌科动物三角帆蚌 *Hyriopsis cumingii*（Lea）、褶纹冠蚌 *Cristaria plicata*（Leach）的蚌壳或珍珠贝科动物马氏珍珠贝 *Pteria martensii*（Dunker）的贝壳。

识别特征 | 三角帆蚌：贝壳略呈四角形。左右两壳顶紧接在一起，后背缘长，并向上突起形成大的三角形帆状后翼，帆状部脆弱易断。铰合齿发达，左壳有拟主齿和侧齿各2枚；右壳有拟主齿2枚，侧齿1枚。褶纹冠蚌：贝壳略似不等边三角形。前部短而低，前背缘冠突不明显。后部长而高，后背缘向上斜出，伸展成为大型的冠。壳面深黄绿色或黑褐色。铰合部强大，左右两壳各有一高大的后侧齿，前侧齿细弱。马氏珍珠贝：贝壳呈斜四方形，壳长5～9 cm。壳顶位于前方，后耳大，前耳较小。背缘平直，腹缘圆。边缘鳞片层紧密，末端稍翘起，右壳前耳下方有一明显的足丝凹陷。壳面淡黄色，同心生长轮纹极细密，成片状，薄而脆，极易脱落，在贝壳中部常被磨损，在后缘部的排列极密，延伸成小舌状，末端翘起。贝壳内珍珠层厚，光泽强，边缘淡黄色。闭壳肌痕长圆形。

生境分布 | 前两种在全国的江河湖沼中均产；马氏珍珠贝和珍珠贝分布于海南岛、广东、广西沿海。

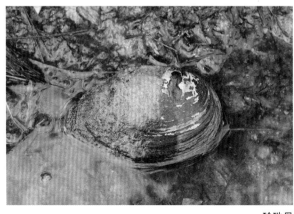

珍珠母

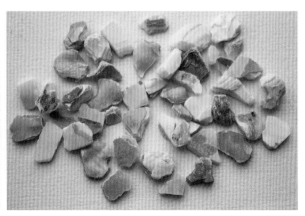

珍珠母

采收加工 | 全年均可采收。去肉后将贝壳用碱水煮过，漂净，刮去外层黑皮，晒干。

药材鉴别 | 本品为不规则碎块状。黄玉白色或银灰白色，有光泽，习称"珠光"，质硬而重。气微，味淡。

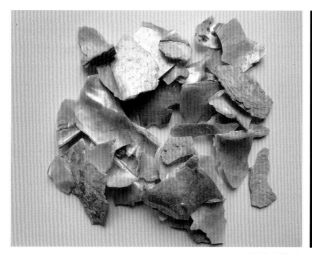
珍珠母饮片

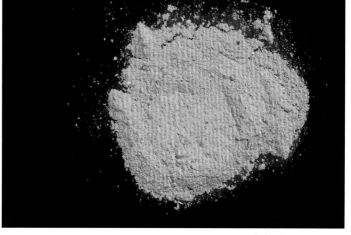
珍珠母粉

性味归经 | 咸，寒。归肝、心经。

功效主治 | 平肝潜阳，定惊明目。主治头痛眩晕，烦躁失眠，肝热目赤，肝虚目昏。

用法用量 | 煎服，15～30g，宜打碎先煎。外用：适量。

精选验方

1. 口唇白斑属于毒热明显而又夹湿者 珍珠母、蒲公英、生地榆各60g，土茯苓120g。水煎取药汁，每日1剂，煎液含于口内，每日含多次，每次含10 min左右。

2. 跖疣 珍珠母、生牡蛎各30g，桃仁、红花、郁金、牛膝、穿山甲各9g，透骨草12g。水煎取药汁，每服1剂。

3. 心悸失眠 珍珠母25g，酸枣仁15g，远志5g，炙甘草7.5g。水煎服。

4. 高血压引起的头晕头痛、心烦易怒、手足麻木 珍珠母（先煎）、石决明（先煎）各30g，钩藤（后下）、夏枯草、赤芍各15g，川芎10g，山楂20g。加水煎2次，混合两次所煎取的药汁（约300 ml）备用，每日1剂，分上、下午服用，15日为1个疗程。

5. 甲状腺功能亢进 珍珠母、生牡蛎、瓜蒌各30g，柴胡、黄药子各12g，白梅花6g，昆布15g，夏枯草24g，山慈菇、鸡内金各9g。水煎取药汁，每日1剂，4周为1个疗程，一般用药2个疗程。

使用禁忌 | 本品属镇降之品，故脾胃虚寒者、孕妇慎用。

珍珠母

芝麻
ZHIMA

藏 药 名 | 滴。

别　　名 | 白芝麻、黑芝麻、芝麻籽。

来　　源 | 为胡麻科植物芝麻 *Sesamum indicum* L. 的成熟种子。

识别特征 | 一年生草本，高达 1 m。茎直立，四棱形，不分枝，有短柔毛。叶对生，或上部者互生，卵形，长圆形或披针形，长 5 ～ 15 cm，宽 1 ～ 8 cm。顶端急尖或渐尖，基部楔形，全缘，有锯齿或下部叶 3 浅裂，两面无毛或稍有柔毛；叶柄长 1 ～ 6 cm。花单生或 2 ～ 3 朵生叶腋，直径 1 ～ 1.5 cm；花萼稍合生，裂片披针形，长 5 ～ 10 mm，有柔毛；花冠筒状，长 1.5 ～ 2.5 cm，白色、紫色或黄色彩晕，裂片圆形。蒴果椭圆形，长 2 ～ 2.5 cm，多 4 棱

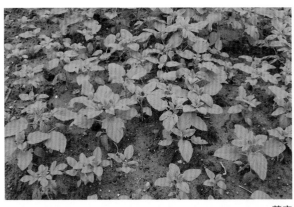
芝麻

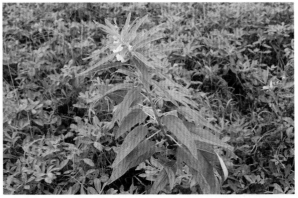
芝麻

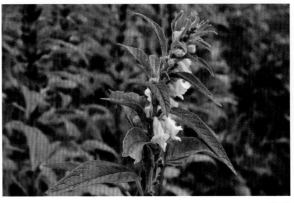
芝麻

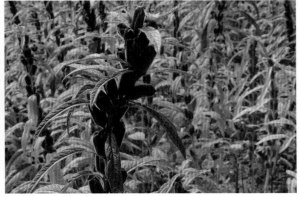
芝麻

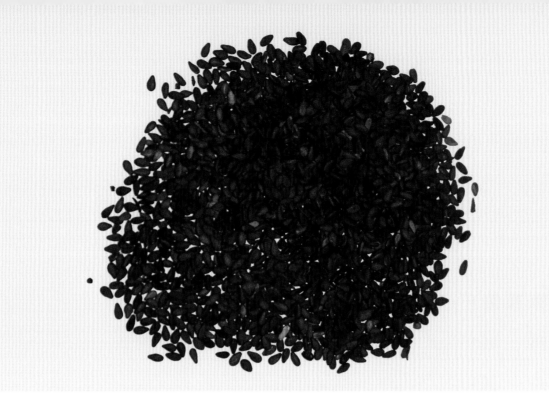

或 6、8 棱，纵裂，有短柔毛；种子多数，黑色、白色或淡黄色，富油质。花期 7 ~ 8 月，果期 8 ~ 9 月。

生境分布 | 原产地为热带亚洲，现广植于各热带和温带地区。我国各地均有栽培。

采收加工 | 8 ~ 9 月采集成熟果实，晒干，除去果皮和杂质即成。

药材鉴别 | 种子呈扁卵圆形，一端钝圆，一端尖，长约 3 mm，宽约 2 mm。表面黑色或白色，平滑或有网状皱纹，放大镜下可见细小疣状突起，尖端有棕色圆点状种脐。种皮薄，纸质，内有薄膜状胚乳。子叶 2 枚，白色，富油性。气微，味甘，有油香气。

性味归经 | 味甘，性温。

功效主治 | 提升胃温，壮阳，润肠燥。主治"龙"病、胃寒、阳痿、失眠、脱发、须发早白、肠燥便秘。

用法用量 | 内服：煎汤，9 ~ 15 g；或入丸、散。

精选验方 |

1. "龙"与"培根"二合症 芝麻 25 g，棱子芹、喜马拉雅紫茉莉、货梢各 15 g，天门冬 10 g，蒺藜 12.5 g。以上六味粉碎，混匀，加适量的牛奶中煎煮，过滤，取滤液，浓缩成膏，内服，每日 1 次，每次 2.5 ~ 3 g。

2. 失眠 安眠流浸膏：芝麻 15 g，大青盐 5 g，鲜酥油 10 g，牛奶 25 g。混匀，煎煮几分钟，过滤，取滤液。浓缩成流浸膏，内服，睡前服 1 次，每次 5 ~ 6 g。

中国林蛙
ZHONGGUOLINWA

藏 药 名 | 白吧。

别 名 | 济米、哈日、帕肘、瓦热格庆。

来 源 | 为蛙科动物中国林蛙 *Rana temporaria chensinensis* Da-vid. 的全体。

识别特征 | 体长 50 ~ 65 mm，体较宽短，头扁平，吻端钝圆，吻棱较钝。鼻孔在吻与眼中间，瞳孔为圆形，鼓膜明显；上额具细齿，犁骨齿略呈椭圆形，舌后端缺刻深。指、趾关节下瘤明显，末端钝圆。后肢较长，胫跗关节前伸达鼓膜或眼，左右跟跖部相遇或略重叠，足比胫长，趾间蹼发达，蹼缘缺刻较深，外侧跖间蹼不发达，内跖突椭圆形。背部及体侧有小圆疣或长疣，背侧褶呈曲折状，颌腺长达肢基部。腹部光滑，仅股基有密集扁平小疣，后足各具 2 明显跗褶。体色变异较大，背面棕红、棕褐或灰褐色，散有黄色、红色和黑色斑点，鼓膜的三角形黑褐色斑清

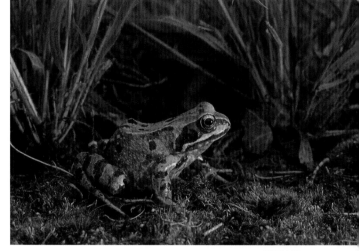

中国林蛙

晰，四肢背面具黑横纹，雄体腹面多为污白色，雌体棕红色。雄体前背粗壮，有灰色婚垫、声囊和红色雄性线；雌体无，有输卵管。

生境分布 | 从 4 月下旬至 9 月下旬栖息于山溪附近和高原沼泽地，或在潮湿的山坡树林中。9 月底至次年 3 月底营水栖生活；冬季群集在河水深处的大石块下进行冬眠。3 ~ 4 月份为产卵繁殖季节。食物主要为鞘翅类昆虫，也食蜘蛛类动物。分布于西藏各地，甘肃、云南、东北等地也有分布。

采收加工 | 9 月份前后捕捉，捕得后即剖腹除去内脏，洗净，挂通风处晾干或晒干。

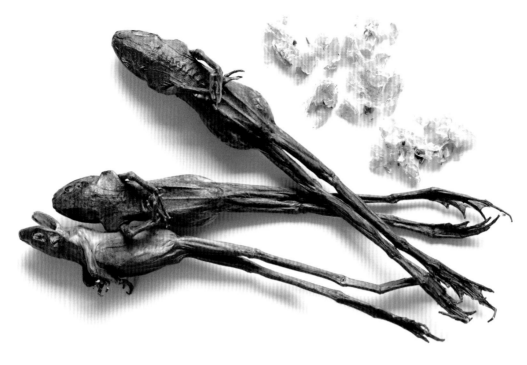

中国林蛙药材

药材鉴别 本品干燥林蛙全身僵直，有紫褐色斑点。腹部黄白色，微带红色，且空。后肢腹面常呈淡红色，肉质干枯，体质轻。气腥。

性味归经 味甘，性温。

功效主治 补肾，解毒。主治肾病，精力耗损，神经衰弱，疔毒症，喉蛾，中毒症，舌肿，麻风病等。

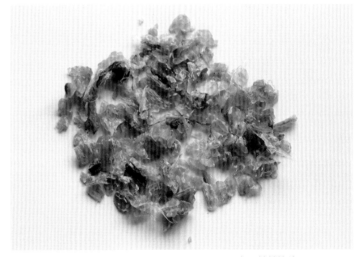

中国林蛙饮片

用法用量 内服：煎煮，2 ~ 3 g；或入丸、散。

精选验方

1. 舌部象皮病及舌肿 中国林蛙肉、绿矾、黄矾各 10 g，狼舌 20 g，硇砂、中尼大戟各 5 g，麝香 0.5 g。同捣罗为细粉，混匀，制散，每日 2 次，每次用 4 g 药粉用小布包紧，再放置于舌肿部位。

2. 舌肿，喉肿，流涎 中国林蛙肉 12.5 g，高原毛茛、亚大黄各 15 g，肉桂、中尼大戟各 10 g，硇砂 5 g，麝香 1 g。同捣为细粉，过筛，混匀制散，内服，早、晚各服 1.5 g。

中国林蛙

钟乳石
ZHONGRUSHI

藏 药 名 ｜ 帕奴。

别　　名 ｜ 拉拉参保其如、多智旦。

来　　源 ｜ 为碳酸盐类矿物钟乳 Stalactite 的矿石。

原 矿 物 ｜ 为方解石类中的一种钟乳状的集合体，呈圆柱形或圆锥形，大小不一，长 5 ～ 15 cm，直径 2 ～ 7 cm。表面白色、灰白色或灰褐色，粗糙凹凸不平，质坚而重，断面较平整，洁白色或棕黄色，中央多可见一圆孔，圆孔周围呈多数圈层。

生境分布 ｜ 钟乳石是沉积岩中非常重要的造岩矿物，在变质岩、火成岩中也是经常出现的次生矿物。在温泉、药水泉中，石灰岩区的地下洞穴中也有钟乳石沉积。分布于西藏那曲、浪卡子县、乃东县、昌都的旺西、日喀则，甘肃、云南、四川等地也有分布。

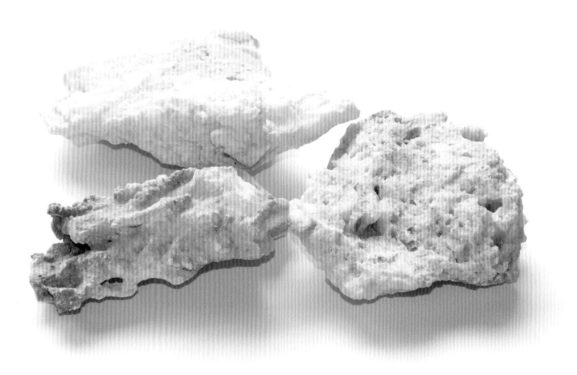

钟乳石药材

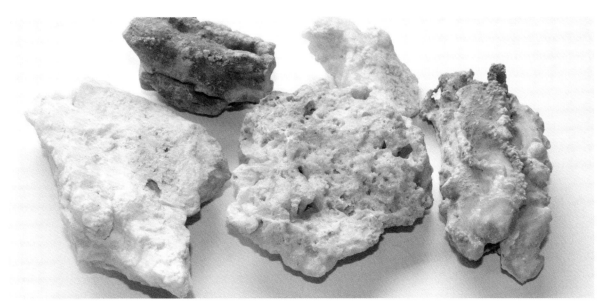

采收加工｜ 全年可采，采后除去杂石。

药材鉴别｜ 本品为钟乳状集合体，略呈圆锥形或圆柱形。表面白色、灰白色或棕黄色，粗糙，凹凸不平。体重，质硬，断面较平整，白色至浅灰白色，对光观察具闪星状的亮光，近中心常有一圆孔，圆孔周围有多数浅橙黄色同心环层。无臭，味微咸。

性味归经｜ 味涩，性温。

功效主治｜ 补筋络，愈韧带。主治肌肉韧带破裂、创伤。

用法用量｜ 内服：煎汤，2～5 g；或入丸、散。外用：适量，研粉撒或调敷。

精选验方｜

1. 跌打引起的筋络韧带损伤及肿胀 钟乳石、硫黄、独一味、尼泊尔紫堇各等量。制散，内服，早、晚各服 1.4 g。

2. "八母病"及韧带僵缩，风湿性关节炎 钟乳石 18 g，铁棒锤 21 g，迟熟萝蒂 24 g，红土、桃仁、草决明、黄葵、乳香各 15 g，阳起石、蓝铜矿各 20 g。以上十味捣罗为细粉，加水调成软膏，外用，每日 3 次，适量涂于患处。

3. 白脉病及中风引起的筋络韧带退缩 舒筋软膏：钟乳石、炉甘石、磁石、阳起石、蓝铜矿、石燕各 10 g，纤维石 30 g，乳香、草决明、黄葵、木香、肉豆蔻、丁香各 5 g。以上十三味研细，混匀，加融酥油调成软膏，外用，每日 3 次，每次适量涂于患处。

使用禁忌｜ 阴虚火旺肺热咳嗽者忌服。

朱砂

ZHUSHA

藏 药 名 | 角拉。

别　　名 | 丹粟、丹砂、朱丹、赤丹、汞沙、尼其门、光明砂。

来　　源 | 为硫化物类辰砂族矿物辰砂朱砂 Cinnabar。

识别特征 | 晶体结构属三方晶系。晶体为厚板状或菱面状，有时呈极不规则的粒状集合体或致密状块体。为朱红色或褐红色，有时带铅灰色。条痕红色。具金属光泽。硬度 2 ～ 2.5。易碎裂成片，有平行的完全解理。断口呈半贝壳状或参差状，相对密度 8.09 ～ 8.2 g/cm³。

生境分布 | 常呈矿脉产于石灰岩、板岩、砂岩中。分布于贵州、湖北、湖南、广西、四川、云南等省区。

采收加工 | 劈开辰砂矿石，取出岩石中夹杂的少数朱砂。可利用浮选法，将凿碎的矿石放在直径尺余的淘洗盘内，左右旋转之，因其比重不同，故砂沉于底，石浮于上。除去石质后，再将朱砂劈成片、块状。

药材鉴别 | 本品为粒状或块状集合体。呈颗粒状或块片状。鲜红色或暗红色，有时带

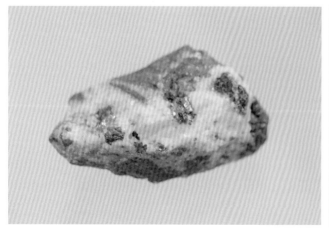

朱砂（天然）药材

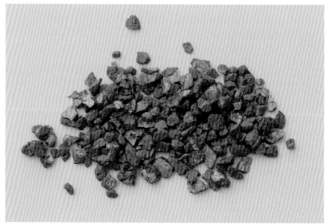

朱砂（天然）药材

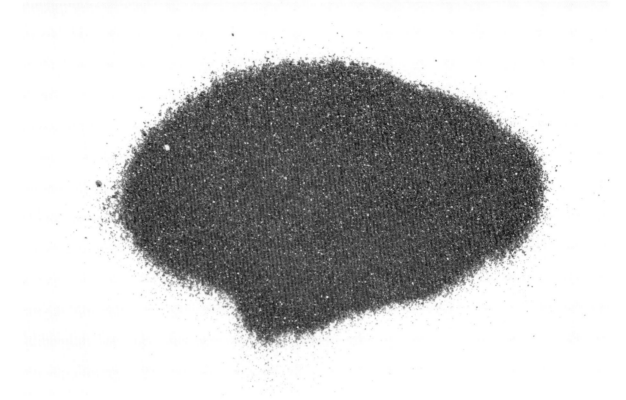

有铅灰色的锖色；条痕红色或褐红色；手触之不染指。不透明或半透明。体重，片状者质脆，易破碎；块状者质较坚硬，不易破碎；粉末状者有闪烁光泽。气味皆无。以色鲜红、有光泽、半透明、体重、质脆、无杂质者为佳。

性味归经 | 味微甜，性冷；有毒。归热经、慢经。

功效主治 | 安神定惊，明目，解毒。主治心烦，失眠，惊悸，癫狂，目昏，疮疡肿毒。

用法用量 | 内服：研末，0.3 ~ 1 g；或入丸剂；或拌其他药（如茯苓、茯神、灯心草等）同煎。外用：适量。

精选验方 |

1. 鲤鱼摆滩症 朱砂1.5 g，茶枯（煅存性）2 g。共煎服。

2. 精神病 朱砂粉（研细水飞成细末，清水浸泡7日，每日换水1次，然后晒干成朱砂粉）、煅磁石粉（磁石置炭中煅，醋淬9次，研细末并水飞成细末，清水浸泡9日，每日换水1次，然后晒干成磁石粉）各60 g，神曲（晒干，研成粉末，过筛）180 g。将三药混匀，加蜂蜜180 g，制成指头大的蜜丸（磁朱丸），此为1剂（共80 ~ 100丸）。1剂磁朱丸服25日左右，每次1 ~ 2丸，每日2 ~ 3次，服完1剂后，根据病情需要可继续服第2剂，一般服1 ~ 3剂为1个疗程，以后不需要维持量。

使用禁忌 | 本品有毒，内服不宜过量和持续服用，孕妇禁用。入药忌用火煅。

珠芽蓼
ZHUYALIAO

藏 药 名 | 然布。

别　　名 | 然尔玛尔、然木巴、然木青、恰合然。

来　　源 | 为蓼科植物珠芽蓼 *Polygonum viviparum* L. 的干燥根茎和种子。

识别特征 | 多年生草本，高 10 ~ 35 cm。根状茎粗短，肥厚，具黑褐色纤维状表皮，内部淡紫红色，密生须根。茎直立，不分枝，淡红褐色或紫红色，基部常具纤维状叶鞘。基生叶与下部茎生叶具长柄，叶片近革质，长圆形、卵形或披针形，长 2 ~ 7 cm，宽 1 ~ 2 cm，先端钝或渐尖，基部浅心形、圆形或楔形，叶缘具增粗而隆起的脉端，且反卷，茎上部叶渐窄，渐小；托叶鞘管状，先端斜形，无毛。穗状花序细瘦，棒状，长 3 ~ 7.5 cm；苞片膜质，淡褐色，广卵形，先端急尖，具 1 ~ 2 花或 1 枚珠芽；珠芽卵圆形，长约 2.5 mm，褐色，常生于花序下部，花被白色、粉色至紫红色，5 深裂，雄蕊 8，花药暗紫红色；花柱 3，基部合生，柱头头状。瘦果深紫褐色，有光泽，卵状三棱形，长 2.5 ~ 3 mm。花期 5 ~ 8 月，果期 7 ~ 9 月。

生境分布 | 生长于温凉的湿润山坡草地、林缘、灌丛及河滩草地。分布于西藏、青海、四川、云南、甘南、陕西、新疆、内蒙古、河北、山西、吉林等省区。

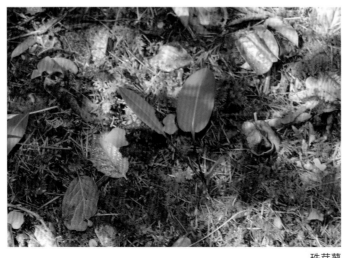

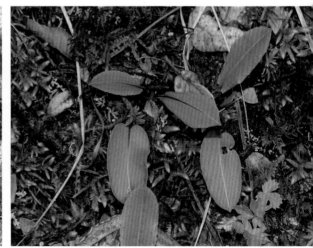

珠芽蓼　　　　　　　　　　　　　　　　　　珠芽蓼

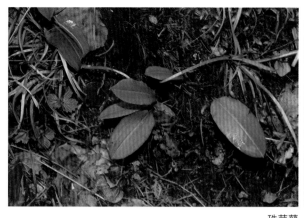

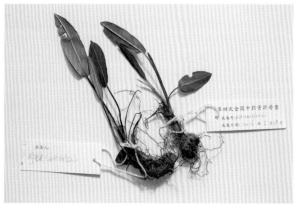

珠芽蓼   珠芽蓼

采收加工 8~9月采收果实（种子）并挖取根，除去泥沙、须根和纤皮等杂质，洗净，晒干备用。

药材鉴别 根茎呈扁圆柱形而弯曲，常对折卷起呈虾形，长2~5 cm，直径3~10 mm，表面棕褐色，粗糙，一面具凹槽或稍平，有层状的粗环纹及未除净的须根，或残留的白色根痕，有的先端具棕褐色纤维状的叶鞘残基。质坚硬，折断面平坦，粉紫红色，可见白色小点（维管束）断续排列成环。气微弱，味苦涩。

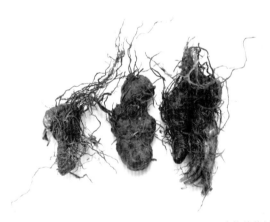

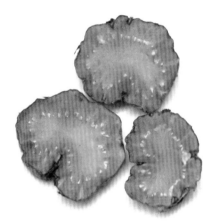

珠芽蓼药材   珠芽蓼药材

性味归经 根茎味苦、涩，性平；果实味甘，性平。

功效主治 清热，止泻，行血化瘀。主治腹泻、贫血等症。

用法用量 内服：煎汤，6~9 g；或入丸、散。

精选验方

1. 胃病，止泻 珠芽蓼、山柰、肉豆蔻、胡椒、荜茇、肉桂各15 g，草果、石榴子各25 g。共研为末，每日3次，每次2.5 g。

2. 腹痛、腹胀、腹泻等 珠芽蓼、炒米、车前子、翠雀各120 g，五味子90 g。共研为末，内服，每日3次，每次2~3 g。

珠芽蓼

猪

ZHU

藏 药 名 | 帕巴。

别　　名 | 芒吉、萨迥、乌儿扎尖、曲仁布仁、廓洛纳尖。

来　　源 | 为猪科动物猪 *Sus scrofa domestica* Brisson 的血、粪。

识别特征 | 躯体肥胖，头大，眼小，四肢短小，4 趾，前两趾有蹄。尾短小，毛色有纯黑、纯白，或黑白混杂等。

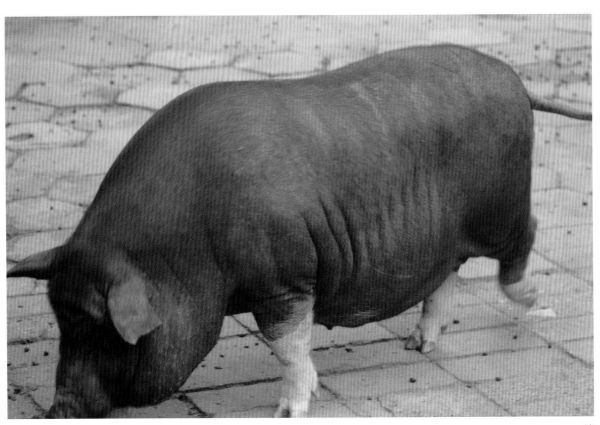

猪

生境分布 | 各地均有饲养，为主要家畜之一。

采收加工 | 血晾干；粪在夏季食花时或秋季食果实时采收，晒干。

性味归经 | 血味甘，性凉，效轻。粪味辛，效锐。

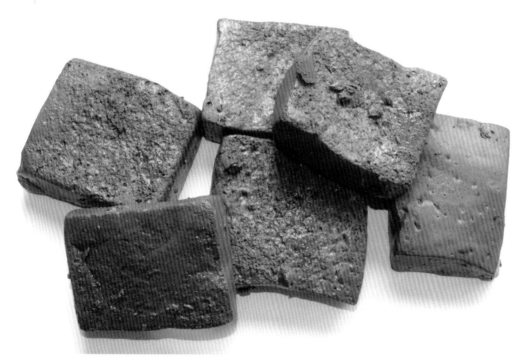

猪血药材

功效主治 | 血：解毒，收敛扩散性"木布"病。粪：健胃利胆，主治消化不良，瘟病时疫，胆痞瘤。

用法用量 | 猪血内服：6～9 g；或入丸、散。

精选验方 |

1. 胃溃疡 猪血、杜鹃花、广木香、唐古特青兰各 30 g，紫菀、土木香各 24 g。一同研成细粉，每服 2.5 g，每日 2 次。

2. 食物中毒引起的身体麻木、口吐白沫、瞳孔扩散 猪血、山羊血各 90 g，卷丝苣苔 150 g，帕夏嘎、宽筋藤各 120 g。共研为细末，每服 1～1.5 g，每日 2 次。

猪

猪殃殃
ZHUYANGYANG

藏 药 名 | 桑子嘎布。

别 名 | 桑瓦受集、麻唐钦布、瓦玛昝巴、措具。

来 源 | 为茜草科植物猪殃殃 *Galium aparine* L. 的地上部分。

识别特征 | 蔓生或攀缘草本。茎分枝,具4棱,棱上、叶缘及叶背脉上均有倒刺毛。叶4～8枚轮生,无柄,叶片纸质或膜质,线状倒披针形,长1～3.5 cm,宽3～4 mm,先端锐尖具芒状尖凸,基部渐狭,两面散生短刺毛,1脉。聚伞花序生上下部叶腋,3花,稀1花;总花梗和小花梗均伸长,前者长1.5～2 cm,后者长0.5～1 cm,花黄绿色,裂片4,长圆形,长不及1 mm。果近球形或双球形,密被钩毛,直立或于果梗上部下弯。花期7～8月。

生境分布 | 生长于海拔2900～4000 m以下的林边、草地、河滩、荒地、路旁。分布于西藏大部分地区,青海及其他各省区亦有分布。

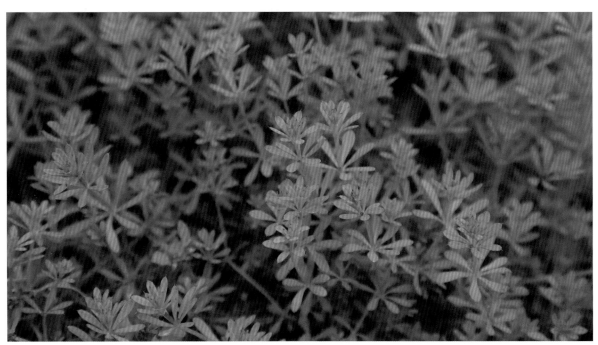

猪殃殃

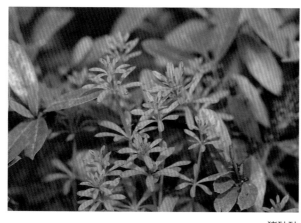
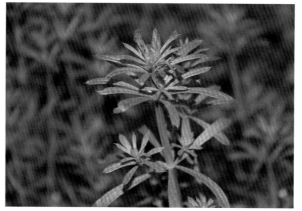

猪殃殃   猪殃殃

采收加工丨 7～8月采收地上部分，洗净，阴干。

药材鉴别丨 全草纤细，茎多分枝，方柱形，直径约1 mm，灰绿色或绿褐色，具四棱，棱上有倒生小刺，触之粗糙；质脆，易折断，断面中空。叶6～8片，轮生，无柄，多卷缩破碎；完整者披针形、线形或倒卵状长圆形，长1～2 cm，宽0.2～0.4 cm，边缘及叶背中脉有倒生小刺。疏散聚伞花序腋生，花小，花冠易脱落，果实顶端微凹，成二半球状，长2～3 mm，绿褐色，密生白色钩毛。气微，味淡。

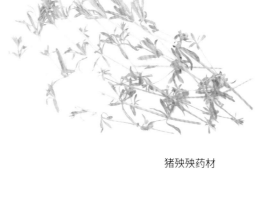

猪殃殃药材

性味归经丨 味辛，性微寒。

功效主治丨 清热，消炎，利胆。主治胆病，胆病引起目黄，伤口化脓，骨病及脉热，遗精等。

用法用量丨 内服：研末，2～3 g；或入丸。

精选验方丨

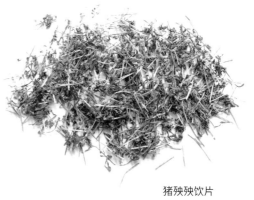

猪殃殃饮片

1. 各种脉病 猪殃殃、银朱各50 g，海金沙25 g，硇砂2.5 g。共研成细粉，过筛，每日冲服3 g。

2. 腰肾部疼痛，腰椎肌腱僵硬而难俯仰，膝盖骨疼痛 猪殃殃、蒺藜子各25 g，冬葵子20 g，生等、川木香、小叶杜鹃17.5 g，小豆蔻15 g。同研成细粉，过筛，早、晚各服3 g。

3. 肠剧痛，头部与关节疼痛，下泻时肠绞痛及便血 六味桑子散：猪殃殃25 g，苦荬菜20 g，翼首草、金腰草、獐牙菜、白花秦艽各15 g。混合后研成细粉，过筛，内服，每日2次，每次2 g。

使用禁忌丨 孕妇、糖尿病、肝肾疾病慎用。

竹茹
ZHURU

藏 药 名 | 牛孜。

别 名 | 牛玛、竹二青、灵布兴、嫩竹茹、鲜竹茹、姜竹茹、萨本吉其。

来 源 | 本品为禾本科植物青秆竹 *Bambusa tuldoides*. Munro、大头竹茹 *Sinocalamus beecheyanus* (Munro) McClure var. pubescens P. F. Li 或 淡 竹 *PhyILostachys nigra* (Lodd.) Munrovar. henonis (Mitf.) Stapf ex Rendle 的茎秆的干燥中间层。

识别特征 | 常单丛生。秆高 6 ~ 8 m，直径 3 ~ 4.5 cm。节间壁厚，长 30 ~ 36 cm，幼时被白粉。节稍隆起。分枝常于秆基部第一节开始分出，数枝簇生节上。秆箨早落。箨鞘背面无毛，干时肋纹稍隆起，先端呈不对称的拱形，外侧一边稍下斜至箨鞘全长的 1/10 ~ 1/8。箨耳稍

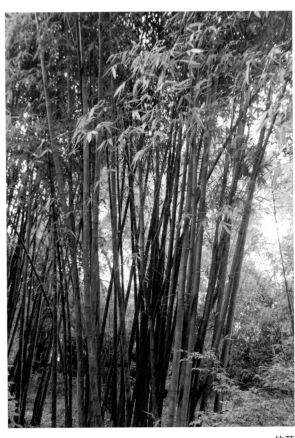

竹茹

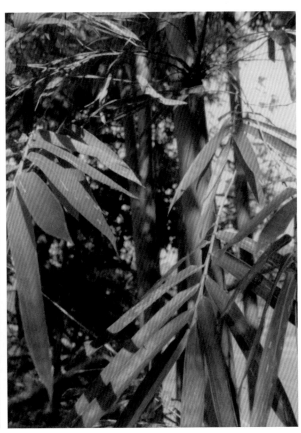

竹茹

不等大，靠外侧 1 枚稍大，卵形，略波褶，边缘被波曲状刚毛，小的 1 枚椭圆形。箨舌高 2.5 ～ 3.5 mm，边缘被短流苏毛，片直，呈不对称三角形或狭三角形，基部两侧与耳相连，连接部分宽约 0.5 mm。叶披针形至狭披针形，长 10 ～ 18 cm，宽 11 ～ 17 mm，背面密生短柔毛。

生境分布 | 生长于山坡、路旁或栽培。分布于广东、海南等地。

采收加工 | 全年均可采制，取新鲜茎，除去外皮，将稍带绿色的中间层刮成丝条，或削成薄片，捆扎成束，阴干。前者称"散竹茹"，后者称"齐竹茹"。

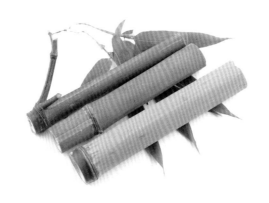

竹茹药材

药材鉴别 | 本品为不规则的丝条状或卷曲成团状。浅绿色或黄绿色。体轻松，质柔韧，有弹性。气微，味淡。

性味归经 | 甘，微寒。归肺、胃、胆经。

功效主治 | 清热化痰，除烦止呕。

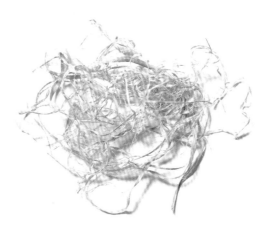

竹茹饮片

用法用量 | 内服：6 ～ 10 g，煎服。祛痰多生用；止呕多姜汁炒用；鲜竹茹性较寒凉，清热除烦力强。

精选验方 |

1. 热病吐血，衄血不止 青竹茹、黄芩各 30 g，蒲黄、伏龙肝各 6 g（末），生藕汁 120 ml。先以水 300 ml，煎竹茹、黄芩至 200 ml，去滓，下蒲黄等三味搅匀，分为三服，不拘时候。

2. 呕吐，呃逆 竹茹、陈皮各 15 g，生姜、甘草各 10 g，大枣 5 枚。水煎服。

3. 呕吐，噫气 竹茹、生姜各 20 g，代赭石 25 g，旋覆花、半夏各 15 g。水煎服。

4. 妊娠呕吐 竹茹、橘皮各 25 g，生姜、茯苓各 20 g，制半夏 15 g。水煎服。

5. 急性胃肠炎泻次不多，呕吐恶心较重 竹茹 15 g，生姜 20 g。水煎服。

使用禁忌 | 寒痰咳嗽、胃寒呕逆及脾虚泄泻者禁服。

竹叶青

ZHUYEQING

藏 药 名｜珠。

别　　名｜都竹、西党、龙洒、确卓、青竹标、青竹蛇、吉尼巴、空土年。

来　　源｜为蝰科动物竹叶青 *Trimeresurus stejnegeri*（Schmidt）的肉、皮、脂肪。

识别特征｜体长 0.7～0.9 m，头大，扁圆或三角形，有长管牙，颈细，尾较短，能缠绕。背面纯绿色，最外侧一行背鳞白色或浅黄，形成体侧纵纹；腹面绿色略浅，尾背尾尖焦红色。

生境分布｜一般栖息于海拔3350m以下的阴湿溪边、杂草灌丛、竹林、树上，昼夜活动，常吊挂或缠绕溪边树干上。主要以蛙、蝌蚪、鼠为食。分布于甘肃、四川、云南、贵州、青海、西藏等省区。

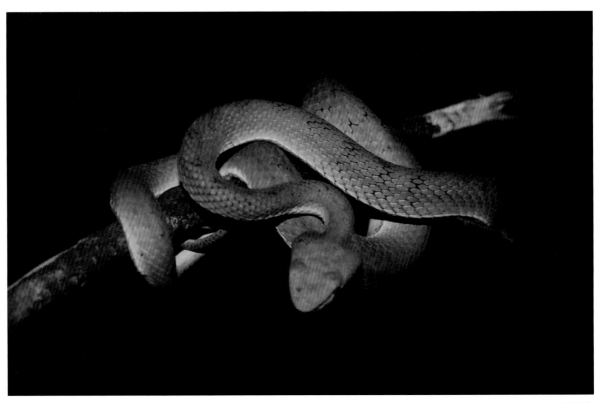

竹叶青

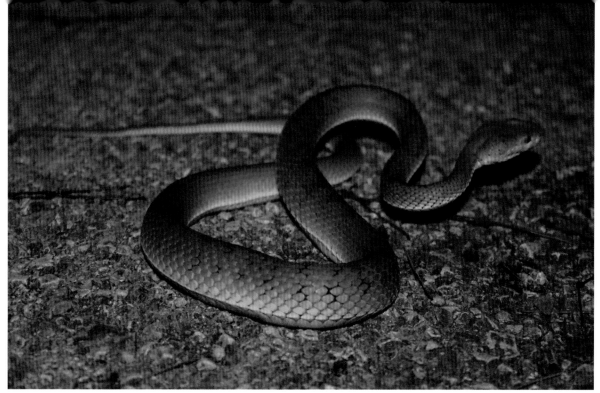

竹叶青

采收加工 | 4～11月间捕捉，捕捉后将蛇摔死，剖腹除去内脏，盘成圆形，晾干，备用。

性味归经 | 肉、皮、脂肪均味甘，消化后味甘。

功效主治 | 蛇肉：调经，清肝明目。主治闭经、难产、胎衣不下等妇病，视力减退症。脂肪：消炎愈创。主治火烫伤、弹片入肉引起的疼痛。蛇皮：祛斑润肤。主治癣、脓疖、黄水疮等皮肤病。

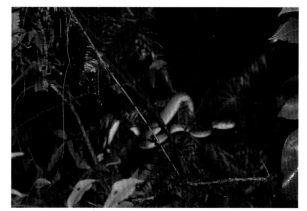

竹叶青

用法用量 | 内服：研末1～2g；或入丸、散。外用：适量，研粉撒或调敷。

精选验方 |

1. 视力模糊，青盲，干燥及湿润羞明，新旧白翳等眼病 竹叶青、铁肖、红花、诃子、咱阿娃各50g，角茴香、甘草各35g，熊胆、麝香各2.5g，小檗皮25g。共研细粉，混匀，制丸，每日早上服3g。

2. "土塞龙"病引起的便秘、尿闭 竹叶青肉1g，欧曲、嫩萝卜丝（干）、碱花各5g，海螺粉25g。共研细粉，每晚2.5g，青稞酒送服。

3. 火烫伤、弹片等入肉引起的疼痛 七味珠吓散：竹叶青12g，磁石8.5g，苏嘎、假耧斗菜各20g，猫爪草15g，中尼大戟、降香各10g。共研细粉，过筛，混匀，口服，每日2次，每次饭后服2g。同时外搽七味磁石糊剂效果可增。

使用禁忌 | 孕妇禁用。

紫檀香

ZITANXIANG

藏 药 名 | 赞旦玛布。

别　　名 | 措起、故赞旦、赞旦慢巴。

来　　源 | 为豆科植物紫檀 *Pterocarpus indicus* Willd. 的心材。

识别特征 | 乔木，高 15 ~ 25 m。奇数羽状复叶，小叶 7 ~ 9，短圆形。圆锥花序腋生或顶生，梗与序轴被毛；萼钟形而具 5 齿，花冠黄色，瓣缘有皱折，具长爪，雄蕊单体，子房具短柄，被黄柔毛。荚果圆形，微斜，扁平，具宽翅，达 20 mm，种子 1 ~ 2。

生境分布 | 生长于海拔 1000 m 以下的热带雨林中，或栽培。分布于福建、台湾、云南南部、广东、广西等地。

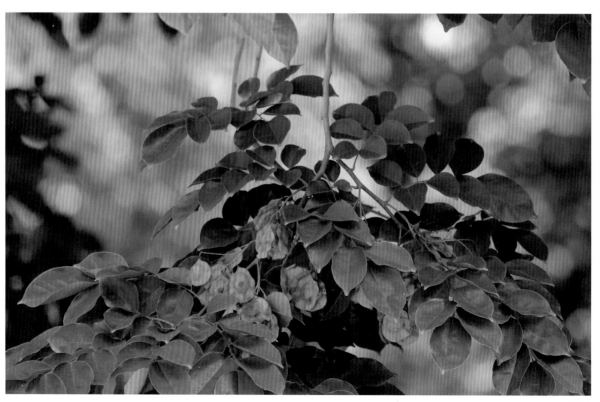

紫檀

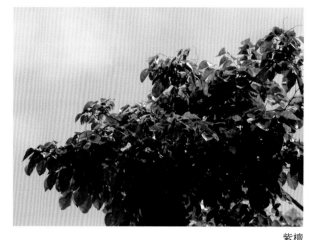

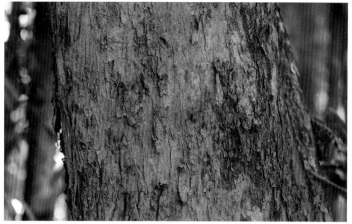

紫檀   紫檀

采收加工 春秋季采根或茎干，除去外皮，切成段，晾干。

药材鉴别 本品长圆柱形，长约100 cm，直径 7 ～ 15 cm，红棕色，带绿色光泽，鲜品为鲜红色，质致密而重，易割断，横断面可见巨大的孔点，纵切面成细条形，可见红色树脂状物，以水煮，不产生红色溶液，但秘溶于乙醇中。气香，无臭，无味。

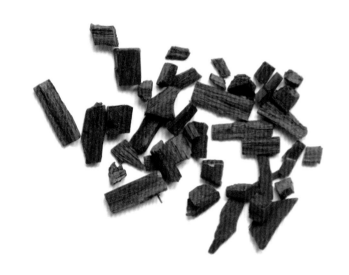

紫檀饮片

性味归经 味涩、微苦，性凉。

功效主治 清血热，行气。主治血热、血瘀、高血压、多血症。

用法用量 内服：煎汤，1 ～ 2 g。外用：适量，研粉撒或调敷。

精选验方

1. 炎症，高烧，高血压 紫檀香 25 g，白檀香 12.5 g，绿绒蒿、沉香各 20 g，石灰华、布西孜、蒂达各 15 g，麝香 0.5 g。共研成细粉，制散或丸，早、晚各服 2.5 g。

2. 感冒发烧，肺热，肺胀肿，肺痨 紫檀香 25 g，绿绒蒿、石灰华各 20 g，红花、甘草、丁香各 15 g，木通 10 g。共研成细粉，制丸或散，早、晚各服 4 g。

3. 肺热咳嗽 十味檀香丸：紫檀香 35 g，石灰华、马兜铃、翼首草、索罗嘎布各 50 g，红花 25 g，船形乌头、白秦艽、绿绒蒿各 40 g，冰片 12.5 g。共研成细粉，过筛，混匀，制成水泛丸，每日 2 次，每次 2 g。

使用禁忌 阴虚火盛者禁用。

紫檀香

自然铜

ZIRANTONG

藏 药 名 | 桑。

别　　名 | 智玛、煅然铜、玛尔台、鲁是日、拉鲁同、煅自然铜。

来　　源 | 本品为硫化物类矿物黄铁矿族黄铁矿，主含二硫化铁（FeS_2）。

识别特征 | 黄铁矿的晶形多为立方体，或为八面体，五角十二面体以及它们的聚形，或为粒状集合体，多数为结核状及钟乳状体。药用主为立方体。多呈方形，直径 0.2 ~ 0.5 cm。表面亮铜黄色，有金属光泽，有的表面显棕褐色（系氧化成氧化铁所致），具棕黑色或墨绿色细条纹及砂眼。立方体相邻晶面上的条纹相互垂直，是其重要特征。均匀质重，硬脆，易砸碎，碎块形状一般不规则，也有显小方形者。硬度 6 ~ 6.5，比重 4.9 ~ 5.2，条痕棕黑色或黑绿色，断口呈条纹状，有时呈贝壳状。断面黄白色，有金属光泽，或棕褐色，可见银白色亮星。

生境分布 | 分布于四川、广东、湖南、云南、河北及辽宁等地。四川产者为优。

采收加工 | 四季可采。采挖后，除去杂质，砸碎，或以火煅，醋淬后用。

药材鉴别 | 本品晶形多为立方体，集合体呈致密块状。表面亮淡黄色，有金属光泽；有的表面显黄棕色或棕褐色，无金属光泽。具条纹，条痕绿黑色或棕红色，相邻晶面上的条纹相互垂直。体重，质坚硬或稍脆，易砸碎，断面黄白色，有金属光泽；或断面棕褐色，可见银白色亮星。无臭，无味。

性味归经 | 辛，平。归肝经。

功效主治 | 散瘀止痛，接骨疗伤。本品味辛性平，入血行血，有散瘀止痛之功，凡折伤血瘀作痛，得辛能散血分瘀滞，破结聚之气，其痛可止伤可愈，故又具接骨疗伤之效。

用法用量 | 内服：入汤剂，10 ~ 15 g；若入丸散，每次 0.3 g。外用：适量。

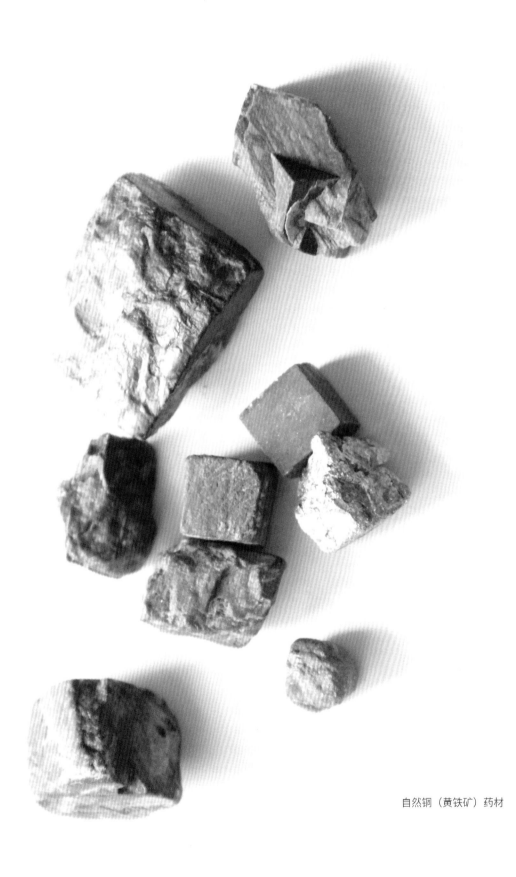

自然铜（黄铁矿）药材

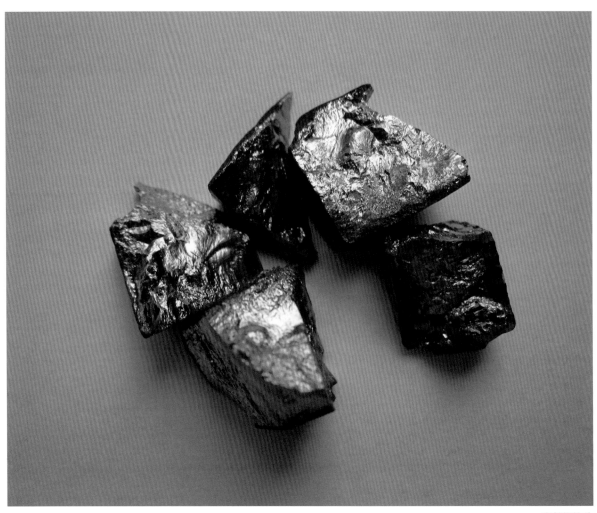

自然铜饮片

精选验方|

1. 闪腰岔气，腰痛 煅自然铜、土鳖虫各 30 g。研末，每服 1.5 g，开水送下，每日 2 次。

2. 骨折复位后 用煅自然铜、乳香、没药、三七、土虫、制半夏、当归、羌活、血竭各等份。为散剂，每服 6 g，每日 1 次。

使用禁忌| 本品为行血散瘀之品，不宜久服，凡阴虚火旺、阴虚无瘀者，均应慎用。